高 等 医 药 院 校 教 材

中 药 炮 制 学

（供中药专业用）

主　　编　徐楚江

副 主 编　叶定江

编　　委　傅宝庆

　　　　　许志明

　　　　　王爱芳

上 海 科 学 技 术 出 版 社

图书在版编目（CIP）数据

中药炮制学/徐楚江主编. —上海：上海科学技术出版社,1986.05（2023.3重印）

高等医药院校教材. 供中药专业用

ISBN 978－7－5323－0498－1

Ⅰ.①中… Ⅱ.①徐… Ⅲ.①中药炮制学－医学院校－教材 Ⅳ.①R283

中国版本图书馆 CIP 数据核字（2009）第 008968 号

中药炮制学

主编 徐楚江

上海世纪出版（集团）有限公司
上海 科 学 技 术 出 版 社 出版、发行

（上海市闵行区号景路 159 弄 A 座 9F－10F）

邮政编码 201101　　www.sstp.cn

上海华顿书刊印刷有限公司印刷

开本 787×1092　1/16　印张 12.25

字数 296 千字

1985 年 5 月第 1 版　2023 年 3 月第 33 次印刷

ISBN 978－7－5323－0498－1/R·137K

定价：30.00 元

前　　言

由国家组织编写并审定的高等中医院校教材从初版迄今已历二十余年。其间曾进行了几次修改再版,对系统整理中医药理论、稳定教学秩序和提高中医教学质量起到了很好的作用。但随着中医药学的不断发展,原有教材已不能满足并适应当前教学、临床、科研工作的需要。

为了提高教材质量,促进高等中医药教育事业的发展,卫生部于一九八二年十月在南京召开了全国高等中医院校中医药教材编审会议。首次成立了全国高等中医药教材编审委员会,组成 32 门学科教材编审小组。根据新修订的中医、中药、针灸各专业的教学计划修订了各科教学大纲。各学科编审小组根据新的教学大纲要求,认真地进行了新教材的编写。在各门教材的编写过程中,贯彻了一九八二年四月卫生部在衡阳召开的"全国中医医院和高等中医教育工作会议"的精神,汲取了前几版教材的长处,综合了各地中医院校教学人员的意见;力求使这套新教材保持中医理论的科学性、系统性和完整性;坚持理论联系实际的原则;正确处理继承和发扬的关系;在教材内容的深、广度方面,都从本课程的性质、任务出发,注意符合教学的实际需要和具有与本门学科发展相适应的科学水平;对本学科的基础理论、基本知识和基本技能进行了较全面的阐述;同时又尽量减少了各学科间教材内容不必要的重复和某些脱节。通过全体编写人员的努力和全国中医院校的支持,新教材已陆续编写完毕。

本套教材计有医古文、中国医学史、中医基础理论、中医诊断学、中药学、方剂学、内经讲义、伤寒论讲义、金匮要略讲义、温病学、中医各家学说、中医内科学、中医外科学、中医儿科学、中医妇科学、中医眼科学、中医耳鼻喉科学、中医伤科学、针灸学、经络学、俞穴学、刺灸学、针灸治疗学、针灸医籍选、各家针灸学说、推拿学、药用植物学、中药鉴定学、中药炮制学、中药药剂学、中药化学、中药药理学等三十二门。其中除少数教材是初次编写者外,多数是在原教材,特别是在二版教材的基础上充实、修改而编写成的。所以这套新教材也包含着前几版教材编写者的劳动成果在内。

教材是培养社会主义专门人才和传授知识的重要工具,教材质量的高低直接影响到人才的培养。要提高教材的质量,必须不断地予以锤炼和修改。本套教材不可避免地还存在着一些不足之处,因而殷切地希望各地中医药教学人员和广大读者在使用中进行检验并提出宝贵意见,为进一步修订作准备,使之成为科学性更强、教学效果更好的高等中医药教学用书,以期更好地适应我国社会主义四化建设和中医事业发展的需要。

全国高等中医药教材编审委员会

一九八三年十二月

编 写 说 明

本书由卫生部组织中医教材编委会炮制学教材编写组在一版教材基础上编写的二版教材,供全国高等医药院校中药专业用。

本教材分总论、各论。总论论述了中药炮制有关的基本理论、知识与技能等内容。各论采用了炮制方法与辅料相结合的分类方法,列举有代表性的 200 余种中药炮制的历史沿革、炮制方法、成品性状、炮制作用等内容。药物来源和炮制方法均以一版教材为基础。炮制研究一项的内容,则在一版教材基础上,有所增减,以供整理提高时参考。

本书编委撰写分工:徐楚江,"绪言"、"炮制与临床疗效的关系"、"中药炮制的目的及对药物的影响"、"中药炮制的分类及辅料"、"煅法";王爱芳,"炮制品的质量要求及贮存保管"、"炙法(酒炙法、醋炙法)"、"发酵、发芽法";傅宝庆,"净选与加工"、"炒法(清炒法)"、"其他制法";许志明,"饮片切制"、"炒法(加辅料炒法)"、"复制法";叶定江,"炙法(盐炙法、姜炙法、蜜炙法、油炙法)"、"蒸煮焯法"。

本书在审定稿过程中,特邀卫生部中医研究院中药研究所炮制研究室副研究员王孝涛主任参加了讨论和审稿,特此致谢。

由于我们水平所限,本书缺点、错误在所难免,请各院校在使用过程中不断总结经验、收集反映,提出宝贵意见,以便进一步修改提高。

1984 年 5 月

目　录

总　论

1　绪　言

中药炮制是根据中医中药理论,按照医疗、调配、制剂的不同要求,以及药材自身性质,所采取的一项制药技术。它是我国的一项传统制药技术,又称炮炙、修事或修治。中药炮制学是专门研究中药炮制理论、工艺、规格标准、历史沿革及其发展方向的学科。其任务是遵循中医中药理论体系,在继承中药传统炮制技术和理论的基础上,应用现代科学技术对其进行研究、整理,逐步搞清炮制原理,改进炮制工艺,制订质量标准,提高饮片质量,提高中医临床医疗效果。

1·1　中药炮制的起源

炮制,古称"炮炙",系指用火加工处理药材的方法。据《说文》:"炮,毛炙肉也"。毛炙肉,谓肉不去毛炙之也。《说文·内则》注曰:"炮者,以涂烧之为名"。《说文·礼运》注曰:"炮,裹烧之"。《说文》"炙者,抗火炙肉也"。"抗火曰炙。以物贯之,而举于火上以炙之也"。可见早期的炮制主要是用火加工处理药物。

中药炮制是随着中药的发现而产生的,其历史可以追溯到原始社会。那时候,人们集体采猎,共同分享得来的食物。在食用过程中,由于饥不择食,人们常误食某些有毒植物或动物,以致发生呕吐、泄泻、昏迷、甚至死亡等情况。经过多次尝试,才逐渐认识到,某些植物对人体有益,某些植物对人体有害,某些植物可以治病,这样便初步积累了一些药物知识,故后世有"神农尝百草,始有医药"的传说。

《韩非子·五蠹篇》载:"民食果蓏蚌蛤腥臊恶臭,而伤害腹胃,民多疾病。有圣人作钻燧取火,以化腥臊,而民悦之……"。记述了当时人们发现了火,并用火来处理食物。通过反复实践,证明熟食可以克服生食的各种不良反应,并逐渐把熟食知识试用于处理药物,从而形成了中药炮制的雏型。

药食同源,在周代以前即已形成。据《周礼·天官冢宰》篇载有"食医掌八珍之齐"。八珍之一的"炮豚"即为炮炙的动物,用作食疗,反映了医、药、食之间的关系至为密切。在医疗实践活动不断充实丰富的过程中,药物品种也不断增加,用药经验日益丰富。如《周礼·天官冢宰》篇载:"凡疗疡以五毒攻之,以五气养之,以五药疗之,以五味节之。"可见当时已把一些能治病的药物根据病情需要调配多种不同性味的药物,采用了服食、沐浴、佩戴、涂抹等治疗方法,反映了当时药物应用知识的轮廓。

从《周礼》"聚毒药以供医事"的记载看,供给医师使用的药物都具有一定的性能。到了商代,已能逐步了解某些药物的性能及其副作用。《尚书·说命》中有"若药弗瞑眩,厥疾弗瘳"的记载,就是说若服药后不发生某些反应,便不能达到治疗疾病的作用。

人们在采集食物时,注意到了野果的天然发酵。随着农业发展,出现了谷物造酒。从甲骨文以及商代遗址发掘证明,商代酿酒已较为普遍,酿造技术亦有较大的发展。继后,已知采用酒治病或制造药酒来治病,故有"酒为百药之长"的说法。酒的发明与应用,丰富了用药经验并被引用于炮制药物,充实了药物的炮炙内容。

随着药物品种的增多,用药经验的丰富,对疾病认识的日益提高,使人们有可能根据不同的病情,选择多种药物组成复方。临床要求更好地发挥药物疗效,降低副作用,推进了炮制的发展,并促使炮制方法的多样化。其时,炮制内容早已超出用火处理药物的范畴。为了保存古代炮制的原意,又能确切地反映整个中药加工处理技术,故现在称为中药炮制。其中"炮"字代表各种与火有关的加工处理技术;而"制"则更广泛地代表了各种加工制作技术。

1·2　中药炮制的发展概况

随着医药技术的发展,对中药性能的认识越加深刻,中药炮制技术越加丰富和发展。开始只是在人们之间口耳相传,并赖以一代一代地保留下来。到了有文字以后,人们便把它记录了下来。

《五十二病方》是我国现存较早的医方书,在收录现存的二百八十多个医方中,所记述的炮制方法有炮、炙、燔、煅、细切、熬、酒渍等。《黄帝内经》中记载的"治半夏",即是经炮制过的半夏。"燔制左角发"就是现在的血余炭。显示出辨证论治、随方组药、药物炮制的萌芽,反映了汉以前医药水平的概况。

到了汉代,据有关资料记载,中药炮制技术已有较大发展。如蒸、炒、炙、煅、炮、炼、煮沸、火熬、烧、㕮咀、斩折、研、锉、捣膏、酒洗、酒浸、酒煎、苦酒煮、水浸、汤洗、刮皮、去核、去翅足、去毛等等。同时,炮制理论亦开始形成。我国的第一部药书《神农本草经》序录中就有"凡此七情,合和视之……若有毒宜制,可用相畏相杀者,不尔勿合用也。""药有酸咸甘苦辛五味,又有寒热温凉四气,及有毒无毒。阴干暴干,采造时月,生熟,土地所出,真伪新陈,并各有法"。

南北朝刘宋时代,雷敩总结了前人炮制方面的记述和经验,撰成《雷公炮炙论》三卷,系我国医学史上最早的制药专著。书中记述了药物的各种炮制方法,主要有:蒸、煮、炒、焙、炙、炮、煅、浸、飞等。其中蒸分清蒸、酒浸蒸、药汁蒸。煮分盐水煮、甘草水煮、乌豆汁煮。炙分为蜜炙、酥蜜炙、猪脂炙、药汁涂炙。浸分为盐水浸、蜜水浸、米泔水浸、浆水浸、药汁浸、酒浸、醋浸等。广泛地应用辅料去炮制药物,并对辅料的比例作出了规定,如"凡炼蜜,一斤只得十二两半……,若火少火过,并用不得"。该书对后世中药炮制的发展,影响甚大,其中许多炮制方法,至今仍有指导意义。只是它佚亡已久,其中内容幸赖后世的《证类本草》和《本草纲目》等转载而被保存下来。

《本草经集注》对《神农本草经》作了增补,在加工炮制方面提出:"……旧方皆云㕮咀者,谓称毕捣之如大豆,又使吹去细末,此于事殊不允。药有易碎难碎,多末少末,秤两则不复均,今皆细切之,较略令如㕮咀者,差得无末而粒片调于药力同出,无生熟也。""凡汤酒膏中,用诸石皆细捣之,如粟米……"等在饮片切制方面提出标准,指出了炮制是否得当与药效有直接关系。

唐代,科学文化较为发达,中药炮制也更为人们所重视。如孙思邈在《备急千金要方》中说:"诸经方用药,所有熬炼节度皆脚注之。今方则不然。于此篇具条之,更不烦方下别注也。"唐代由官府编写的《新修本草》收载了很多炮制方法。如煨、燔、作糵、作豉、作大豆黄卷等。该书对玉石、玉屑、丹砂、云母、石钟乳、矾石、硝石等矿物药的炮制方法均有记载,使炮制内容比前一时期更为丰富。

宋代,由官家组织力量对宋以前的医药著作进行整理、校注、增辑,同时,也强调了中药炮制问题。《太平圣惠方》说:"凡合和汤药,务必精专,甄别新陈,辨明州土,修治合度,分两无差,用得其宜,病无不愈。若真假非类,冷热相乖,草石昧其甘辛,炮炙失其体性,筛罗粗恶,分剂差殊,虽有疗疾之名,永无必愈之效"。宋朝廷颁行的《太平惠民和剂局方》亦设有专章讨论炮制技术,将炮制列为法定的制药技术,对保证药品质量起了很大的作用。我们现在应用的许多炮制方法,如水飞、醋淬、纸煨、煅、蒸、炒、炮等,大都与该书所列之法相似。

金元时期,在《汤液本草》中引东垣用药法象有"黄芩、黄连、黄蘗、知母,病在头面及手梢皮肤者,须用酒炒之,借酒力以上腾也;咽之下,脐之上,须酒洗之;在下生用。大凡生升熟降。大黄须煨,恐寒则损胃气。至于川乌、附子、须炮以制毒也。"

明代陈嘉谟在其《本草蒙筌》的"制造资水火"中指出:"凡药制造,贵在适中,不及则功效难求,太过则气味反失。火制四,有煅有炮有炙有炒之不同;水制三,或渍或泡或洗之弗等;水火共制者,若蒸若煮而有二焉。余外制虽多端,总不离此二者,匪故弄巧,各有意存。酒制升提,姜制发散,入盐走肾脏仍仗软坚,用醋注肝经且资住痛,童便制除劣性降下,米泔制去燥性和中,乳制滋润回枯,助生阴血,蜜制甘缓难化,增益元阳,陈壁土制窃真气,骤补中焦,麦麸皮制抑酷性,勿伤上膈,乌豆汤,甘草汤渍曝,并解毒,致令平和,羊酥油猪脂油涂烧,咸渗骨,容易脆断,有剜去瓤免胀,有抽去心除烦……"

其后,李时珍集诸家本草之大成,在他的巨著《本草纲目》收载的药物中,大多列有"修治"一项,收列前人记载,介绍当时炮制的经验,并提出自己的看法,这三方面的内容综合起来,就比已有的几种炮制专书更为丰富,至今仍为中药炮制的重要资料。例如"阿胶"的炮制:"弘景曰:'凡用皆火炙之。'雷敩曰:'凡用,先以猪脂浸一夜,取出柳木火上炙燥研用。'时珍曰:'今方法或炒成珠,或面炒,或以酥炙,或以蛤粉炒,或草灰炒,或酒化成膏,或水化膏,当各从本方'。"可见李时珍在继承前人经验的同时,也注意结合当时具体情况加以改进。晚于《本草纲目》的《本草原始》多以论述地道药材真伪见长,突出地对乳香、没药等的炮制方法记载很具体,实际也反映了当时炮制的技术水平。

缪希雍撰《炮炙大法》一书,内容以制药为主,除部分介绍雷敩的《炮炙论》内容外,大部分内容是反映当时的具体炮制方法。因为《太平惠民和剂局方》有些方法,到那时已不适宜,故"自为阐发,以益前人所未逮"。并在卷首列有一段:"按雷公炮制法有十七曰炮曰爁曰煿曰炙曰煨曰炒曰煅曰炼曰制曰度曰飞曰伏曰镑曰搬曰嚗曰曝曰露是也,用者宜如法,各尽其宜"的引言。

距《本草纲目》后一百多年问世的《本草纲目拾遗》在其附方中收载了炮制方法。如在炒法中有炒黄、炒干、炒枯、炒焦、炒黄令烟尽、炒黑等,这就要求在炮制中掌握火候。加辅料拌炒的有隔纸炒、陈土炒、黄土炒、砂炒、牡蛎粉炒、酥油炒、瓦上炒等,收载炭药近70种,并要求掌握炭化程度(存性)。

在《本草纲目拾遗》后的炮制著述当推张仲岩撰的《修事指南》。该书收列药物232种,较为系统地叙述了各种炮制方法,而其中又多源自《证类本草》和《本草纲目》,条分缕析,较为醒目。在理论方面,张氏对某些炮制辅料的作用也有所发挥,如说"吴萸汁制抑苦寒而扶胃气,猪胆汁制泻胆火而达木郁,……"以及"炙者取中和之性,炒者取芳香之性。"等炮制作用。

近代以来至中华人民共和国成立前,由于帝国主义列强的侵略和国内统治阶级的压制,使得中药炮制同整个中医事业一样受到了严重摧残,丰富的炮制技术濒于灭绝的地步。

新中国成立后,党和人民政府关心和重视中药炮制的整理与研究。在继承方面,各地有关部门对散在本地区的具有悠久历史的炮制经验进行了整理,并在此基础上,制订出版了各省市《中药炮制规范》。同时,国家在药典一部中也收载了炮制内容,制定了"中药炮制通则",并相继出版了一些炮制专著。如人民卫生出版社出版的《中药炮制经验集成》,江苏人民出版社出版的《中药炮制学》等。另外,还将 167 部中医药文献中有关炮制的内容进行了摘录,辑成《历代中药炮制资料辑要》一书,为中药炮制的文献整理,迈出了可贵的一步。

在教学方面,全国各中医院校的中药专业都设有炮制课,并被列为专业课之一。在教学实践中,结合地区特点编制了教材,经过试用与增删,不断地充实、提高,于一九七九年首次创编了全国高等医药院校《中药炮制学》统一的试用教材。这为继承和发扬中药炮制奠定了良好的基础。

在科研方面,初步建立了炮制研究机构,并已形成专业科研队伍,从事于中药炮制的发掘与研究,也已取得了一定的进展,前景是非常广阔的。

在生产方面,为了适应中医药事业发展的需要,各地先后建立了不同规模的中药饮片炮制厂,依据国家药典和地方规范,进行饮片切制和炮制加工的生产,使药品质量逐渐提高。随着生产规模的扩大,在现代化的技术推动下,饮片炮制生产也逐步向机械化迈进。如净制药材方面的各型振荡式筛选机械、去毛机;洗润药材方面的冷压浸渍机械、滚筒式洗药机、真空加温润药机械;切制方面的各种切药机;炒炙药物方面的滚筒式炒锅,电动炒锅;煅制药物方面的平炉、反射炉;干燥方面的翻板式干燥机、远红外干燥机、微波干燥机和排管式、燧道式干燥设备等等。目前,中药饮片炮制生产机械化问题,处于技术更新的阶段,正向着实现中药炮制加工生产的现代化方向发展。

1·3 中药炮制的研究

中药炮制是我国历代医药学家在长期医疗活动中逐步积累和发展起来的制药技术,它对中医临床用药起了重要作用。它既有一定的理论准则,又有一系列优良的炮制方法,是中医中药的特点之一。在众多的动、植、矿物药材中,根据中医临床要求,经过一定的炮制方法处理后 ,必然会带来一定的量变与质变,因而其实用性是非常强的。为了继承和发扬这项传统的制药技术,必须对它进行认真的研究。研究的目的,是要逐步应用现代科学理论来阐明中药炮制原理,指导和促进炮制方法的改革,炮制工艺的统一,饮片规格标准的制订,从而提高药品质量,保证其临床效果。

1·3·1 研究内容

(1) 文献整理及经验总结   在中药炮制的发展过程中,虽然有《雷公炮炙论》、《炮炙大法》、《修事指南》等专著,但更多的炮制资料却散在历代的中医药著作中,而广大药工人员长期实践积累下来的宝贵经验也缺乏系统的整理。因此,认真进行文献整理和经验总结是开展炮制研究的基础工作。解放后,在中药炮制文献整理和经验总结方面都作了大量工作,并取得了一定的成绩。如各地炮制规范的制订,炮制专著的出版,对中药炮制的科研、教学和生产都起了重要的作用。

(2) 炮制原理的探讨和炮制方法的研究 炮制原理是指炮制方法的科学的理论依据。探讨炮制原理的本身就是为了研究炮制方法。通过对炮制原理的探讨,可以了解药物炮制前后理化性质和药理作用的变化以及这些变化的临床意义,从而对炮制方法做出一定的科学评价。目前,这方面的科研工作已取得了一定的进展。如实验证明,马钱子可用测定番木鳖碱的含量来控制炮制程度,使其既能达到治疗目的,又不致引起中毒。又如肉豆蔻,通过实验发现,煨肉豆蔻对家兔离体肠管蠕动的抑制作用比生肉豆蔻强,这说明了中医临床用煨肉豆蔻止泻是完全合理的。

(3) 炮制品规格质量标准的研究 要控制炮制品的质量,就必须研究制订炮制品的规格标准。现行的炮制品规格质量标准大多是广大药工人员根据长期实践经验制订的。它包括炮制品的形态、质地、色泽、气味等内容。但由于药物本身的质量、辅料的规格和用量、操作方法的不同以及感官判断上的差异,即使是同一种炮制方法所生产的炮制品,其规格质量标准也很难一致。为了确保药物质量,以保证临床用药准确,对炮制品的规格质量标准进行研究是非常必要的。炮制品规格质量标准的研究任务有二。

① 在搞清炮制原理的基础上,统一各地区同种炮制方法的辅料规格和用量以及操作方法,从而制订全国统一的炮制品规格质量标准。

② 根据炮制科研成果,逐步寻找出炮制品用化学、药理学、微生物学及工艺学等现代科学方法拟订的客观质量指标,以补充炮制品现行规格质量标准的局限性。

1·3·2 研究方法

(1) 以中医临床辨证用药的经验指导研究工作 中药炮制是适应中医临床辨证用药的需要而发展起来的一项传统制药技术。因此,药物用各种方法进行炮制,其目的就是使药物发挥最大的疗效,这已被长期的临床实践所证实。以黄柏为例,生黄柏主泻实火、燥湿,一般用来治疗足膝痿软无力,小便赤黄等症;而酒炙后主泻上焦之火,一般可用来治口舌生疮及头面部的病患;盐炙后主降相火,滋肾水,一般用来治疗阴虚盗汗、梦遗滑精等症;蜜炙后主泻中焦之火,且不伤脾胃,一般用来治五心烦热等症;而炒炭后则偏于止血,一般用来治痔漏崩漏不止等症。用不同方法对黄柏进行炮制,其临床功用也不同。对此,前人有"生用降实火,蜜炙则庶不伤中,炒黑止崩带,酒炙后治上,蜜炙治中,盐炙治下"的总结。研究中药炮制就要以炮制品在临床中的不同功用为基础运用现代科学技术阐明炮制原理,找出炮制品不同功用的科学依据。在研究中,决不能因为一时显示不出所用的实验指标的变化,就轻率地否定炮制的意义和作用。

(2) 运用现代科学技术研究中药炮制 近年来,应用现代科学技术研究中药炮制的报道越来越多。科研人员采用化学、药理学、微生物学等现代科学就炮制原理、方法、工艺等几方面存在的问题进行了探索性研究。今后,如何更好地运用现代科学成就,摸索出更适应中药炮制研究特点的途径,仍有待于进一步努力。

在中药炮制的研究工作中,就目前来看,广泛应用的是化学和药理学技术。现以对乌头(或附子)的探讨为例,具体说明这两种技术在中药炮制研究中的应用。

中医认为乌头(或附子)是一种毒药,临床应用前需用一定方法炮制,以便控制毒性,达到安全有效的目的。由于从前科学技术水平的限制,古人只知道乌头有毒,炮制的目的是为了降低毒性。但乌头的毒性成分究竟是什么？炮制为何降低了毒性？这些问题古人是得不出答案的。今天,借助于化学和药理学技术,这些问题的答案便不难得出。首先,利用化学分析方法对乌头炮制前的成分进行分离提取,并对各成分进行毒性试验,从而就会发现乌头碱是乌头的毒性成分。继之,利用上述手段再对炮制后的乌头进行比较研究,可发现炮制后乌头中的乌头碱含量大大降低,而毒性很小的乌头原碱却大大升高。由此可知,乌头的炮制原理就是使毒性较大的乌头碱转化成毒性很小的乌头原碱。

单独应用化学或药理学的方法研究中药炮制的例子也很多。如用化学方法对米泔水制苍术去燥性的研究;对硇砂醋制理论及其成分的分析。利用药理学的方法对远志去心、半夏去毒的研究等等。

除上述方法而外,微生物学也常被采用。但有关这方面的报道大都局限于对炮制品抑菌作用的研究。如据报道,黄芩酒制后对白喉杆菌、绿脓杆菌、溶血性链球菌、大肠杆菌的抑制作用比生黄芩强。黄连的各种炮制品(炒黄连、焦黄连、黄连炭)随其小檗碱含量的减少而抗菌作用有所减弱。这些研究成果对于衡量炮制品的临床价值是重要的。

随着炮制研究工作的深入开展,必然会用到更多的现代科学技术,如生物化学、分子生物学等等。开展多学科综合研究,必将加速中药炮制研究的进展。

2 炮制与临床疗效的关系

2·1 炮制是中医临床用药特点

中药素有一药多效之能,显示着它们含有多种有效成分,其组成成分具有多方面的生理作用,而辨证论治整体治疗对药物的运用多为复方,以多种药物合并应用来发挥新的疗效,这就对药物提出了具体要求及固有性能的取舍,权衡损益,使某些作用突出,使某些作用减弱,力求符合疾病实际的治疗需要。在有选择地发挥药效的应用中,其方法是多样的,但总以临床疗效为目的。

在理法方药整体观指导下,疾病的发生和发展是多变的,如太阳病传阳明,肝病传脾,痞病致臌,血虚可致浮肿等等。诚然,导致病况转化的因素是多方面的,诸如气候、温度、调理失当等均可以引起变故。再如药物过于寒凉,而成寒中;过于温燥,而成热中;过于攻伐,而伤正气;过于滋润,而脾气不实等等。从药物方面考虑,凡气厚力大之药物,无有不偏,偏则利害相随,为使符合立方遣药需要,应当针对药物本身性质,采用不同方法去炮制药物使之就范。

传统的制药原则是:相反为制,相资为制,相恶为制,相畏为制。其具体炮制方法为:或制其形,或制其性,或制其质,或制其味。总之以适应用药特点为其依归。

历代医药学家为使用药方面疗效准确可靠,对药物提出了总的质量要求。如《金匮玉函经》提出:"或须皮去肉……依方拣采治削,极令净洁"。提出了入药部位,净度要求,应根据方药具体目的分别进行选择,分离药用部位,除去非药用部位,清除夹杂物,以提高药物质量,这是保持和稳定药效的必要程序,应予重视。

2·1·1 对药物形体炮制与疗效的关系

汤剂是临床用药的主要剂型。多种药物共同熬煎以发挥各药的综合疗效,这就需要遵循一定的配伍原则。在传统上即有"药力共出"的要求,这是由于在复方配伍中,为突出主要疗效,常常应用性味阴阳为伍,气药血药为伍,升药降药为伍等组合方式,如当归与白芍,桂枝与白芍,吴萸与黄连等类似组合称为气味相得,它们一以气(性)胜,一以味胜,相辅相成,一以消除主证,一以营运主脏,这样就大大突破了单一药物的疗效范围。理法方药的实际效益,必须通过剂型来实现,而保证剂型质量的关键,在于饮片,因而要认真研究饮片的特点,探索饮片的基本规律,有目的地去提高饮片质量标准,是提高临床治疗效果的重要手段。

饮片的切制即是改变药物外形,对于片型以及为切片所采取水处理程序等,都要依据用药要求及药物性质去制订,因为组方是在性味学说原则下拟订的,故药效就必须从性味两个方面去体现,否则,将是南其辕而北其辙。

饮片处理不当,将给制剂带来先溶、后溶、易溶、难溶等一系列问题,招致制出的汤剂或得气失味,或得味失气,影响疗效均衡,打乱了共性和个性的关系,则对临床效应带来非常不利的结果。

总之,在剂型质量中要求"药力共出"是在对药物的形体炮制中获得,对于饮片切制的全过程中每一环节,都要联系临床疗效去考虑,做到有的放矢。

2·1·2　对药物性能炮制与疗效的关系

药物和食物一样,进入人体内后,都要求呈现比较好的吸收运化,才能分别取得营养和治疗效果,而消化方面常见证状如胃气不开和胃气衰微之两个程度不同的见证。胃气衰微而闭塞不纳,其闭塞的原因很多;而不开则以寒湿浊秽之邪为多,芳香开胃是其对应的治法。为使具一定偏性的药物能适应这种治法的需求,采用炒法去炮制其偏性。常用的若干炒法都能不同程度地增加香气,改变原有的性,以增加某些开胃的作用。如"逢子必炒"即将众多的种子类、部分的果实类药物加热炒黄、炒爆、炒香、炒去臭气、炒去油、炒至烟尽等,从而改变其固有性质,获得所需的效果。

从脏象学说探索脾性喜甘恶苦、喜洁恶秽、喜燥恶湿、喜利恶滞。如某些苦寒药易伤脾胃,若用量过大或使用时间过长则反应更甚。因此,采取炒焦法、炒炭法以制其苦寒偏性,可以改善妨碍脾胃及增加温升的两重作用。故消导药经炮制后其温运作用、消导作用都明显增强,即为例证。

痰饮与脾肺两脏有关。脾阳不足则痰生,肺气不宣而痰贮。据此因果关系,遂把若干行气宣肺,止咳祛痰药,炒制增加香气以启运脾气,由于气化作用而收间接的治疗效果。

2·1·3　对药物味的炮制与疗效的关系

味为临床用药的依据之一。由于药物的来源、产地、产季、加工方法、运输贮存等因素,对味都可能有影响。另外,自然界物质的味感也是不完全真实和稳定的。因此,为了满足用药要求,采用炮制方法对其固有的味进行影响调节,以"制其太过,扶其不足"。通过不同的辅料炮制,使某些味得以加强或抑制,传统上称为"甲之所损,乙之所得",表明味的变化可以影响药物的某些作用,它是直接为临床灵活用药服务的。

苦寒药类如大黄等,生者泻下力猛,炮制后使之缓泻或不泻。为了临床上的不同需要,对大黄采用多种方法炮制,以突出其某方面的作用。大黄能通血瘀,其疗效机理是气随血行,血滞气亦滞,气滞进而又影响血行。如气机郁滞,则运化失司、水谷滞留,郁久津伤,乃至化火,故证见燥结。使用大黄通血,荡涤胃肠积热,推陈致新,气通而滞消,诸证悉愈。阳明证用承气汤之大黄,须以酒洗;邪热在上用大黄,宜以酒炒;妇女经带用大黄,则须炒炭;活血化瘀用大黄,多以醋炒;老幼、虚人用大黄,必经多次蒸晒。大黄为攻下药,在应用时,小攻则无力,强攻又易伤正,因此,应当审时度势地运用炮制手段,选择酒洗、酒浸、酒炒、酒拌蒸、多次蒸晒、酒送服等酒炙方法,在不同程度的受热条件下,去影响它的性和味,从而在辨证用药上,扬长避短,发挥药效。

当病在胸膈时,治法以甘缓之。缓则治其本,治本须渐,期由量变而达质变。在炮制法中也要从味的方面去炮制药物。如甘草味甘性平淡,能缓和方药中寒、热、剧烈的偏性,具泻火清热,缓急止痛,解毒等作用。但甘草亦有助满之弊,故多作佐使药用。

若病者气虚血少,心失所养而出现心悸心慌,虚烦失眠,脉结代(虚数)时,是由无阳以宣其气,无阴以养其心带来的心血不足,心气不振。针对这种情况选用炙甘草以甘温益气,缓急养心;再辅以甘润之品以益心气,养心血;佐以辛温药以温阳通脉,使气血流通,脉复正常。而作为主药的炙甘草,系生甘草经炼蜜炙后而得的。由于味的变化,其性亦有变化。并基本上克服了助满之弊。

根据"病在上治上宜缓"的用药法度,对于止咳润肺的药物凡性味有偏者,多采用蜜炙法炙之,达到性味薄而缓的要求。麻黄辛温、质轻,为发汗解表之要药。但因其发散力强,过汗有亡阳之虑,故对于老弱病人及表已解而咳喘未愈的病人,生麻黄是非常不宜的,而应选用蜜炙法炮炙品。麻黄在加热加蜜的炮制中,其发汗成分破坏较多,又在蜜润肺平喘作用的协助下,突出了麻黄止咳平喘的主要作用,避免了不当的发汗作用。

2·1·4　对药物质的炮制与疗效的关系

毒剧药物广泛地用于临床,是中医用药的又一特点。事物无不具有二重性,药物亦然,有正反两方面的作用。在防治疾病中,药物是重要物质,但不可迷信药物,要适可而止,恰到好处。正如《内经》指出的那样:"大毒治病,十去其六;常毒治病,十去其七;小毒治病,十去其八;无毒治病,十去其九。勿使过之,伤其正也。"又说:"大积大聚,其可犯也,衰其大半而止,过者死。"

在常用中药中,某些主要药物,常常是疗效高,而又毒大,有的有效成分即是有毒成分。且在它们之间,中毒量与有效量差距甚小。为了药物有效与安全,须针对具体性质,采用相应的方法,把对立作用统一到疗效方面来,对于这一方面,炮制学积累了非常丰富的技能与方法。从临床用药的要求看,应当保持"攻者必攻强"的用药原则,因而炮制亦不可矫枉过正。

制其质,要根据药物性质和质地两方面考虑。矿物药多煅烧,煅透而存性;毒剧药多以蒸煮燀法,加热透心而有余味。药物或煨或制霜均须保留原有性质;或增加它药共制,或发酵、或复制等,都是在无损或少损固有药效的前提下,增入新的作用,扩大治疗范围或抑制其偏性,更好地适应临床用药需要。

2·2　炮制对药物性味及制剂的影响

2·2·1　炮制对四气五味的影响

《内经》说:"毒药攻邪……气味合而服之"。性味是每个药物本身所固有的,并凭借它的偏胜特性治疗阴阳偏胜偏衰的病变。性是根据药物作用于机体所表现出来的反应归纳得到的。而味一般的说来是通过真实味觉辨别的,但相当部分的药物其味并不明显,也需通过作用反应进行归纳。因而性味是一个不可分割的整体。同时,性味的错综复杂,说明了药物具有多种多样的功能。例如同为温性的药物,有五味子的酸温、厚朴的苦温、黄芪的甘温、生姜的辛温、蛤蚧的咸温。在相同的温性中,由于味的不同,其作用也迥异。况且许多药物不是只有单纯一种味,常常具有两种或更多的味,如桂枝为辛甘温,其首先是辛温的作用,其次便是甘温的作用。炮制要对药物的气味和功能产生影响。黄连本为大苦大寒的药物,主入血分,经过辛温的生姜汁炙后,减低了苦寒之性,并增入气分。此所谓以热制寒,称为"反制"。若用胆汁炮制黄连,却能加强黄连苦寒之性,这样使寒者愈寒称为"从制"。生甘草性味甘微苦,平。生用主泻,有清热解毒的作用。经蜂蜜炙后主补,性味改变为甘温,具益气健脾,调和营卫的作用。

2·2·2　炮制对升降浮沉的影响

升降浮沉是指药物作用于机体的趋向。一般可根据药物的性味厚薄,质地轻重等去判断。李东垣说:"味薄者升,气薄者降;气厚者浮,味厚者沉。"李时珍说"酸咸无升,辛甘无降;寒无浮,热无沉"。故辛甘味药物,性多辛热,属阳,作用升浮;苦酸咸味药物,性多寒凉,属阴,作用沉降。李时珍又说"升者引之以咸寒,则沉而直达下焦;沉者引之以酒,则浮而上至巅顶"。大凡生升熟降。故药物经炮制后,由于性味的变化,可以改变其作用趋向。如黄柏原系清下焦湿热药,经酒制后作用向上,就能兼清上焦之热。黄芩能走上焦,用酒炒制后,增强了上清头目的作用。砂仁行气开胃消食,作用于中焦,经盐炙后,可以下行治小便频数。

2·2·3　炮制对归经的影响

归经就是指药物对于机体某部分的选择性作用——主要对某经(脏腑及其经络)或某几经发生明显的作用,而对其它经则作用较小,或没有作用。由于药物性味之不同,或性同味异,或味同性异,或性味皆异,这样构成了错综复杂的性味组合,故大多中药是一药多效的。为使临床上更加准确地应用药物,针对主证,作用于主脏以发挥其主治药效,有的放矢地运用炮制或制其形,或制其质,或制其性,或制其味,改变其固有属性,使药物按照用药意图,有选择地去发挥最佳疗效。

药物的性质因炮制而有所改变,其主治及主治范围也有一定的变化。例如生姜发散风寒,和中止呕;干姜则暖脾胃,回阳救逆;煨姜则主要用于和中止呕。煨姜与生姜比较,其辛散较差;与干姜比较,则温燥较差。若炒为姜炭则能温经止血,祛脐小腹寒邪。辛温之生姜经炮制而成为四种药品,适应于肺、心、脾、胃四个部位各自的需要。又如生地黄味甘、苦,性寒,归心、肝经,能凉血清热。炮制后的熟地黄性味甘温,主入肾经,能补肾阴而填精。再如柴胡生用能升能散,解表退热力强。经醋炙后,借醋味酸,酸引入肝而发挥疏肝解郁的效果。应用归经学说去指导炮制的方法很多,如酒制升提……,辛入肺,酸入肝,苦入心,咸入肾,甘入脾等。

2·2·4　炮制对制剂的影响

制剂是医药治疗疾病的运用形式,中药制剂一般在复方的基础上进行。它是依据不同的证候、对象,组方遣药发挥群效的。因此,不同的处方,就有不同的炮制要求。而不同的剂型,也有它对炮制的特殊要求。为了稳定每一处方的主治范围,必须采取随方炮制,务求与理法方药取得一致。

中药制剂的内服药,其给药途径多为口服,这就需要按照药品卫生标准,严格要求。如净制即为保证药材品质及入药部位的准确性的净度要求。在炮制的粉碎过程中,药物有易碎、难碎,出粉率高低等实际问题,必须按饮片制备程序制成饮片,这样,既有利于粉碎,又有益于服后吸收,易于发挥疗效。有相当多的药物,必须依方认真炮制,使其疗效稳定。如清宁丸中的大黄,就要用黄酒多次蒸制以后,才能制丸。否则药力猛峻,易产生服后腹痛的副作用。又如附子类药物,如果炮制失当,不仅疗效欠佳,而且能引起中毒。小儿健脾丸的神曲必须先进行炒制,其健脾效果才好。健步虎潜丸之虎骨如不依法炮制,则粉碎、成型、服用不易,其疗效也不佳。因此,在制剂中繁多的炮制方法,决不能轻率简化、划一,甚至改变,否则都将直接影响疗效。应当根据具体方剂的不同要求,严格工艺,随方炮制,以求安全有效。

3 中药炮制的目的及对药物的影响

3·1 炮制的目的

中药来源于自然界的植物、动物、矿物,绝大多数要经过加工炮制后才能应用。中药炮制的目的是多方面的,往往一种炮制方法或者炮制一种药物同时具有几方面的目的,这些虽有主次之分,但彼此之间又有密切的联系。现将炮制的主要目的归纳如下:

3·1·1 降低或消除药物的毒性或副作用

有的药物虽有较好的疗效,但因毒性或副作用太大,临床应用不安全,则需通过炮制降低其毒性或副作用,使服用后不致产生不良反应。如草乌用甘草、黑豆煮或蒸等处理,毒性大为减低;柏子仁具宁心安神,润肠通便等作用。如果用于养心安神则需避免服后产生滑肠致泻的作用,通过去油制霜炮制后即消除了副作用。

3·1·2 改变或缓和药性

各种不同的药物,各有其寒、热、温、凉的性能,性味偏盛的药物在临床应用上会带来副作用。如太寒伤阳,太热伤阴,过酸损齿伤筋,过苦伤胃耗液,过甘生湿助满,过辛损津耗气,过咸助痰湿等。为了适应不同的病情和体质的需要,则需经过炮制,以改变其性能。如麻黄生用辛散解表作用较强,蜜制后辛散作用缓和,止咳平喘作用增强。蒲黄生用活血化瘀,炒用止血。

3·1·3 提高疗效

中药除了通过配伍来提高其疗效外,还可通过炮制、制剂等手段去提高疗效。如蜜炙款冬花,由于蜂蜜的协同作用,可增强其润肺止咳的作用,羊脂炙淫羊藿可增强其治疗阳萎的效能。

3·1·4 改变或增强药物作用的部位和趋向

中医对于疾病的部位通常以经络脏腑来归纳,对药物作用趋向以升降浮沉来表示。通过炮制可引药入经,改变作用部位及趋向。如大黄本为下焦药,酒制后能在上焦产生清降火邪的作用;柴胡、香附等经醋制后有助于引药入肝,更有效地治疗肝经疾病;又如小茴香、橘核等经盐制后,有助于引药入肾,能更好发挥治疗肾经疾病的作用。

3·1·5 便于调剂和制剂

矿物及介壳类药物,质地坚硬,很难粉碎,不便制剂和调剂,在短时间内也不易把有效成分煎煮出来,因此,必须经过炮制。如自然铜、磁石、穿山甲、虎骨、象皮等,药物经过加工处理后切成段、丝、片、块等饮片,可以分剂量及配方,便于制剂及调配。

3·1·6 保证药物净度,利于贮藏

中药在采收、运输、保管过程中,常混有砂土、杂质及霉败品等,或保留有非药用部位。因此,在炮制前,必须经过严格的分离和洗刷,使其达到一定的净度,以保证临床用药剂量的准确。例如根及根茎类药物的芦头(残茎),皮类药物的粗皮(栓皮),动物药类的头、足、翅等

应区分入药。药物经过加热处理可以进一步干燥或杀死虫卵有利于贮藏,有些含有甙类成分的药物,经加热处理。能使其中与甙共存的酶失去活性,可以久藏而质不变。

3·1·7　有利于服用

动物类药物或其他有特殊臭味的药物,往往在服用时,引起呕恶等反应,为利于服用,常将此类药物采用酒炙、蜜炙、醋炙、麸炒、水漂、炒黄等法处理,以达到矫味矫臭的效果。

3·2　炮制对药物理化性质的影响

中药经炮制后,由于加热、水浸及酒、醋,药汁等辅料的处理,使某些药物的理化性质产生不同程度的变化,有的成分被溶解出来,有的成分被分解或转化成新的成分,有的成分其浸出量也有增减,所有这一切,对中药药性与疗效都有密切的关系。因此,研究中药炮制前后理化性质的变化,对探讨中药炮制原理具有重大意义。但由于多数中药的有效成分至今还不明了,有关这方面的工作开展不久,积累资料不多,因此,还不可能全面、深刻地论述这一问题,仅就目前有关报道的资料,举例如下:

3·2·1　对含生物碱类药物的影响

生物碱是一类含氮的环核化合物,通常有似碱的性质。能与酸结合成盐,多数具有明显的生理活性。游离生物碱除季铵碱类和一些分子量较低或含极性基团较多的生物碱外,一般都不溶或难溶于水,能溶于乙醇、氯仿等有机溶媒,亦可溶于酸水(形成盐)。大多数生物碱盐类则可溶于水,难溶或不溶于有机溶媒。所以炮制辅料常用醋、黄酒、或白酒等。因为醋是弱酸,可使游离生物碱转化为生物碱盐而溶于水,易被水煎煮出来,增加疗效。如醋制延胡索能增强镇痛作用即是一个例子。酒具有稀醇性质,是一种良好的溶剂,不论是游离生物碱或其盐类,都能溶解,便于浸出有效成分,提高药物的疗效。

各种生物碱都有不同的耐热性,有的在高温情况下不稳定,可产生水解、分解等变化。如草乌中剧毒的乌头碱经高温处理能水解成毒性小的乌头原碱,可减低草乌的毒性。但如果受热影响疗效者,则应少加热或不加热,如石榴皮、龙胆草、山豆根以生用为宜。

水溶性生物碱,因在切片浸泡过程中能溶于水而受损失,故应尽量缩短与水接触时间,采取少泡多润的方法,以免影响疗效。如槟榔的有效成分槟榔碱,能溶于水;苦参中的苦参碱能溶于冷水;应尽量缩短在水中浸泡时间,有的甚至直接将槟榔砸成粗粒应用于临床。

由于生物碱在植物体内分布不一致,应区分药用部位。如黄柏的有效成分小檗碱只分布在黄柏树皮,故只用皮而不用其他部位。

3·2·2　对含甙类药物的影响

甙系糖分子中环状半缩醛上的羟基与非糖分子中的羟基(或酚基)失水缩合而成环状缩醛衍生物。

甙的溶解性能,常无明显的规律,一般能溶解于水和酒精中,有些甙也可溶于氯仿和乙酸乙酯,但难溶于醚和苯。溶解度还受糖分子数目和甙元上极性基团的影响,若糖分子多,甙元上极性基团多则在水中的溶解度大,反之,在水中的溶解度就小。因酒易溶解甙,所以炮制辅料常用酒。又因甙多溶于水,故水制时应尽量少泡多润,以免溶解于水或发生水解而受损失,如甘草、秦皮、大黄等。

含有甙类成分的药物通常同时含有相应的专一的分解酶,在一定的湿度和温度下容易被相应的酶所水解,如槐花由于酶的作用可使芦丁分解而失去疗效,花类药物中的花色甙也因酶的作用而变色脱瓣,所以常用烘、晒、炒等方法破坏或抑制酶的活性,这也是一种保证药物疗效的措施。玄参甙在空气中放置,易于吸潮,炮制后药物亦均变黑色,可能与此类成分有关。

甙在酸性条件下容易水解,不但减低了甙的含量,也增加了成分的复杂性,因此,炮制时除医疗上有专门要求外,一般少用或不用醋处理。

在生产过程中,有机酸会被水或醇溶出,使水呈酸性,促进甙类水解,应加注意。

3·2·3　对含挥发油类药物的影响

挥发油通常也是一种具有治疗作用的活性成分,它是指水蒸气蒸馏所得到的挥发性油状成分的总称。挥发油大多具有芳香气味,在常温下可以自行挥发而不留任何油迹,大多数比水轻,易溶于多种有机溶剂及脂肪油中,在 70% 以上的乙醇中能全溶,在水中的溶解极小,呈油状液体。

很早前,人们就知道在许多植物中含有挥发性的有香气的物质,如《雷公炮炙论》中就提到含挥发性成分的药物不可用火处理,对茵陈等注明"勿令犯火"。由于含挥发性成分的药物在炮制过程中常因加热等处理,致使药物中含挥发油显著减少,故这些药物不宜加热处理。凡含挥发油类的药物,应及时加工处理。水制时,不宜久浸久泡,而要"抢水洗",以防香气走失,也不宜带水堆积,以免发酵变质。火制时,少加热或不用火制法,以免破坏挥发油而影响疗效。但某些药物需要经炮制以减少或除去挥发油,减少其副作用。如苍术经炮制后除去部分挥发油,可以降低其燥性。据某些药物实验结果表明:炒炭减少挥发油 80%,炒焦减少约 40%,煨或土炒减少约 20%,醋炙、酒炙、盐炙、米泔水炙及麸炒减少约 10 ~ 15%,故应根据炮制要求进行处理。

药物经炮制后,对挥发油的性质也有所改变,如颜色加深,折光率增大,有的甚至生理作用也不一样。如肉果的挥发油经煨后增强了对家兔离体肠管收缩的抑制作用,而能起到实肠止泻的作用。

3·2·4　对含鞣质类药物的影响

鞣质是一种复杂的多元酚类化合物,广泛地存在于植物中,在医疗上常作为收敛剂。用于止血、止泻、烧伤等,有时也用作生物碱及重金属中毒的解毒剂。

鞣质能与铁产生化学反应,生成鞣酸铁盐。鞣质为强还原剂,能被空气中的氧所氧化。特别在碱性溶液中能很快变色,故炮制过程中亦应注意。鞣质经过高温处理,一般变化不大。如大黄在炮炙前,含有致泻作用的蒽甙和收敛作用的鞣质,经过酒炒,酒蒸以后,蒽甙的量显著减少,而鞣质的变化不太大,故可使大黄致泻作用减弱,而收敛止泻作用相对增强。所以酒蒸大黄具有缓和的泻下作用。但有些鞣质经高温处理也会影响疗效,例如地榆炒炭时,如果温度过高,抑菌作用大大降低,因此,炮炙时应掌握火候。

3·2·5　对含有机酸类药物的影响

有机酸广泛存在于植物界,特别在有酸味的果实中含量较多,有机酸对人体营养及生理上都有重要作用。

低分子的有机酸大多能溶于水,在水中长期浸泡也会降低含量,因此,水制时应尽量少泡多润,防止有机酸流失。

药物中有机酸可因加热而被破坏,如山楂炒炭后,有机酸被破坏约 68%,酸性降低,其刺激性也随着降低。又如乌梅生用能损伤牙齿,但经炒后可降低其酸性。有些含有机酸的药物往往和含有生物碱的药物共制,以增加溶解度,增强疗效。吴茱萸和黄连共制就是例证;金属锌与蜂蜜中的有机酸会产生有毒物质,所以在炮制含有较高浓度有机酸的中药时,不宜采用铁、锌等金属容器,以防容器腐蚀和药物变色,变味。

3·2·6　对含油脂类药物的影响

油脂的主要成分为长链脂肪酸的甘油酯,大多存在于植物种子中,通常有润肠致泻作用。有的油脂有毒,为了防止其作用过猛而引起呕吐等副作用,往往采取不同方法进行加工炮制,如将柏子仁、千金子、大枫子等去油制霜。柏子仁去油制霜降低滑肠或渗泻作用;千金子去油制霜以减小毒性,使药力缓和;瓜蒌仁去油制霜以除令人恶心呕吐之弊,更适用于脾胃虚弱患者。蓖麻子中含有脂肪油,具消肿拔毒、泻下通滞作用,但种子中含有毒蛋白,炒熟后可使毒蛋白变性避免中毒。巴豆油既是有效成分,又是有毒成分,则宜控制用量,使达适中。

3·2·7　对含树脂类药物的影响

树脂是一类组成极为复杂的混合物。通常存在于植物组织的树脂道中,当植物体受伤后分泌出来,形成一种固体或半固体物质。在医药上常作防腐、消炎、镇静、镇痛、解痉、活血止血剂。炮制对树脂类药物是有影响的。如牵牛子经炒后可缓和其泻下去积的作用,因牵牛子树脂具泻下作用,受热部分被破坏。煮或炒制乳香、没药可除去有毒的挥发油,缓和刺激性,减少恶心、呕吐等副作用,减小了毒性;乳香、没药中主要成分为树脂,如果加热温度过高,树脂变质,也会影响疗效;因树脂能溶解于乙醇,故酒制或做成酒制剂可增强疗效。

3·2·8　对含蛋白质、氨基酸类药物的影响

蛋白质是生物体内所有化合物中最复杂的物质。蛋白质经过水解,能产生氨基酸的混合物。它们对整个生物界的生命活动起很大的作用。中药中普遍的存在着蛋白质和氨基酸,有的具有明显的生理活性,有的已应用于临床。蛋白质是一类大分子的胶体物质,多数可溶于水,生成胶体溶液,一般煮沸后由于蛋白凝固,不再溶于水。纯洁的氨基酸大多数是无色结晶体,易溶于水。由于他们具有水溶性,故不宜长期浸泡于水中,以免损失有效成分,影响疗效。

蛋白质煮沸要变性,某些氨基酸遇热不稳定,如雷丸、天花粉、蜂毒、蜂王浆等以生用为宜。若有些蛋白质是有毒成分,常加热煮沸来降低毒性,如扁豆中含有对人的红细胞的非特异性凝集素,它具有某些球蛋白的特性,煮后其毒性大为减弱。

蛋白质经过加热后,往往能产生新的物质,起到一定的治疗作用,如鸡蛋黄、黑豆、大豆等经干馏能产生含氮的吡啶类、咔啉类衍生物而具有抗真菌、抗过敏和镇痉作用。

氨基酸还能和单糖类及少量水分存在的条件下产生化学变化,生成环状的杂环化合物,这是一类具有特异香味的类黑素。如缬氨酸和糖类能产生香味可口的微褐色类黑素;亮氨酸和糖类能产生强烈的面包香味,所以麦芽、稻芽等炒后变香而具健脾消食作用。

蛋白质能和许多蛋白质沉淀剂,如鞣酸、重金属盐产生沉淀,一般不宜和含鞣质类的药物在一起加工炮制。酸碱度对蛋白质和氨基酸的稳定性、活性影响很大,加工炮制时也应根据药物性质妥善处理。

3·2·9　对含无机成分药物的影响

无机成分大量存在于矿物和介壳类药物中,在植物药物中也含有一些无机盐类,如钾、钙、镁等,他们大多与组织细胞中的有机酸结合成盐而共存。

　　炮制对含无机成分的药物也有影响,如夏枯草不宜长时间浸洗,因为夏枯草中含有大量钾盐,若经长时间的水处理,会大大降低其利尿作用。矿物类药物通常采用煅烧或煅红醋淬的方法,除了使药物易于粉碎外,在化学性质上也有相应的改变,一般经煅烧后可使药物进一步纯净。有些含有结晶水的药物,如石膏、明矾、硼砂等,烧煅后可失去部分结晶水,成为无水化合物,而达到一定的医疗目的。有时在煅烧的过程中,药物的许多成分通常被氧化而产生新的成分,如炉甘石原来的主要成分为碳酸锌($ZnCO_3$),煅后变为氧化锌(ZnO),具有消炎、止血、生肌的作用。有些矿物药,经过煅红醋淬后,更易酥脆,增加了药物在汤药中的溶解度,有利于药物在胃肠道的吸收,也有利于粉碎,如自然铜、代赭石等。国外也有用酸牛奶、苹果浆与铁钉处理治疗萎黄病的类似记载。

　　总之,药物经各种不同的加工炮制后,理化性质发生了各种不同的变化,这种变化是复杂的,有的变化已为我们所了解,但绝大部分还有待我们去探讨。只要我们以辩证唯物主义的思想作为指导,以中医理论为基础,应用现代科学的方法进行研究,崭新的中药炮制理论一定能创造出来。

4 中药炮制的分类及辅料

4·1 中药炮制的分类

中药炮制的分类,应反映炮制这一专业技术内在关系的特点,它应体现对传统方法的继承,并有利于用现代科学方法研究,进而达到推动本学科发展的目的。为此要求分类必须能够体现炮制内容的系统性、完整性,逻辑谨严,概念清楚,易于加深认识,了解和掌握各类炮制方法,有助于教学和指导生产。

4·1·1 分类法概述

炮制的方法,是在漫长的医疗实践中积累起来的,大部分内容散见于历代以来若干医学书籍中,故其名称,术语,体裁多不一致。明代缪希雍著的《炮炙大法》在其卷首将当时沿用的炮制方法归纳为:"雷公炮炙十七法",其内容为:

(1)炮　即将药物埋在灰火中,"炮"到焦黑。《五十二病方》的炮鸡是将鸡裹草涂泥后将鸡烧熟;即"裹物烧"至炮生为熟。现代的"炮"即用炒法,炒至微现焦黑为止。如炮姜,或以高温砂炒至"炮"、去砂取药,如炮甲珠等。

(2)𤏳　此法为将药物进行烘烤之意。由于煮散被饮片取代,明清以后到现在此法多已不用。

(3)煿　此法自古以来,应用不广,至今不用,原为以火烧物,使之干燥。

(4)炙　本法有几种释义。《五十二病方》之"炙蚕卵"及"炙梓叶",是将药物置于近火处烤"黄"。张仲景用的炙阿胶同于"炒"。雷敩的"炙","羊脂炙"等系指涂辅料后再炒。《太平惠民和剂局方》的"炙"与"炒"区别不明显,如该书中"炒香"与"炙香"即无区别。现已基本统一,"炙"即药物加进液体辅料后,文火再炒干或边炒边加,继续以文火炒干。

(5)煨　陶弘景谓煨为"塘灰炮"即将药物埋在有余烬的炭火中慢慢煨熟之意。现代已广泛采用面裹煨,湿纸裹煨,为在原法基础上的发展。

(6)炒　汉以前"炒"法少见,多为"熬"法,即实际上的"炒法",不过工具有所不同而已,雷敩已采用麸皮炒、米炒、酥炒、酒炒等法,《局方》所载炒法更多,在炮炙中,炒法仍为一项主要方法。

(7)煅　将药物在火上烧令通赤谓之煅,多应用于矿物药,张仲景对钟乳石"炼",对云母和矾石用烧,均与煅同。部分矿物药煅后尚须淬制,除便于粉碎外,亦有易于溶解的作用。

(8)炼　为将药物长时间的用火烧制,其含义比较广泛例如炼丹,炼蜜等。

(9)制　为制药之偏性,使之就范的泛称。通过制,能改变某些固有性能。张仲景即以应用姜制厚朴,蜜制乌头,酒制大黄,酥制皂荚等,可见制的方法较多,并随辅料、用量、温度、操作方法等不同而变化,常不同药物作不同的处理。

(10)度　为计量物体长短的标准,常以此来量度所切药物的厚薄、长短、大小。《五十二病方》中某些药以长度计算,以后才逐渐改为重量。

(11) 飞 指"研飞"或"水飞",部分矿物药为达到用药粉细的要求,常将其研为细末,移入水中搅研,粗末下沉,倾取其悬浮的极细粉末。如水飞朱砂,眼科用之炉甘石煅后水飞等。

(12) 伏 "伏"源于唐以前炼丹术之伏火,指将药物按一定程序于火中处理,并经过一定的时间达到要求,如伏龙肝为黄土经过长时间持续加热而成,其中氧化物较多,溶解度好,又系弱碱性,因而已不是一般的黄土。

(13) 镑 镑是一种多刃的刀具,利用此工具将坚韧之药物如羚羊角,犀角等刮削成极薄片,以利于制剂。后也以镑作为炮制中的一种方法,现多用其他工具代替。

(14) 搋 为打击或侧手击之义,也即将物体破碎的意思。在炮制加工实践中用之甚少。

(15) 暾 即晒。

(16) 曝 为在强烈的日光下曝晒之简称。

(17) 露 指在露天不加遮盖地去暴露药物,如露胆南星。

上述十七法为明以前分类概略,其实际含义,由于历史变迁,目前尚难解释,录之供考。

陈嘉谟在其《本草蒙筌》中提出三类分类法即:"火制四,有煅、有炮、有炙、有炒之不同。水制三:或渍、或泡、或洗之弗等。水火共制造者,若蒸若煮而有二焉。"

三类分类法系按炮炙方法分类,虽属初级分类法,但却反映了炮炙特色。

《炮炙大法》根据药物属性,按金、石、草、木、水、火、果等分类,不离本草学范畴。

各省市制订的炮制规范,大多以用药部位进行分类,即:根、根茎、叶、花、果实、种子、皮、草、藤木、矿物等,在各种药物项下再分述各种不同方法。这种分类法与《炮炙大法》的分类是殊途同归的。

上述分类法,互有利弊。为更有利于指导生产实际,总结归纳出了"五类分类法",即:修治、水制、火制、水火共制,其他制法(不水不火制)。这种分类法较好地概括了炮制法则,也比较系统地反应了处理药物的炮制工艺。

为使炮制分类更趋合理,准确、充分突出本学科特点,《中华人民共和国药典》之炮制通则采取了三类分类法。即"净制"、"切制"、"炮炙"。在方法归纳上,前进了一大步。

4·1·2 工艺与辅料相结合的分类法

综观各种分类法,能综合分析者,当推后二法,因为"五类分类法",承袭了《本草蒙筌》之"三类分类法",并结合实际又有发展。它概述了炮制整个工艺,在学习上、叙述上都比较方便。如"修治"一项,《本草纲目》概括了整个炮制内容,但在实践中,它却是根据用药要求与药物性质,进行分离杂质,选定入药部位,达到净洁的许多操作,是以"净"为主的制药方法。"水制"概括了以水处理药物的各内容,在实际中,药物经水处理除洁净为目的外,最主要是软化药物,在保证无损疗效的前提下,以利于饮片的切制。至于"火制"法虽概括了直接或间接加热炮制的若干方法,但未免太笼统了,有必要分门别类,分为炒法、炙法、煅法。"水火共制法"分出了蒸煮燀法,则更为清晰。凡上述法则不能罗列的,均列为其他制法。按上述原则分类,较为妥贴。

鉴于上述各分类法之优缺点,本教材为了贯彻药典炮制通则精神,采用了工艺与辅料相结合的分类方法。此种分类法体现了炮制学的系统性,反映了炮制学的特点,它吸收了上述各分类法的优点,也弥补了上述分类法的不足之处。能体现出炮制的工艺程序和辅料对药物所起的作用。在叙述和学习上能感到概念清楚,查阅方便。要了解某一药物的炮制内容时,可在一个品名下全部查出;例如大黄的炮制方法项下,同时可见酒炒大黄,酒蒸大黄,大黄炭等炮制方法的全貌。上述分类法是炮制中共性与个性的融合,较易掌握。

4·2　中药炮制常用辅料

应用辅料去炮制药物,早在《雷公炮炙论》以前,即开始应用,反映了临床用药的灵活性,提示了中药药性与辅料之间的联系至为密切。辅料的广泛应用,增加了中药在临床上的实际作用。

辅料的基本作用,好古曰:"酒能行诸经不止,与附子相同。味之辛者能散,苦者能下、甘者居中而缓。用为导引,可以通行一身之表,至极高之分,味淡者,则利小便而速下也,……过于肺、入于胃、然后微温"。时珍曰:"烧酒……其味辛甘,升阳发散;其性燥热,胜湿祛寒。故能开怫郁而消沉积,通膈噎而散痰饮,治泄疟而止冷痛也"。"生姜湿润辛温,故蒸腾发散而走表"。《本草蒙筌》对辅料炮制药物的基本原理,作了概括性的论述,"如酒制升提,姜制发散"……。可见,它是在长期实践中积累起来的用药经验,也就是根据用药要求,参照药物本身性质选择适宜辅料去炮制药物,使之更好地配合辨证用药,发挥其更好的药效。

4·2·1　液体辅料

(1)酒　传统上称为酿、醇、酎、醅、醍、清酒、美酒、梗酒、有灰酒、无灰酒。

酒的始源甚早,据《战国策》说:"仪狄作酒而美,进之禹,禹饮而甘之"。再从《尚书·商书》说若作酒醴、尔惟曲蘖"。从这里看出,由于发明了曲,进而发明酒。酒对于医药至为密切,对于制药事业,具有推动作用。

当前,用以制药的有黄酒、白酒两大类,主要成分为乙醇、酯类、酸类等物质。

黄酒为米、麦、黍等和曲酿制而成。含乙醇 15～20%,尚含糖类、酸类、脂类、矿物质等成分。比重约 0.98,一般为淡黄色透明液体,气味醇香特异。

白酒为米、麦、黍、高粱等和曲酿制经蒸馏而成。含乙醇 50～70%,尚含酸类、脂类、醛类等成分。比重 0.82～0.92,一般为白色澄明液体,气味醇香特异,而有较强的刺激性。

酒甘辛大热,能通血脉、行药势、散寒、矫味矫臭。同时也为良好的有机溶媒,药物的多种成分,如生物碱及其盐类、甙类、鞣质、苦味质、有机酸、挥发油、树脂、糖类及部分色素(叶绿素、叶黄素)等皆易溶于酒中,因此,药物经酒制后,有助于有效成分的溶出,而增加疗效等。浸药多以白酒,炙药多以黄酒。常用酒制的药物有黄芩、大黄、白芍、白花蛇、常山等。

(2)醋　古称酢,醯、苦酒,习称米醋。传统的酒多为甜酒,浊酒,由于低浓度易于酸败而成醋,故有苦酒之称。至今中药炮制主要用米醋。

米醋是以米、麦、高粱、以及酒糟等酿制而成。主要成分为醋酸(乙酸),约占 4～6%,尚有灰分、维生素、还原糖等成分,一般为淡黄棕色至深棕色澄明液体,有特异的气味。

醋性味苦温,能散瘀止血、理气、止痛、行水、解毒、矫味矫臭。同时,醋是良好的有机溶媒,能使药物中所含有的游离生物碱等成分发生变化,增强溶解度而易煎出有效成分,提高疗效。并可除去药物的腥臭气味,降低药物的毒性等。以存放时间越长越好,又名陈醋。常以醋制的药物有延胡索、甘遂、芫花、柴胡、香附等。

(3)蜂蜜　生则性凉,熟则性温、故能补中,甘而平和故能解毒,柔而濡泽,故能润燥,缓可去急,故能止痛,因而它具有调和药性的作用。

中药炮制常用的是经过加热炼熟的蜂蜜。

蜂蜜为蜜蜂采集花粉酿制而成,品种比较复杂。主要成分为果糖、葡萄糖,两者约含70%,尚含少量的蔗糖、麦芽糖、矿物质、蜡质、含氧化合物及酶类等物质,比重为1.349以上,含水分约14～20%,一般为稠厚白色至淡黄色或橘黄色至琥珀色的液体,新鲜时呈清油状,半透明(冬季易变成不透明,日久色变黄,易析出颗粒状结晶),粘度大,气芳香,味极甜。以白色或淡黄色、半透明、粘度大、气味香甜、不酸为佳。

蜂蜜甘平,补中润燥、止痛、解毒、矫味矫臭,能与药物起协同作用,增强药物的疗效。常以蜂蜜制的药有甘草、麻黄、紫菀、百部、马兜铃等。

(4) 生姜汁　主要指鲜姜润湿,故蒸腾发散而走表用以温中散寒。

姜汁为姜科植物鲜姜的根茎经捣碎取汁,或以干姜加适量的水共煎去渣而得的黄白色液体,有香气。主要成分为挥发油、姜辣素(姜烯酮、姜萜酮等),尚含淀粉及树脂状物质。

姜性味辛、温。能发表、散寒、止呕、开痰、解毒。经姜汁制后能抑制药物的寒性,增加疗效,降低毒性。常以姜汁制的药物有竹茹、草果、半夏、黄连、厚朴等。

(5) 甘草汁　甘草汁为甘草饮片煎水去滓而得的黄棕色至深棕色的液体。甘草主要成分为甘草甜素及甘草甙,还原糖,淀粉及胶类物质等。

甘草性味甘、平,和中缓急、润肺、调和诸药、补脾。药物经甘草汁制后能缓和药性,降低药物毒性。常以甘草汁制的药物有远志、半夏、吴茱萸等。

(6) 黑豆汁　黑豆为大豆的黑色种子,加适量水煮熬去渣而得的黑色混浊液体。黑豆主要含蛋白质、脂肪、维生素、色素、淀粉等物质。

黑豆性味甘、平,能活血、利水、滋补肝肾、养血祛风、解毒。药物经黑豆汁制后能增强药物的疗效,降低药物毒性或副作用等。常以黑豆汁制的药物有何首乌等。

(7) 米泔水　米泔水为淘米时第二次滤出之灰白色混浊液体,实为淀粉与水的混悬液,含少量淀粉及维生素。

米泔水性味甘、寒,无毒。清热凉血、利小便,对油脂有吸附作用,常用来浸泡含油质较多的药物,以除去部分油质,降低药物辛燥之性,增强补脾和中的作用。常以米泔水制的药物有苍术等。

目前,因米泔水不易收集,大生产也有用2公斤大米粉加水100公斤,充分搅拌代替米泔水用。

(8) 食盐水　食盐水为食盐的结晶体,加适量的水溶化,经过滤而得的澄明液体,主含氯化钠,尚含少量的氯化镁、硫酸镁、硫酸钙等物质。

食盐性味咸寒,能强筋骨、软坚散结、清热、凉血、解毒、防腐,并能矫味矫臭。药物经食盐水制后,能改变药物的性能,增强药物的作用。常以食盐水制的药物有杜仲、巴戟天、小茴香、橘核、车前子等。

(9) 胆汁　胆汁系牛、猪、羊的新鲜胆汁。为绿褐色或暗褐色、微透明的液体,略有粘性,有特异腥臭气。主要成分为胆酸钠、胆色素、粘蛋白、脂类及无机物等。

胆汁性味苦、大寒。能清肝明目、利胆通肠、解毒消肿、润燥。与药物共制后,能降低药物毒性、燥性和增强疗效。主要用于制备胆南星。

(10) 其他类　其他的液体辅料还有食用油、羊脂油、鳖血等,根据医疗的需要而选用。

4·2·2　固体辅料

（1）稻米　稻米为禾本科植物稻的种仁。主要成分为淀粉、蛋白质、脂肪、矿物质。尚含少量的 B 族维生素、多种有机酸类及糖类。

稻米性味甘、平，能补中益气、健脾和胃、除烦止渴、止泻痢。与药物共制，可增强药物功能，降低刺激性和毒性。中药炮制多选用大米或糯米。常用米制的药物有红娘子、斑蝥、党参等。

（2）麦麸　麦麸为小麦的种皮，呈褐黄色。主含淀粉、蛋白质及维生素等。

麦麸性味甘、淡。能和中益脾。与药物共制能缓和药物的燥性，去除药物不快之气味，增强疗效。常以麦麸制的药物有枳壳、枳实、僵蚕、苍术、白术等。

（3）白矾　白矾为三方晶系明矾矿石经提炼而成的不规则结晶体，无色、透明或半透明，有玻璃样光泽，质硬脆而易碎，味微酸而涩，易溶于水。主要成分为含水硫酸铝钾。

白矾性味酸、寒，能解毒、祛痰杀虫、收敛燥湿、防腐。与药物共制后，可防止药物腐烂，降低毒性，增强疗效。常以白矾制的药物有半夏、天南星等。

（4）豆腐　豆腐为大豆种子经粉碎加工而成的乳白色固体。主含蛋白质、维生素、淀粉等物质。

豆腐性味甘、凉，益气和中、生津润燥、清热解毒。与药物共制可解药物毒性，去除污物。常与豆腐共制的药物有藤黄、珍珠(花珠)等。

（5）土　中药炮制常用的是灶心土、黄土、赤石脂等。灶心土呈焦土状，黑褐色，附烟熏气味。主含硅酸盐、钙盐及多种碱性氧化物。

灶心土性味辛、温。能温中和胃、止血、止呕、涩肠止泻等。与药物共制后可降低药物的刺激性，增强药物疗效。常以土制的药物有白术、当归、山药等。

（6）蛤粉　蛤粉为蛤蜊科四角蛤蜊等贝壳经煅制粉碎后的灰白色粉末。主含氧化钙等物质。

蛤粉性味咸、寒。能清热、利湿、化痰、软坚。与药物共制可除去药物的腥味，增强疗效。主要用于烫制阿胶。

（7）滑石粉　滑石粉为单斜晶多鳞片状或斜方柱状的天然矿石，色白而带绿。本品系含水的硅酸盐矿石，经水飞或碾细过筛而得。

滑石粉性味甘、寒。能利尿，清热解暑。一般作中间传热体，用以拌炒药物，能使药物受热均匀。常以滑石粉炒的药物有刺猬皮、鱼鳔等。

（8）河沙　筛取中等粗细的河沙，淘尽泥土，除尽杂质，晒干备用。用沙作中间体，取其温度高，受热均匀，可使坚硬的药物经沙炒后质变松脆，易于粉碎和煎出有效成分；还可破坏药物的毒性，易于除去非药用部分。常以砂炒的药物有马钱子、穿山甲、狗脊、龟板、鳖甲等。

5　炮制品的质量要求及贮存保管

中药炮制品(饮片)的优劣,直接影响到临床疗效,因此,对炮制品要有一定的质量要求。这除了在炮制过程中值得注意质量外,如何保证在贮藏某种炮制品质量的稳定,则是个不容忽视的问题。由于炮制品种类繁多,内含成分各异,炮制方法不一,部分炮制品还加入各种辅料共同炮制,这些都给贮存保管带来一定的困难。如果保管不当,则炮制品中所含的水分,脂肪、淀粉、糖类、蛋白质、生物碱、挥发油、色素等成分易受外界自然因素的影响而发生变异或变质,从而降低药物的质量。故炮制品贮存保管得当,不发生变异或变质,是保证其质量的重要环节。

5·1　炮制品的质量要求

炮制品的质量,在历史上一直是非常重视的。如"制药贵得中,不及则无功,太过则损性",又如"炒黄而不焦,烘则燥而不焦"等质量要求。

当前对炮制品的质量,作了某些规定,如各炮制品规定了形、色、气、味等外观指标;有的还作了毒性成分,药效成分的含量规定。主要的质量要求可归为以下几点:

(1) 净度　炮制品不应夹杂泥沙、虫屎等杂质;规定除去的壳、核、芦、头足等均不得带入。

(2) 形态　炮制品的形态是由药物的特征和炮制要求而定的。一般可从下列两方面检查。

① 片形要符合《药典》、《规范》规定,如薄片、厚片、直片、斜片、丝、段、块等。并要求片形平整、均匀,色泽鲜明,无连刀片、掉边片、边缘卷曲等不合规格的饮片。

② 炮制品不得混有破碎的渣屑或残留的辅料。

(3) 色泽　炮制品均显其固有色泽,若受潮、受热、或存放时间太长,均可能破坏其原有的色泽。故色泽的变异,不仅影响其外观,而且是内在质量变化的标志之一。

(4) 气味　炮制品原有的气和味,与炮制品内在质量和酒、醋、蜜、姜等辅料有着密切的关系;因此药物的气味与治疗作用,又有一定关系。如果气味失散或者变淡薄,都会影响药性,降低治疗效果。因此,含挥发性成分的药物和酒、醋、姜等辅料炮制的炮制品贮藏期均应严加管理,亦不宜久贮。

(5) 水分　炮制品中含有多量水分,不仅在贮藏过程中易生虫、霉变,使有效成分分解变质,且在配方称量时相对减少了实际用量,而影响到应有的治疗效果。因此,控制炮制品的水分含量,对保证炮制品质量有重要意义。至于应控制的范围,则按各药具体情况。一般可在8%以下。

(6) 灰分　将干净而又无任何杂质的炮制品加高热灰化,所得之灰分称"生理灰分"。而生理灰分往往在一定的范围以内,所以,如果测得的灰分数值高于正常范围,则必有其他无机物质掺杂。常见的无机物质为泥土、砂石等。因此,灰分的测定对于保证炮制品的纯度具有重要意义。

（7）其他 炮制品不应有虫蛀、霉变、泛油、潮解等情况；蜜炙品放冷后不应粘手，不应返潮；炭药要"存性"；经煅制后的贝壳类应质地酥脆，矿物类药物质地疏松等。另外，如乌头、马钱子等对其生物碱的含量和对巴豆霜中的巴豆油含量均必须符合国家药典所规定的含量标准。

5·2 炮制品的贮存保管

炮制品的好坏，和上述及炮制过程有密切关系外，炮制品的贮存保管对其品质亦有直接的影响。《本草蒙筌》中说："凡药藏贮，宜常提防，倘阴干、暴干、烘干未尽去湿，则蛀蚀霉垢朽烂不免为殃……。"说明贮藏保管不当，亦是直接影响质量的因素之一。

5·2·1 炮制品在贮藏保管中常见的变异现象

（1）虫蛀 虫蛀是指炮制品有被蛀蚀的现象。一般易在饮片重叠空隙处或裂痕处以及碎屑中发生。虫蛀的饮片有圆形洞孔，严重的被蛀空而成粉末。花类被虫蛀后可使整个花瓣散乱。有些比较细小的药物还会被虫丝缠绕成串状或饼状，动物类药物皮、肉、内脏被蛀空。被虫蛀的药物，虽残留有未被蛀蚀的部分，但因已受虫体及其排泄物的污染，且内部组织遭到破坏，重量减轻等致使失去部分有效成分，严重影响成品的质量。

（2）发霉 发霉是指药物受潮后在温度影响下其表面或内部寄生和繁殖了霉菌。开始时先见到许多白色毛状、线状、网状物或斑点，继而萌发成黄色或绿色的菌丝。这些菌逐渐分泌一种酵素，能使某些药物中有效成分分解。故药物发霉后，即使经过整理，把霉去掉，也会使色泽变黯，气味淡薄，有效成分改变或消失，药物发霉后，对药性都有不同程度的影响。通俗说法："霉药不但不治病，甚至要害人。"说明霉对药物危害的严重性。

（3）泛油 又称走油。是指药物中所含挥发油、脂肪、糖类等，因受热或受潮而在其表面出现油状物质和返软，发粘、颜色变深，发出油败气等现象。一般说含糖质多的易受湿度影响，如天冬、玉竹、牛膝等；含油质多的最易受温度的影响，如杏仁、桃仁、柏子仁、郁李仁等。药物泛油是一种败坏现象，已改变了原有性质，所以也影响了应有的治疗功能。

（4）变色 变色是指药物的天然色泽起了变化，或由浅变深、或由深变浅、或由鲜艳变黯淡。鲜艳的花类，绿色的全草以及含有多量糖分的根茎都可因温湿度和空气日光的影响，而失去原有的色泽。因此，色泽的变化不仅改变药物的外观，而且也影响药物的内在质量。

（5）气味散失 气味散失是指药物应有气味在受外界因素的影响或贮藏日久散失或变淡薄。药物应有的气味，是由各种成分组成的，这些成分大多是治病的主要物质。如芳香性药物的薄荷、细辛、香薷、麝香等最易发生，其有效成分也随气味的散失而受到不同程度的减少。因此，气味散失也是药性受到严重影响的标志。

（6）风化 风化是指某些含结晶水的矿物类药物，因与干燥空气接触，日久逐渐脱水而成为粉末状态。风化了的药物，其药性也随之有所改变。

（7）潮解溶化 潮解溶化是指固体药物吸收潮湿空气中的水分，并在温热气候影响下其外部慢慢溶化成液体状态。如咸秋石、硇砂、青盐等，这些药物变异后更难以贮存。

（8）粘连 粘连是指某些固体树脂类熔点比较低的药物，受热后粘连或结块，如乳香、没药、胶类药物等。

（9）挥发 挥发系指某些含挥发油的药物，因受温度和空气的影响，挥发油挥散失去油润，产生干枯或破裂现象。如肉桂、沉香、厚朴等。

（10）腐烂　是指某些鲜活药物,因受温度和空气影响,引起闷热,继而因受细菌的侵蚀而发生败坏现象称为腐烂。如鲜生地、鲜生姜、鲜藿香等。药物一经腐烂,不能再入药。

5·2·2　影响炮制品变异的自然因素

中药炮制品在贮存过程中产生虫蛀、发霉、泛油、变色等变异。这些变异主要是受温度、湿度、空气、日光等自然因素的直接或间接影响,使炮制品的理化性质发生变化。变化的快慢和程度与本身的性质、质量以及外界自然因素作用强弱有关系。

自然因素对炮制药品的影响主要有以下几个方面:

（1）温度　炮制品对温度有一定的适应范围。过高过低都会使质量发生变化。当温度在35℃以上时,含脂肪多的饮片就会因受热而使油质分离而引起泛油;含挥发油多的,受热后促使挥发油挥散,使芳香气味散失;外表油润的炮制品,因受热和空气的影响而引起外表失润;动物胶类和部分树脂类药物受热后易发软,粘连成块。

（2）湿度　炮制品本身能否保持正常的含水量和空气中的温度有密切关系。一般炮制品的绝对含水量约8%～12%。如果贮存容器不当,包装不好,吸收了空气中的水分,含水量即会增高。通常在相对湿度超过70%时,大部分炮制品能逐渐吸收空气中的水分,至使含水量增高。怕潮易霉的药物,受潮后就容易发生霉变。有些在潮湿的空气影响下,易潮解溶化。盐炙品亦易吸潮。然而当相对湿度在60%以下时,炮制品的水分又易逐渐降低。含结晶水的药物易失去结晶水而风化。要使炮制品在贮藏保管中保持质量,必须按其不同性质,调节适当的湿度。

（3）空气　空气中含有氧气等多种成分,其中氧气易在自然条件下使某些药物中的脂肪、糖类等成分氧化分解,花类炮制品变色,气味散失,也能氧化矿物、使灵磁石变为呆磁石。

（4）日光　日光是一种可见的辐射波,在日光的照射下,对某些药物的色素有破坏作用,使它们变色而影响质量。如蜜炙款冬花、玫瑰花、月季花、红花等花类药物,常经日光照射不仅色泽渐渐变暗,而且变脆,引起散瓣。

5·2·3　贮存保管方法

炮制品的贮存保管是一项细致而复杂的工作,应根据它们的品种、性能、库存量、季节特点以及贮存的设备条件等,分别加以妥善保管。一般对极易生虫的党参、当归、黄芪、泽泻、白芷、防风、枸杞子、炒莱菔子等,应置于干燥条件较好的库房内密闭保管。容易吸潮发霉的熟地黄、山茱萸、制首乌、制黄精等,应置于通风干燥处。再如容易挥发,发酵或溶化的细辛、佩兰、藿香、制兜铃、炙紫菀、制乳香、制没药、制灵脂等,就应置于阴凉干燥的地方,加以密闭保存。现今常用的有以下几种贮存保管方法:

（1）通风法　是利用自然气候调节库房的湿度,主要起降湿作用。做好合理的通风,控制库房内温、湿度,可使干燥的饮片不受潮。一般应在晴天及室外相对湿度低的天气开窗开门通风,反之则应把门窗紧闭。以免使炮制品返潮。

（2）吸湿法　为了保持炮制品的贮存干燥,除了采用通风来降低温度外,还可采用吸湿剂、吸湿机来吸收调节空气中的水分,若仓库条件较好,则可在紧闭门窗的情况下,放吸湿剂或装置吸湿机来降低库房内的湿度,以保持库房干燥。若库存量小,周转又快,则可选择缸、坛、铁桶等容器,下面放吸湿剂(石灰块、无水氯化钙、硅胶等),上面放入炮制品,密闭。则能保持炮制品的干燥。

（3）密封法（包括密闭法）　密封法是将炮制品严密封闭,使其与外界的温度、湿度、光线、细菌、害虫等隔绝,从而减少这些因素对它们的影响,保持药物原有品质的方法。当温度逐渐升高,空气中相对湿度大,各种霉菌,害虫容易繁殖生长的季节,则可采用密封法或密闭法。根据库房的规模和贮存炮制品的品种、数量、采用密封库房形式或容器密封。若饮片仓库面积较大,各个品种数量较多,就可采用分开堆垛,进行仓库密封法。药房的货存量较小,则可采用密闭贮存。对于细贵饮片如人参、鹿茸、麝香等,除可用容器密封贮存外,还可采用复合薄膜材料包装袋真空密封贮存。对含糖量较多的当归、党参、桂圆肉以及蜜炙品之类,一般均可置干燥容器密闭贮存。然而在采用密封法严密封存前需注意饮片的含水量不能超过安全含水量,并需检查确实无虫蛀、霉变迹象。否则虽进行了密封,仍不能收到良好的效果,甚至会造成损失。

（4）对抗同贮法　是传统方法之一。是采用两种以上药物同贮而起到抑制虫蛀的贮存方法。如花椒与蕲蛇或白花蛇同贮;丹皮与泽泻同贮等。还有采用与具有特殊气味的物品密封同贮的,如高粱酒或酒精与动物类饮片同贮。本法与密封法结合使用效果更佳。

此外,易虫蛀,泛油以及糖分足而易粘连的品种,若有条件可以保存在冷藏库或置冰箱内。

5·2·4　贮藏保管中的注意事项

（1）季节　掌握易使炮制品变异的季节。气候温暖,雨水集中、湿度较高的季节,害虫、霉菌容易生长繁殖,药物最易霉败变质,需特别注意。

（2）质量　掌握库存炮制品质量的变化情况很重要,首先要作入库前的检查。含水量是否符合贮存要求,则需采取烘或晒干。虫蛀的炮制品亦要经过整理,烘焙等措施,消灭蛀虫后再入库。一般采用“先进先出”的原则,随时更新库存。并对库存品定期检查,发现变异迹象,及时采取措施,不使其变质。

（3）记录　对保管药物要做好进出库的时间、品质以及每次检查的情况要详细记录。若经重新整理、烘、晒的亦要把原因,采用的方法和结果记录备查。

各 论

6 净选与加工

一般药物在切制、炮炙、调配或制剂前,选取规定的药用部位,除去非药用部位和杂质,以符合用药要求,称为净选与加工。早在汉代医药学家张仲景在医疗实践中很重视药用部位,品质与修治。在其著作《金匮玉函经》中指出:药物"或须皮去肉,或去皮须肉,或须根去茎,又须花须实,依方拣采、治削,极令净洁"。

由于中药来源广泛,品种繁多,同一来源的药物因入药部位不同,作用亦异,故须进行分离;有些药物常含有泥沙、杂质、霉变品及残留的非药用部位等,必须进行净选和加工处理,以达到一定的药用净度标准。净选加工后的药物,则便于切片、炮制、调配或制剂,使之更好地充分发挥疗效。为了叙述方便,本章分为清除杂质,分离和去除非药用部位及其他加工等三节进行介绍。在实际操作中往往是相互联系的,有的药物在清除杂质的同时也除去非药用部位。

6·1 清除杂质

6·1·1 挑选

挑选是除去药物中所含的杂质及霉败品等,以使药物达到净洁或便于进一步加工处理。如乳香、没药、五灵脂及其他药物,常含有木屑、泥沙等杂质,必须挑选出去。挑选方法,用手工操作或与筛簸交替配合进行。

6·1·2 筛选

筛选是根据药物所含的杂质和性状大小不同,而选用不同的筛或罗,以筛除药物中的沙石、杂质。或将大小不等的药物过筛分开,以便分别进行炮制或加工处理。如半夏、天南星、川乌、白附子及其他药物,均须将形体大小不同的筛选开,以便分别浸漂或煮制。另如穿山甲、鸡内金以及其他大小不等的药物,均须选开。分别进行炮制,以使受热均匀,质量一致。或筛除药物在炮制中的辅料,如麦麸、河砂、滑石粉等。

筛选方法,目前不少地区已使用机器进行筛选,如振荡式筛药机等。

6·1·3 风选

风选是利用药物和杂质的轻重不同,借风力将杂质清除出去。一般可利用簸箕或风车通过扬簸或扇风,使杂质和药用部位分离,以达到纯净的目的。如青葙子、车前子、莱菔子、葶苈子、浮萍、番泻叶等均可用此法进行风选。

6·1·4 洗、漂

洗、漂是将药物用水洗或漂除去杂质的常用方法。有些药物常附着泥沙或盐分,用筛选

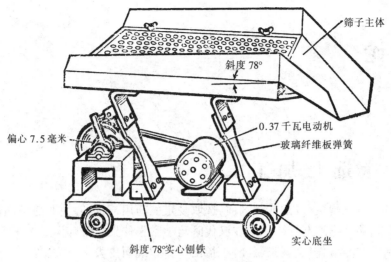

图一　振荡式筛药机

筛选现多以机械操作。如图示振荡式筛药机,操作时只要将待筛选之药物放入筛

子内,启动机器,即可达到筛净。不同体积之药物,可更换不同孔径之筛子。

这种机械,结构简单,效率高而噪音小,宜于推广。

或风选不易除去,故用洗或漂的方法,以使药物洁净。如乌梅、山茱萸、大枣、川贝母、海藻、昆布等,均须洗去附着泥、沙;漂去盐分。另如酸枣仁亦常用水漂去核皮。洗漂时应注意掌握时间,勿使药物在水中浸漂过久,以免损失药效,并应注意及时干燥,防止霉变。

6·2　分离和去除非药用部位

6·2·1　去茎与去根

去茎,是指用根的药物须除去非药用部位的残茎;用茎的药物须除去非药用部位的残根。同一植株根和茎都入药,但两者作用不同,须使之分离,分别药用。例如丹参、龙胆、白薇、威灵仙、续断等根类药物,往往带有残茎,故须除去。又如茵陈、卷柏、石斛等用幼苗或地上茎的药物往往带有残根,亦须除去。另如麻黄,茎和根都入药,但两者作用不同,茎能发汗解表,根能止汗,故须分离,分别药用。

6·2·2　去枝梗

去枝梗,是指去除某些果实、花、叶类药物非药用部位的枝梗,以使其纯净,用量准确。如五味子、花椒、路路通、连翘、夏枯草、辛夷、密蒙花、桑叶、侧柏叶等。

6·2·3　去皮壳

有些药物的表皮(栓皮)、果皮或种皮属于非药用部位,或有效成分含量甚微,或果皮与种子两者作用不同,均须除去或分离,以便纯净药物或分别药用。早在汉代《金匮玉函经》中就指出:"大黄皆去黑皮"。梁代《本草经集注》也指出,肉桂、厚朴、杜仲、秦皮、木兰等,"皆去削上虚软甲错,取里有味者秤之"。例如肉桂,外皮常有粗糙的木栓层,有的还附着不洁物,其栓皮含挥发油甚微,如不除去,调配时仍作药物数量称取,就会影响用量准确。

去皮壳的药物,大体有三类:

(1) 树皮类　肉桂、厚朴、杜仲、黄柏等。

（2）根和根茎类 桔梗、知母、明党参、北沙参、白芍等。

（3）果实种子类 使君子、草果、益智、鸦胆子、木鳖子、大枫子、榧子、石莲子、白果、桃仁、杏仁等。

根和根茎类药物多趁鲜时在产地去皮。如桔梗、知母等如不趁鲜去皮，干后就不易刮除。有些药物为了便于保存，常在临用时去其皮壳，如使君子、白果等。

去皮壳的方法因物而异。树皮类药物，可用刀刮去栓皮及苔藓等。果实种子类药物，可砸破皮壳，去壳取仁。杏仁、桃仁可用燀法去皮。

分离药用部位的如花椒，果皮与种子作用不同，果皮能温中散寒，止痛，杀虫。种子（椒目）则能利水，平喘。为了使疗效确切，须将果皮与种子分开，分别药用。

6·2·4 去毛

有些药物的表面或内部，常着生很多绒毛能刺激咽喉引起咳嗽或其他有害作用，故须除去。

根据不同药物，可分别采取下列方法：

（1）刷去毛 如枇杷叶、石韦等在叶的背面密生很多绒毛，历代文献记载均须刷去。如唐代《新修本草》载："凡使枇杷叶须火布拭去毛，毛射人肺令咳不已"。刷的方法，小量者，可用毛刷刷。大量者，可用机器刷。

（2）烫去毛 如骨碎补、狗脊等，表面生有黄棕色鳞片或绒毛，可用砂烫法将毛烫焦，取出稍凉后再撞净即可。

（3）燎去毛 如鹿茸的茸毛，一般用酒火将毛燎焦，再用刀器刮净。注意不可将茸皮燎焦燎裂，以免切片时破碎。

（4）挖去毛 如金樱子，在果实内部生有淡黄色绒毛，本品常在产地纵剖两瓣，挖去毛核，但往往还有去不净的毛或完整的果实，须再进行加工处理。方法为，将金樱子用温水稍浸后润软（完整的须切开），挖净毛和核，洗净后，晒干。

6·2·5 去芦

"芦"又称"芦头"。一般指根头、根茎、残茎、叶基等部位。历代医药学家认为"芦"为非药用部位，有的且"能吐人"，故应去掉。《雷公炮炙论》在甘草条下载有："凡使，须去头尾尖处，其头尾吐人"。《修事指南》谓："去芦头者免吐"。通常认为需要去芦的药物有人参、党参、玄参、桔梗、地榆、防风、续断、牛膝、草乌、茜草等。

前人认为人参芦头能使人吐。元代吴绶说："人弱者以参芦可代瓜蒂也"。故曾将参芦列为涌吐药。

6·2·6 去心

"心"，一般指根类药物的木质部或种子的胚芽而言。早在汉代《伤寒论》中就有麦冬、天冬去心的记载。《修事指南》谓："去心者免烦"。但在长期实践中有些带木质心的药物服后并不使人感觉烦闷，而系属于非药用部分。如牡丹皮、地骨皮、白藓皮、五加皮等根皮类药物，在产地已趁鲜将心除去。另如麦冬，因服后也未见有心烦者，故近代多不去心。但巴戟天的木质心较粗，属于非药用部分，仍须除去。其法，可将巴戟天洗净润软，将心抽去晒干。

再如莲子，心和肉作用不同。莲子心（胚芽）能清心热，莲子肉能补脾涩精，故须分别入药。其法，将莲子浸润至软，剖开，取出莲子心，分别晒干。

6·2·7 去核

有些果实类药物,常需用果肉而不用核(或种子)。其中有的核(或种子)属于非药用部分;有的是核与果肉作用不同,故须除去或分别入药。在《雷公炮炙论》中有:"使山茱萸,须去内核,核能滑精"的记载。《修事指南》谓:"去核者免滑"。根据某些药物果肉和果核的作用不同或临床需要,对下列药物分别进行去核。

诃子,通常用肉而不用核。诃子肉为酸涩收敛药,能敛肺涩肠,治久咳、久泻、久痢等症。而诃子核磨白蜜注目能治风赤涩痛,但很少用,故皆去之。其法,可将诃子浸后润软轧开,除去核,将肉晒干。

山茱萸,果核分量较重,无治疗作用,且古人认为核能滑精,故须除去。本品多在产地即已去核,如仍有未去核者,可洗净润软或蒸后将核剥去晒干。

山楂(北山楂),为了增强果肉的疗效,多将果核除去(或另作药用)。主要是除去饮片中脱落的核,筛除即可。

乌梅,按医疗要求有用肉者,且核的分量较重,并无治疗作用,故须去掉。《新修本草》载:"乌梅,用之去核微熬之"。去核方法,质地柔软者可砸破,剥取果肉去核;质地坚韧者可用温水洗净润软,再用上法取肉去核。

6·2·8　去头尾足翅

一些动物类或昆虫类药物,有的需要去其头尾或足翅。其目的是为了除去有毒部分或非药用部分。汉代《金匮玉函经》指出:"虻虫熬去翅足"。晋代《肘后方》在斑蝥项下有"去足翅炙"的记载。宋代《本草衍义》在蕲蛇项下有"用之去头尾"的论述。在中药的加工处理中,对一些动物药或昆虫药的头尾足翅,均予除去。如蕲蛇、乌梢蛇、金钱白花蛇,均去头尾,蛤蚧去其头足及鳞片等。斑蝥、虻虫、青娘子、红娘子均去头足翅。

6·3　其他加工

某些矿物、动物或植物类药物,由于质地特殊或因形体甚小,不便切成饮片,不论生熟,均须碾碎或捣碎,以便调配或制剂,使之充分发挥药效。

6·3·1　碾捣

采用碾碎或捣碎的药物,大体区分以下三类:

(1) 矿物类　如石膏、代赭石、磁石、龙骨、龙齿、浮石、花蕊石、白石英、紫石英、金精石、银精石等。

(2)甲壳类　如鳖甲、龟板、穿山甲、牡蛎、石决明、瓦楞子、海蛤等。

(3) 果实种子类　如紫苏子、川楝子、小茴香、女贞子、蔓荆子、栀子、苍耳子、牛蒡子、芥子、莱菔子、牵牛子、冬瓜子、石莲子、瓜蒌子、决明子、胡麻子、诃子、刺蒺藜、砂仁、豆蔻、草果、益智仁、郁李仁、桃仁、杏仁、酸枣仁、胡芦巴、补骨脂、荔枝核、橘核等。

6·3·2　揉搓

某些质地松软而呈丝条状的药物,须揉搓成团,便于调配和煎熬。如竹茹、谷精草等。另如桑叶、荷叶须揉搓成小碎块,以利调配。

6·3·3　制绒

将某些药物碾成绒状,以缓和药性或便于调配。如麻黄碾成绒,则发汗作用缓和,适于年老、体弱或儿童患者服用。另如艾叶制绒,可便于调配或制成艾卷应用。

6·3·4　拌衣

　　将药物表面用水润湿,加辅料粘附于上,而增强其治疗作用。

　　(1) 朱砂拌　　将药物润湿后,加入朱砂细粉拌匀,晾干。如朱砂拌茯苓、茯神、远志、麦冬等,以增强宁心安神的作用。

　　(2) 青黛拌　　与朱砂拌法相同。如青黛拌灯心草,以适用于清肝凉血。

7 饮片切制

将净选后的药材用水处理,俟其软化,用一定刀具切制成片、丝、段、块等形状的炮制工艺,称为饮片切制。

饮片切制历史悠久。早在汉以前的《五十二病方》中,就载有"细切"、"削"、"剁"等早期饮片切制用语。历经汉、唐,发展到南宋时期制药事业日臻完善,在《武林旧事》作坊项下就有"熟药圆散,生药饮片"的记载。

饮片最初是指为制备汤剂而切制成的片状药物。现泛指为制备汤剂而炮制的任何形状的药物。

饮片切制,传统上是手工方式。现代出现了具有一定机械化程度的饮片加工厂。饮片切制的科研工作业已开展起来,在操作工艺和质量控制等方面,都取得了一定的进展。

饮片切制的目的:

(1)利于制备汤剂 药材切制后,表面积增大,内部组织显露,易于煎出药物成分。其次,由于各类切制品的体积都比原药材小,利于在较小的容器内煎煮,并且不易糊化。

(2)利于炮炙 很多药物在炮炙时,选用其切制品。这是为了便于控制火候或使其均匀地接触;有利于吸收辅料。

(3)利于制剂 在制备液体剂型时,药材切制后能增加浸出效果。制备固体剂型时,由于切制品便于粉碎,从而使处方中的药物比例相对稳定。

(4)利于调配和贮存 药材切制后体积适中,洁净度提高,含水量下降,既方便配方,又减少了霉变因素而利于贮存。

(5)利于鉴别 同一种药材切制成相同的饮片形状,而且显露了组织结构特征,对于药物的鉴别带来了有利条件。

7·1 切制前的水处理

干燥的药材切制前必须进行适当水处理,使其吸收一定量水分,造成质地软化,以利于切制。操作时要根据季节温度、药材的种类及质地情况,选用合适的水处理法。

7·1·1 常用水处理法

常用的水处理法有淋法、洗法、泡法、润法等。

(1)淋法 淋法即用清水浇淋药材。操作时,将药材整齐地直立堆起,用清水自上而下浇淋(一般2~4次),俟茎和根部浸软,稍润或不润,即可。本法适用于质地疏松的全草类药材。如佩兰、薄荷、香薷等,以清水浇淋1~2次即可。用淋法处理后仍不能软化的部分,可选用其他方法再行处理。

(2)洗法(抢水洗) 本法是将药材投入清水中,快速洗涤并及时取出,稍润或不润。由于药材与水接触时间短,故本法又称为抢水洗。采用本法处理的药材通常为质地松软、水分易渗入者,如陈皮、桑白皮、五加皮等。大多数药材洗一次即可,但有些药材附着多量泥砂或其他杂质,则需水洗数遍,以洁净为准。但每次用水量不宜过多,如紫菀、蒲公英等。大生产中多采用洗药机洗涤药材。

　　洗药机工作原理如下：

　　将待洗药物从滚筒口送入后，启动机器、打开凡尔放水。在滚筒转动时，喷水不断冲洗药物，冲洗水再经水泵打起作第二次冲洗。洗净后，打开滚筒尾部放出药物停车。

　　此种洗药机的特点是：(1)由于利用导轮的作用，故噪音及振动很小。(2)应用水泵作用、使水反复冲洗，可以节约用水。

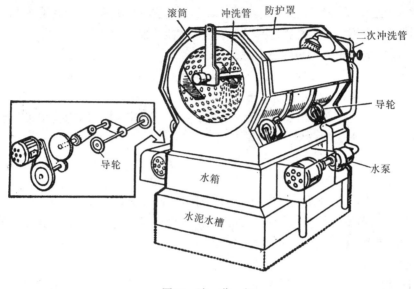

图二　洗　药　机

　　(3)泡法　泡法是将质地坚硬的药材用清水浸泡一定时间。某些不适合用淋法、洗法处理的药材，软化时，可采用泡法。泡法操作受药材体积、季节等因素的影响。一般体粗大、质重者泡的时间应长些；体细小、质轻者泡的时间应短些。春冬季节泡的时间宜长些，夏秋季节泡的时间宜短些。注意泡的时间不宜过长，防止药材伤水和有效成分的损失。

　　药材抢水洗去泥砂及其他杂质后，即可用清水浸泡，中间通常不得换水，如槟榔、萆薢、乌药、土茯苓等。有些质轻的药材，如防风、枳壳、青皮等，在浸泡时要压以重物，使其完全浸入水中。

　　(4)润法　药材用淋法、洗法、泡法处理后，其软化程度仍不能达到切制要求者，必须采用润法配合处理，以无损药效、而又利于切制为前提。

　　润法的一般操作是，将渍湿的药材置一定容器内或堆集于润药台上，以物遮盖，使药材外部的水分徐徐渗入其内部。

　　有些药材，如大黄、何首乌、泽泻、川芎等，不易一次润透，需反复闷润才能软化。方法是，第一次闷润后，摊开晾晒至表面略干，然后再堆积起来遮盖闷润，如此反复操作至软化为度。晾晒时，如药材表面过干，可适当喷洒清水，再堆积闷润。

　　夏季润药，由于环境温度高，要防止药材霉变，对含淀粉多的药材尤应特别注意。如山药、花粉等，很容易出现发粘、变红、变味现象。如这类药材发生这种情况，立即以清水快速洗涤，然后摊开晾晒，再适当闷润。

　　含油脂、糖分多的药材，如当归、牛膝、玄参等，为了避免药效成分的损失，都采用吸湿回润法处理。方法是,在潮湿的地面上铺开席子,将药材直接摊放在上面,俟其吸潮变软后即可切制。此法应在阴凉避风处进行,必要时中间翻到 1~2 次。

药材除上述四种软化法外,视特殊情况,还应用其他软化法。例如有些药材产地加工时,为了其外表的美观或促进其干燥而采用蒸、烫等方法处理,如红参、宣木瓜等。这类药材质地坚硬、水分不易渗入,久泡则损失有效成分。切制时,多是抢水洗后,置笼屉内蒸至软化。再如某些需切制的动物类药材,要用酒浸软化。若用水处理法则容易引起变质或达不到软化目的,如鹿茸、蕲蛇等。还有些药材,如昆布、海藻、肉苁蓉,本身含有多量盐分,不宜直接入药,切制时要用水多次浸漂至基本无咸味,方能切制。

7·1·2 药材水处理效果的检查方法

药材在水处理过程中,要抽样检查其软化程度是否合乎切制要求,传统称"看水性"或"看水头"。现将常用检查方法介绍如下:

(1)弯曲法 长条状药材软化至握于手中,大指向外推,其余四指向内缩,药材略弯曲而不易折断,即为合格。如白芍、山药等。

(2)指掐法 团块状药材软化至手指甲能掐入表面,即为合格。如泽泻、天花粉、白术等。

(3)穿刺法 粗大的块状药材软化至以铁扦能刺穿而无硬心感,即为合格。

(4)手捏法 不规则的根与根茎类药材软化至用手捏粗的一端,感觉其较柔软,即为合格。部分块根、果实、菌类药材,如元胡、枳实、雷丸等,软化至手握无吱吱响声或无坚硬感时,即为合格。

为了缩短切制工艺生产周期,提高饮片质量,国内有关单位采用了"真空加温润药法"和"冷压浸渍法",收到较好的效果。

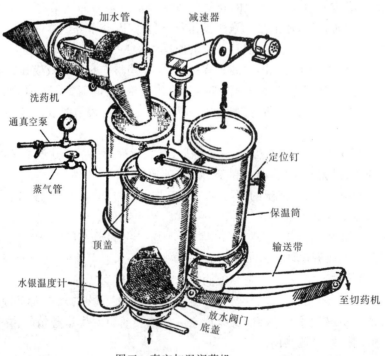

图三 真空加温润药机

关于水处理药物工艺改革简介：

目前,中药的加工生产多集中进行,每一品种、每一批的量都比较大,因此,水处理药物的设备和场地的需要愈来愈大,特别是加工切片后,其含水量大,干燥问题就更突出了。为了解决这些矛盾,上海、天津等地从缩短中药加工生产周期,提高质量,减少损耗,降低成本等几方面考虑,采用了"真空加温润药机"和"冷压浸渍法"。现简介于下：

(1) 真空加温润药机

装置：用四支(或三支)大铁筒(每支容积 150 ~ 200kg)作真空筒,安装作"田"字形(或"品"字形),中有转轴一根。通过动力转动,几支圆柱形筒可交替使用。

操作方法：药物经洗药机洗净后,自动投入圆柱形筒内,待水沥干后,密封上下两端筒盖,然后打开真空泵,使筒内真空度上升到 620 毫米汞柱以上(即不到一个大气压),约 4 分钟后,开始放入蒸气,这时筒内真空度逐步下降,温度逐步上升到规定的范围(可自行调节),此时真空泵自动关闭,保温 15 ~ 20 分钟后,关闭蒸气(时间可根据药物性能掌握),然后由输送带将药物运到切药机上切片,每筒药物 15 分钟即可切完。

从洗药——→蒸润——→切片整个工序一般只需 40 分钟即可完成。

(2) 冷压浸渍法

冷压浸渍就是用加压机械,将水分强行压入植物药组织中以达到软化目的。其方法是：将药物放入特制的密闭容器内,放入药物量约为容器的三分之二,注满冷水,严密封口,将管口接入冷压泵(泵内放满水),加冷压 20 ~ 30 公斤,保持一定的时间,降压,将水放出,取出药物切片。

7·2 饮片类型及其切制方法

7·2·1 饮片类型和选择原则

饮片类型,取决于药材的自然状况(如质地、形态等)和各种不同的需要(如炮炙、鉴别、用药要求,饮片的外观要求等)。其中,药材的自然状况,对于决定饮片类型具有重要意义,因为它直接关系到饮片切制的操作。

(1) 常见的饮片类型及其规格如下

薄片：厚 1 ~ 2 毫米

极薄片：厚 1 毫米以下

厚片：厚 2 ~ 4 毫米

直片：厚 2 ~ 4 毫米

斜片：厚 2 ~ 4 毫米

宽丝：宽 5 ~ 10 毫米

细丝：宽 2 ~ 3 毫米

段(咀、节)：长 10 ~ 15 毫米

块：1 立方厘米左右

(2) 饮片类型的选择原则

① 质地致密、坚实者,宜切薄片。如乌药、槟榔、当归、白芍、木通等。

② 质地松泡、粉性大者,宜切厚片。如山药、天花粉、茯苓、甘草、黄芪、南沙参等。

③ 药材凡为了突出鉴别特征,或为了饮片外形的美观,或为了方便切制操作,视不同情况,选择直片、斜片等。如大黄、何首乌、山药、黄芪、桂枝、桑枝等。

④ 为了对药材进行炮炙(如酒蒸),切制时,可选择一定规格的块或片。如大黄、何首乌等。

⑤ 凡药材形态细长，内含成分又易煎出的，可切制一定长度的段。如木贼、荆芥、薄荷、麻黄、益母草等。

⑥ 皮类药材和宽大的叶类药材，可切制成一定宽度的丝。如陈皮、黄柏、荷叶、枇杷叶等。

此外，木质类药材、动物角质类、骨胳类药材，根据需要，入药时可分别制成极薄片、细末或不规则的小块。如松节、苏木、羚羊角、犀角、鹿角等。

7·2·2　饮片的切制方法

现今常用的切制方法有切、镑、刨、剉、劈等。各种切制法的操作，传统上是手工方式。近年来，切制操作工艺不断改革，正朝着机械化、联动化方向发展。但手工切制在某些环节和部门仍占有重要地位。

（1）切　本法在饮片生产中应用最为普遍。对大多数植物类药材及某些动物类药材均适用。手工切的工具为特制的切药刀，主要由刀片及刀床两部分组成。操作时，将软化好的药材整理成把(称"把活")或单个(称"个活")置于刀床上，用手或一特制的压板向刀口推进，然后按下刀片，即切成饮片。饮片的厚薄长短，以推进距离控制。有些"个活"，如槟榔，可用"蟹爪钳"夹紧向前推送。

机器切应用各类切药机，常见的有剁式和旋转式两类(见图)。操作时，将软化好的药材整齐地置输送带上或药斗中，随着机器的转动，药材被送至刀口，运动着的刀片即将其切成一定规格的饮片。

机器切制能提高生产效率、减轻劳动强度，是切制的发展方向。目前看来，更新、改进现有的切药机，使之能生产多种饮片类型，是机器切制亟待解决的问题。

现将两种切药机简介如下：

剁刀式中药切药机

这种切药机结构简单、适应性强、功率高。一般根、根茎、全草类均可切制。操作时将被切药物堆放于机器台面上，启动机器，药物经输送带(带为无声链条组成)进入刀床切片。片型厚薄于偏心调节部分进行调节。颗粒类药物则不甚适宜。

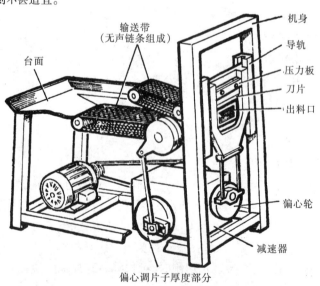

图四　剁刀式中药切药机

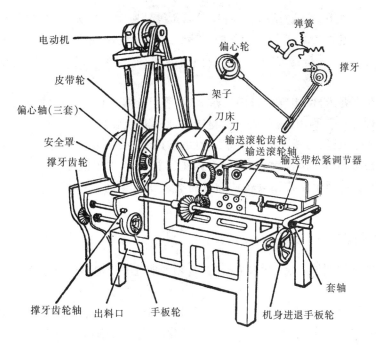

图五　旋转式切药机

旋转式切药机

　　这种机械分为动力、推进、切片、调节四部分。其特点是亦可以进行颗粒切片。操作时将待切制之颗粒状药物如半夏、槟榔、玄胡等装入固定器内，铺平、压紧，以保推进速度一致，切片均匀。装置完毕，启动机器切片。

【附】　颗粒状药材切片原理示意图

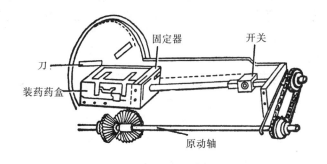

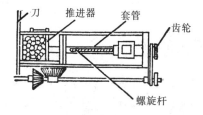

图六　颗粒切片原理

（2）镑　本法适用于动物角质类药材,如犀角等。所用工具为镑刀,是一种在方形木柄上平行镶嵌多数刀片的专用工具。操作时,将水处理过的药材置一铁圈内,一只手用钳子夹住药材的一端,另一只手持镑刀沿药材表面向前推动,即能镑出极薄的片。目前,已有镑片机出现。

（3）刨　木质类药材,如檀香、松节、苏木等,适用于本法切制。操作时,将药材固定,用刨刀刨成薄片即可。若利用机械刨刀,药材则需预先进行水处理。

（4）锉　有些药材,习惯上用其粉末。但由于用量小,一般不事先准备,而是随处方加工,如水牛角、羚羊角等。调配时,用钢锉将其锉为末,或再加工继续研细即可。

（5）劈　本法是利用斧类工具将动物骨胳类或木质类药材劈成块或厚片。如降香、松节、虎骨等。

7·3　饮片的干燥方法

药材经水处理切制饮片后,含水量很高,必须及时干燥。否则,便会直接影响饮片的质量。

每种药材的固有色泽,基本上可以反映其内在质量。所以,饮片的质量标准常以外观色泽作为指标。外观色泽发生变化,往往意味着其化学成分及临床疗效都发生了改变。例如大黄、黄连切制成饮片后外观由黄变黑,黄芩由黄变绿,荆芥、薄荷变黯,槟榔、白芍泛红等,均为质变的标志。

7·3·1　自然干燥

自然干燥是指把切好的饮片置日光下晒干或置阴凉通风处晾干。本法不需特殊设备,经济而方便。通常只需将切制后药材,在合适的天气和环境中,摊放在席子或洁净的水泥地面上,不时翻动至干燥即可。但本法要占用较大场地,而且受气候变化的影响。一般性药材的饮片都可采用晒干法。但含芳香挥发成分的荆芥、薄荷、厚朴、陈皮、佩兰等,受日光照射易变色的槟榔、白芍、防风、乌药、大黄等,粘液质含量较多的黄精、熟地、天门冬等,均不宜曝晒。一般采用阴干法,即将饮片置空气流通的阴凉场所,使水分缓缓蒸发,直至干燥。

7·3·2　人工干燥

人工干燥是利用一定的干燥设备,对饮片进行干燥。本法不受气候影响,较自然干燥法卫生,并能缩短干燥时间。近年来,全国各地在生产实践中,设计并制造出许多种干燥设备,其中有直火式、蒸气式、电热式、红外线式、远红外线式、微波式等。它们的干燥能力与干燥效果都在不断提高和加强。人工干燥的温度,应视药材性质而灵活掌握。一般性药材以不超过 80℃为宜,含芳香挥发成分的药材以不超过 50℃为宜。

干燥后的饮片,需取出放凉再进行贮存。否则,余热能使饮片回潮,继而容易发生霉变。

下面介绍两种常用的干燥设备

翻板式干燥机工作原理

将切制好的饮片经上料输送带送入干燥室内。室内为若干翻板构成之帘式输送带。共四层,由链轮传动,药物平铺于翻板上,自前端传至末端,即翻于下层,呈四次往复传动。干燥饮片沿出料口经振动输送带进入立式送料器,上输入出料漏斗、下承麻袋装药。

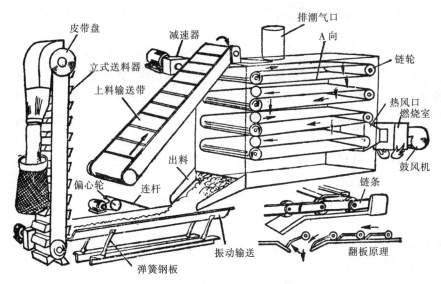

图七 翻板式干燥机

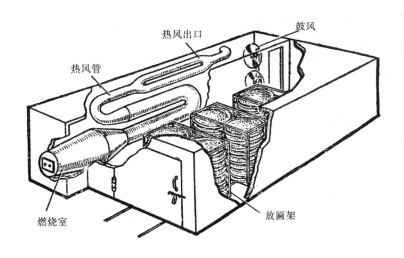

图八 热 风 干 燥 机

热风干燥机工作原理

燃烧室内以煤作热源,热风自热风管内输入室内。由于鼓风机作用,使热风对流,达到温度均匀。余热自热风管出口排出。

待干燥之药物以筛、匾盛装,分层置于铁质架中,由轨道送入。饮片干燥后,停止鼓风,敞开铁门、将铁架拉出,收集干燥药物。

温度一般在 80～120℃左右。

此种设备,处理能力大,结构简单,易于安置。

7·4 影响饮片质量的因素

在饮片生产中,只有认真坚持严密的工艺程序,才能保证饮片质量。如果药材的水处理

失当,或切制工具及操作技术欠佳,或切制后干燥不及时,或贮存不当,便容易出现下述现象:

(1)连刀(拖胡子、挂须儿、蜈蚣片)　药材未完全切断,饮片之间互相牵连。系药材软化时,外部含水过多或刀具不锋利所致。如麻黄、甘草、桑白皮、黄芪等。

(2)掉边(脱皮)与炸心　前者药材切断后,饮片的外层与内层相脱离,形成圆圈和圆芯两部分;后者药材切制时,其髓芯随刀具向下用力而破碎。系药材软化时,浸泡或闷润不当,内外软硬度不同所致。如桂枝、郁金、槟榔、泽泻、白芍等。

(3)败片　同种药材饮片的规格和类型不一致,破碎及其他不符合切制要求的饮片。主要系操作技术欠佳所致。

(4)翘片　饮片边缘卷翘而不平整。系药材软化时,内部含水过多所致。如槟榔、白芍等。

(5)皱纹片(鱼鳞斑)　饮片切面粗糙,具鱼鳞样小斑。系药材未完全软化和切制工具不锋利所致。如三棱、莪术等。

(6)变色与走味　前者饮片干燥后失去了原药材的色泽;后者饮片干燥后失去了原药材的气味。系药材软化时浸泡时间过长、切制后干燥不及时或干燥方法选用不当所致。如槟榔、白芍、大黄、薄荷、荆芥、藿香等。

(7)油片　药材所含的油分或粘液质渗到饮片表面。系药材软化时伤水或环境温度过高所致。如独活、白术、苍术、当归等。

(8)发霉　饮片长出白色菌丝。系干燥不透或干燥后未放凉即贮存或贮存处潮湿所致。如山药、天花粉等。

8 炒　　法

将净选或切制后的药材,置加热容器内用不同的火力连续加热,并不断搅拌或翻动至一定程度的炮制方法称为炒法。

炒法历史悠久,早在汉代以前的《五十二病方》中就有"燔盐令黄"的记载。"燔":与炒同义。汉代的《神农本草经》中的露蜂房,有"火熬"的炮制方法。"熬"字亦作"炒"的解释,如《汤液本草》载:"方言熬者,即今之炒也。"

根据医疗要求,结合药物的性质,炒法分为清炒和加辅料炒(固体辅料)两大类。而各类又包括数种操作工艺。清炒法包括炒黄、炒焦和炒炭,加辅料炒包括麸炒、米炒、土炒、砂炒、蛤粉炒和滑石粉炒等。

炒的目的是,增强疗效,缓和或改变药物的性能,降低毒性,减少刺激性,矫臭矫味,便于制剂及利于贮存等。

由于各类炒法的要求程度不同和药物性质的差异,所需要的火力也有所区别。火力,是炒法中重要因素,在操作时必须严格掌握。要做到"制药贵在适中"。一般说来,炒黄多用"文火"(即微火);炒焦多用"中火"(中等火力);炒炭多用"武火"(即强火)。加辅料炒多用中火或武火。

在操作时,还要掌握加热时间。主要根据炒法的种类和药物的性质而定。通常是,炒炭加热时间长些,炒焦次之,炒黄则相对短些。

在人工操作时,搅拌和翻动也是关键。根据炒法的类别及药物的性质和辅料的不同,要勤加搅拌及翻动,使之受热均匀,色泽一致,以达到临床用药所需要的质量要求。

目前,炒药方法有人工操作和机器操作两种。人工操作多用倾斜 30~45 度的斜锅,炒时靠人力搅拌和翻动药物。此法设备简单,适合小量生产;机器操作常用滚筒式炒药机和平锅炒药机等,利用机器旋转翻动药物,此法适合大量生产。

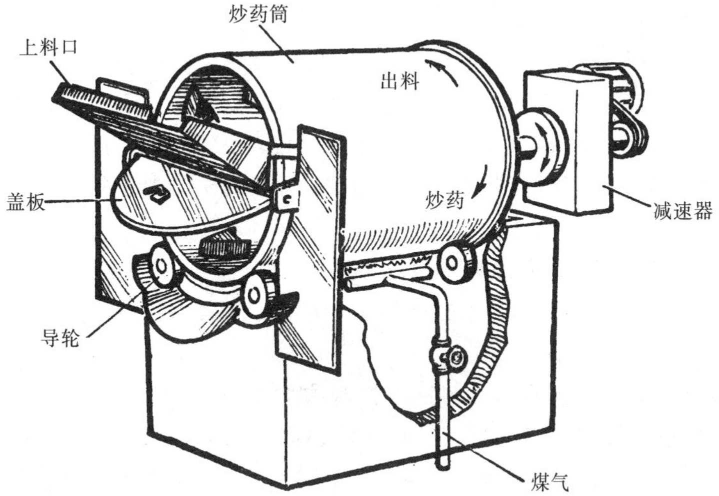

图九　滚筒式炒药机

滚筒式炒药机操作说明

将被炒药物自上料口放入,盖好盖板,加温后开动滚筒,借减速器作用沿时针方向运动。至被炒药物达要求时,借减速器作用,呈逆时针运动而将药物倾出。

热源以煤气、电力或烧煤均可。

8·1　清炒法

不加辅料的炒法称为清炒法。包括炒黄、炒焦和炒炭三种操作工艺。

清炒法的目的

(1) 增强疗效通过加热,使某些药物种皮或果皮爆裂,易于煎出药性;有的产生焦香气,增强其健脾消食的作用。

(2) 使药物部分炭化,增强或产生止血作用。

(3) 降低毒性某些药物通过加热,消除或降低毒性。

(4) 缓和或改变药物的性能通过加热,可使某些药物性能有所缓和或改变。

(5) 便于制剂和贮存通过加热,可使某些药物质地疏松,便于粉碎、制剂,并失去水分以免霉变而利于贮存。

注意事项

(1) 根据药物的不同品种及炒制方法,必须将大小不同的药物筛选分开,分次操作,以免加热时生熟不匀。如《仁术便览》所载:“凡炒药大中小分三等,作三次炒,庶无生熟之患。”

(2) 炒黄、炒焦、炒炭,均须选用适当火力,温度一般不宜过高,以免炒黄的药物焦化,炒焦的药物炭化,炒炭的药物灰化。

8·1·1　炒黄(包括炒爆)

将药物置加热容器内,用文火或中火炒至表面呈黄色,或较原色加深,或发泡鼓起,或种皮爆裂,并透出固有气味称为炒黄(或炒爆)。

炒黄的主要目的是,增强疗效、缓和药性、降低毒性,并能破坏某些药物中的酶,以保存甙类成分。

牛蒡子

【处方用名】　牛蒡子、鼠粘子、大力子、炒牛蒡子。

【来源】　本品为菊科植物牛蒡的干燥成熟果实。

【历史沿革】　原名恶实。南北朝刘宋时代有用酒拌蒸后焙干,捣如粉用的炮制方法(《雷公》)。唐代为炒过用(《食疗》)。宋代沿至元代均为微炒后研碎入药(宋·《圣惠》、元·《儒门》)。但至清代则有用酒拌蒸的方法(《良朋》、《必用》)。现今各地均炒香入药。

【炮制方法】

(1) 牛蒡子　取原药材,筛去灰屑及杂质。

(2) 炒牛蒡子　取净牛蒡子,用文火炒至微鼓起,有爆裂声、略有香气时取出,放凉。用时捣碎。

【成品性状】　本品呈长倒卵形,略扁,微弯曲。表面灰褐色,带紫黑色斑点,果皮较硬。味苦微辛。炒后形体鼓起,深灰褐色,微有光泽,具香气,久嚼稍麻舌。

【性味归经】　辛、苦,寒。归肺、胃经。

【功能主治】　散风热,利咽,透疹,消肿解毒。用于风热感冒、咽喉肿痛、疹出不透、热毒疮肿。

【炮制作用】 本品炒后能缓和其寒滑之性,以免滑肠致泻。并使果皮膨胀破裂,易子捣碎和煎出有效成分。

【贮存】 置通风干燥处,防蛀。

【文献摘要】

《博济方》:"炒令熟,杵为细末。"

《证类活人书》:"炒香。"

牵牛子

【处方用名】 牵牛子、二丑、黑白丑、炒牵牛子。

【来源】 本品为旋花科植物裂叶牵牛或圆叶牵牛的干燥成熟种子。

【历史沿革】 唐代有炒法(《理伤》)。宋代亦有"炒令香熟"(《博济》、《局方》)或"麸炒、慢火炒令微焦黑色,别捣罗取末"的炮制方法(《总录》)。元代有盐炒法(《宝鉴》)。明代除"炒香捣末"外,还有"醋煮"法(《普济方》)和酒蒸法(《必读》)。沿至清代大多炒用(《集解》、《金鉴》)。但亦有"半生半炒","碾取头末"用者(《本草述》、《钩元》)。现今各地多炒熟入药。

【炮制方法】

(1) 牵牛子 取原药材,除去杂质,洗净,干燥。

(2) 炒牵牛子 取净牵牛子,用文火炒至有爆裂声,鼓起,并透出香气,取出放凉。用时捣碎。

【成品性状】 本品呈三棱形,形似橘瓣状,表面灰黑色(黑牵牛子)或淡黄白色(白牵牛子),种皮坚韧,背有深纵沟,味辛苦,有麻感。炒后色泽加深,鼓起或有裂隙,微具香气。

【性味归经】 苦,寒;有小毒。归肺、肾、大肠经。

【功能主治】 泻下去积,逐水退肿,杀虫。用于肠胃实热壅滞、水肿腹胀、喘满、便秘、虫积。

【炮制作用】 本品有小毒,气味峻烈,泻下力猛,能耗伤元气,炒后可降低毒性,缓和泻下作用,并易于捣碎和煎出有效成分。

【贮存】 置通风干燥处。

【文献摘要】

《普济方》:"炒香捣末。"

《外科精义》:"微炒令香熟,碾取头末。"

芥子

【处方用名】 芥子、白芥子、炒芥子。

【来源】 本品为十字花科植物白芥或黄芥的干燥成熟种子。

【历史沿革】 唐代有"蒸熟捣"(《千金》)和"微熬"(《食疗》)的方法。宋代为炒法(《圣惠》、《苏沈》、《总录》、《仁术》)。还有要求"炒熟,勿令焦,细研"的记载(《证类》)。明代《医宗必读》更有"酒服而反胃宜瘥,醋涂而痈毒可散"的论述。清代有"炒缓,生则力猛"的经验(《尊生》)。清代炒后研末用者比较广泛,如《医宗说约》、《外科证治全书》等。现今有炒黄或炒焦等炮制方法。

【炮制方法】

(1) 芥子　取原药材,洗净,干燥。用时捣碎。

(2) 炒芥子　取净芥子,用文火炒至深黄色,有爆裂声,并发出香辣气味时取出,放凉。用时捣碎。

【成品性状】　本品呈圆球形,表面黄色至棕黄色(黄芥子)或呈灰白色至淡黄色(白芥子),味辛辣。炒后色泽加深,有裂纹,具香气。

【性味归经】　辛,温。归肺经。

【功能主治】　温肺化痰,利气散结。用于痰壅咳喘、胸满胁痛、痰湿阻滞、关节疼痛;外治阴疽肿毒。

【炮制作用】　本品味辛性温,易耗气伤阴动火,故久嗽肺虚火旺者皆慎用。炒爆后可缓和其辛燥之性,以免助热伤阴,并易煎出药性。同时,通过加热使其所含的芥子酶受到破坏而保存其甙类成分,以保持药效。

【贮存】　置通风干燥处,防霉。

【备注】　本品所含甙为硫甙类化合物,内服后,能刺激粘膜,引起胃部的温暖感,增进消化道的分泌,因而有健胃作用。此甙本身无刺激性,酶解生成异硫氰酸酯类,具有辛辣味及刺激性。炒后可破坏酶而保存甙。

【文献摘要】

《医学入门》:“微炒研碎。”

《药品辨义》:“去净砂土,略炒存性,生用力猛,宜酌用。”

莱菔子

【处方用名】　莱菔子、萝卜子、炒莱菔子。

【来源】　本品为十字花科植物萝卜的干燥成熟种子。

【历史沿革】　宋代有“炒令熟,捣细,罗取末”的炮制方法(《圣惠》)。同代文献亦有炒法(《济生方》、《百问》)。元代有蒸汽(《心法》)。明、清两代不但炒熟入药,而且阐述了生与熟的不同功能。如“生能升,熟能降”(明·《纲目》)。“炒研能消食”(明·《大法》)。“治痰证喘促必用炒,而宣吐风痰则用生”(清·《钩元》)。清代炒用比较广泛,如炒、研(《本草述》、《本草求真》)等。现今各地大多炒熟入药。

【炮制方法】

(1) 莱菔子　取原药材,除去杂质,洗净,干燥。用时捣碎。

(2) 炒莱菔子　取净莱菔子,用文火炒至微鼓起,有爆裂声,并有香气时取出,放凉。用时捣碎。

【成品性状】　本品呈类圆形或椭圆形而稍扁,表面黄棕色或红棕色或灰褐色,味辛苦。炒后鼓起,色泽加深,具油香气。

【性味归经】　甘、辛,平。归肺、脾、胃经。

【功能主治】　消食除胀,祛痰降气。用于食积气滞、胸闷腹胀、嗳气吞酸、痰壅咳喘。

【炮制作用】　本品生用能升能散,具涌吐风痰的作用,炒熟则药性缓和,并产生香气,能下气化痰,消食除胀。

【贮存】　置通风干燥处。防蛀。

【文献摘要】

《本草求真》："莱菔子气味甚辛,生用研汁,能祛风痰,有倒墙推壁之功……。若醋研敷,则痈肿立消。炒熟则下气定喘,消食宽膨。"

《本草便读》："生用则能升能散,善吐胸膈风痰,炒熟则性降,气降则痰消,一切喘嗽因痰者皆可用之。"

葶苈子

【处方用名】 葶苈子、炒葶苈子。

【来源】 本品为十字花科植物独行菜或播娘蒿的干燥成熟种子。

【历史沿革】 汉代有"熬黄黑色"(《玉函》),晋代有"熬令紫色,捣如泥"(《肘后》)等炮制方法。唐代仍为熬法(《千金翼》)、炒法(《颅囟》)。宋代亦为"炒令香熟"(《圣惠》)或"炒黄色,捣末"(《证类》)。明代则有酒炒或糯米拌炒法(《通玄》、《瑶函》)。沿至清代大多炒用(《法律》、《集解》)。现今大部地区皆炒熟入药,亦有用蜜炙者。

【炮制方法】

(1) 葶苈子 取原药材,除去杂质及灰屑,晒干。

(2) 炒葶苈子 取净葶苈子,用文火炒至微鼓起,有爆裂声,并具香气时,取出放凉。

【成品性状】 本品呈扁圆形或长圆形,表面黄棕色或红棕色,微有光泽,味苦。炒后呈棕褐色,微具香气。

【性味归经】 苦、辛,大寒。归肺、膀胱经。

【功能主治】 泻肺平喘,利水消肿。用于痰壅咳喘、水肿胀满、小便不利。

【炮制作用】 本品性寒沉降,作用峻烈,能耗伤肺气,炒后药性缓和,适用于挟虚患者。

【贮存】 置通风干燥处。防尘。

【备注】

(1) 本品有南葶苈子和北葶苈子两种,为同科不同属植物,但作用及炮制方法相同。

(2) 本品不可用水洗,沾水则发粘。如有灰土可用少量酒搓擦,晒干。

【文献摘要】

《太平惠民和剂局方》："微炒过,方入药用。"

《本草问答》："不炒则不香,不能散,故必炒用。"

紫苏子

【处方用名】 紫苏子、苏子、炒苏子、炒紫苏子。

【来源】 本品为唇形科植物紫苏的干燥成熟果实。

【历史沿革】 唐代有研碎用酒绞取汁(《外台》)或"捣令碎,以水滤之取汁"(《心鉴》)的炮制方法。宋代则炒后入药(《圣惠》、《证类》、《总录》、《局方》)。明代亦为略炒捣或研碎用(《入门》、《大法》)。但亦有用酒炒者(《必读》)。沿至清代大多炒用(《本草汇》、《说约》、《求真》)。现今大部地区用炒法。

【炮制方法】

(1) 紫苏子 取原药材,除去杂质,洗净,干燥。

(2) 炒紫苏子 取净紫苏子,用文火炒至有爆裂声,并有香气时取出,放凉。用时捣碎。

【成品性状】 本品为卵圆形或类圆形小粒,表面灰棕色或灰褐色,有网纹,味辛辣。炒后呈黑褐色,具香气。

【性味归经】　辛,温。归肺经。

【功能主治】　降气消痰,止咳平喘。用于痰壅气逆、咳嗽喘促、胸膈满闷、肠燥便秘。

【炮制作用】　本品降气之功甚捷,气虚胸满者不宜用,炒熟后使药性缓和,质脆易碎,利于煎出药性。

【贮存】　置通风干燥处,防蛀。

【备注】　本品亦有制霜用的,其目的是避免滑肠。

【文献摘要】

《活幼心书》:"略炒杵碎。"

《得配本草》:"炒熟研碎用,治冷气,良姜拌炒用。"

瓜蒌子(栝楼子)

【处方用名】　瓜蒌子、瓜蒌仁、栝楼子、炒瓜蒌子。

【来源】　本品为葫芦科植物栝楼或双边栝楼的干燥成熟种子。

【历史沿革】　宋代有"炒令香熟"(《证类》)、"去壳研"(《济生方》)的炮制方法。元代《丹溪心法》将栝楼子改称为"瓜蒌仁",制法为"研和润"。明代大多研细入药(《撮要》、《景岳》、《济阴》)。但还有用粗纸压去油的制霜法(《蒙筌》、《大法》)。沿至清代仍为炒香研碎用(《备要》、《必用》)。亦有用麦麸拌炒者(《治裁》)。现今大多采用炒爆、制霜、蜜炙等炮制方法。

【炮制方法】

(1) 瓜蒌子　取原药材,除去杂质及干瘪的未成熟种子,洗净,干燥。用时捣碎。

(2) 炒瓜蒌子　取净瓜蒌子,用文火炒至鼓起,取出放凉。用时捣碎。

(3) 瓜蒌子霜　取净瓜蒌子,除去外壳,碾成泥状,用粗布(少量用粗纸数层)包裹,蒸热,压榨去油,反复操作,至药物不再粘结成饼为度,再揉散即得。

【成品性状】　本品呈扁平椭圆形(双边瓜蒌子稍大),表面浅棕色至棕褐色,平滑,种皮坚硬。种仁黄白色,富油性,有不快气味。炒后种皮鼓起,色泽加深,偶有焦斑,有香气。瓜蒌子霜为黄白色粉末,微显油性。

【性味归经】　甘,寒。归肺、胃、大肠经。

【功能主治】　润燥化痰,滑肠通便。用于痰热咳嗽、燥结便秘。

【炮制作用】　本品炒后能减低令人呕吐的副作用,并易煎出有效成分。

【贮存】　置通风干燥处。瓜蒌子霜,装瓷坛内,置阴凉处,以免泛油变质。

【备注】　本品亦有蜜炙、制霜的,多用于体虚患者。

【文献摘要】

《本草蒙筌》:"剥壳用仁、渗油(重纸包裹,砖压渗之)只一度,免人恶心,母(毋)多炙,失药润性。"

《本草通玄》:"研烂去油。"

《本草必用》:"炒研用。"

冬瓜子

【处方用名】　冬瓜子、炒冬瓜子。

【来源】　本品为葫芦科植物冬瓜的干燥成熟种子。

【历史沿革】　唐代有沸汤浸后再用醋浸一宿,曝干为末的方法(《食疗》)。宋代则微炒入药(《圣惠》)。明代为去壳研法(《理例》、《禁方》)。沿至清代亦多炒法,如《得配本草》载:"炒食补中"。现今有生用和炒用者。

【炮制方法】

(1) 冬瓜子 取原药材,除去杂质及灰屑。用时捣碎。

(2) 炒冬瓜子 取净冬瓜子,用文火炒至略呈黄白色,稍具斑点,取出放凉。用时捣碎。

【成品性状】 本品呈扁平卵圆形,表面淡黄白色,质轻,味微甘。炒后呈黄白色,鼓起,有裂隙和焦斑,具香气。

【性味归经】 甘,微寒。归肺、脾经。

【功能主治】 清热化痰,排脓利湿。用于痰热咳嗽、肺痈、肠痈、湿热带下。

【炮制作用】 本品生用化痰排脓,利水消肿。炒后醒脾开胃,利湿。

【贮存】 置阴凉干燥处。防鼠。

【备注】 本品亦有用麸炒的。系先将锅烧热,撒入麸皮,待烟起,投入冬瓜子,炒至黄色,取出,筛去麸皮。

【文献摘要】

《外台秘要》:“为末。”

《笔花医镜》:“去壳。”

决明子

【处方用名】 决明子、草决明、炒决明子。

【来源】 本品为豆科植物决明或小决明的干燥成熟种子。

【历史沿革】 梁代即打破入药(《集注》)。唐代亦为打碎(《千金》)。至宋代则微炒用(《圣惠》)。明、清两代均为炒或炒熟研细入药(明·《通玄》、清·《本草述》)。现今大多炒爆打碎用。

【炮制方法】

(1) 决明子 取原药材,除去杂质,洗净,干燥。

(2) 炒决明子 取净决明子,用文火炒至微有爆裂声并有香气时取出,放凉。

【成品性状】 本品略呈马蹄形,外表青绿色至棕绿色,平滑有光泽,有棕色线纹,质坚实,味微苦。炒后种皮破裂,呈绿褐色,质脆,具焦香气。

【性味归经】 苦、甘,咸,微寒。归肝、大肠经。

【功能主治】 清热明目,通便。用于风热目赤、羞明多泪、热结便秘等症。

【炮制作用】 本品为清肝明目药,生用能滑肠,炒后缓和药性,并易煎出有效成分。

【贮存】 置通风干燥处。

【文献摘要】《本草通玄》:“炒熟研细。”

苍耳子

【处方用名】 苍耳、苍耳子、炒苍耳子。

【来源】 本品为菊科植物苍耳的干燥成熟带总苞的果实。

【历史沿革】 原名枲耳实。南北朝刘宋时代有用黄精同蒸法(《雷公》)。唐代有烧灰的方法(《千金》)。宋代则改为微炒、微炒捣碎法(《圣惠》)。“炒令香,捣去刺,使腹破”的炮制方法(《证类》)。明代大部仍为炒后捣去刺用(《品汇》、《入门》、《大法》)。《景岳全书》更指出“治鼻渊宜炒熟为末”。清代则有去刺酒拌蒸法(《备要》、《求真》)。现今大多炒熟去刺捣碎入药,亦有用麦麸拌炒者。

【炮制方法】

（1）苍耳子　取原药材,除去杂质。

（2）炒苍耳子　取净苍耳子,用中火炒至焦黄色时取出,放凉,碾去刺,筛净。用时捣碎。

【成品性状】　本品呈纺锤形或卵圆形。表面黄棕色或黄绿色,全体有钩刺,质硬而韧。破开后,内有双仁,有油性,味甘微苦。炒熟后呈深黄色,刺尖焦脆,微有香气。去刺后碾碎（或捣碎）呈碎粒或饼状。

【性味归经】　辛、苦,温;有小毒。归肺经。

【功能主治】　通鼻窍,祛风湿,止痛。用于鼻渊、头痛、风湿痹痛、湿疹、瘙痒、疥疮。

【炮制作用】　本品有小毒,炒后能降低毒性,并易去刺和洁净药物。

【炮制研究】　本品含苍耳子甙、树脂、脂肪油、生物碱、维生素 C 和色素等成分。苍耳子有毒物质苍耳子甙含于脂肪蛋白中。苍耳子中毒,可致肝肾功能病变,尤以肝脏坏死为甚,可导致死亡。因此,苍耳子药用必须炒至焦黄,使脂肪中所含的蛋白变性,凝固在细胞中不易溶出,而达到去毒目的。

【贮存】　置通风干燥处。

【备注】　本品在去刺时,应防果实被压碎,否则达不到去刺的目的。

【文献摘要】

《本草纲目》:"入药炒熟,去刺用。"

《炮炙大法》"蒸用或炒熟捣去刺用。"

蔓荆子

【处方用名】　蔓荆子、炒蔓荆子。

【来源】　本品为马鞭草科植物单叶蔓荆或蔓荆的干燥成熟果实。

【历史沿革】　南北朝刘宋时代有去白膜用酒浸蒸的方法(《雷公》)。宋代为炒熟法(《圣惠》)。元代则为炒黑色(《丹溪》)。沿至明代则增加了酒蒸法(《入门》)和酒炒法(《粹言》)。清代多为去膜打碎(《钩元》)或去膜后酒蒸、酒炒打碎入药(《备要》、《得配》、《求真》)。现今大多用清炒或蒸制的炮制方法。

【炮制方法】

（1）蔓荆子　取原药材,筛去灰屑及杂质。

（2）炒蔓荆子　取净蔓荆子,用文火炒至色泽加深时,取出放凉,筛净。用时捣碎。

【成品性状】　本品呈球形,基部有灰白色宿萼及短小果梗。外表灰白色或灰褐色,具灰白色粉霜。炒后色泽加深,微显光泽,无宿萼及果梗。

【性味归经】　辛、苦,平。归膀胱、肝、胃经。

【功能主治】　疏散风热,清利头目。用于偏正头痛、目赤肿痛、视物昏暗、湿痹拘挛。

【炮制作用】　本品质地坚韧,炒后可使质地疏松,便于粉碎和煎出有效成分,并缓和其辛散之性。

【贮存】　置阴凉干燥处。

【文献摘要】

《一草亭目科全书》:"炒、研。"

《本草备要》:"去膜,打碎用,亦有酒蒸炒用者。"

茺蔚子

【处方用名】　茺蔚子、炒茺蔚子。

【来源】　本品为唇形科植物益母草的干燥成熟果实。

【历史沿革】　明代载有微炒香或蒸熟,烈日晒干去壳取仁用的炮制方法(《纲目》、《通玄》)。沿至清代仍为微炒用或蒸熟用(《钩元》、《备要》、《从新》)。但也有微炒或蒸熟晒干去壳后,拌童便,陈酒九蒸九晒者(《逢原》)。现今各地大多炒用,亦有生用者。

【炮制方法】

(1) 茺蔚子　取原药材,除去杂质,用时捣碎。

(2) 炒茺蔚子　取净茺蔚子,用文火炒至鼓起,色泽加深,并有香气时,取出放凉,用时捣碎。

【成品性状】　本品呈三棱形,表面灰棕色至灰褐色,有深色斑点,果皮薄,种仁类白色,富油性,味苦。炒后色泽加深,鼓起,具香气。

【性味归经】　辛、甘,微寒。归心胞、肝经。

【功能主治】　活血调经,清肝明目。用于月经不调、经闭、痛经、目赤肿痛、头晕胀痛。

【炮制作用】　本品炒后质脆易碎,便于煎出有效成分,增强药效。

【贮存】　置通风干燥处。

【文献摘要】

《得配本草》:"或炒用或蒸熟,烈日晒燥用。"

莲子

【处方用名】　莲子、莲肉、炒莲肉。

【来源】　本品为睡莲科植物莲的干燥成熟种仁。

【历史沿革】　唐代有"蒸食之良"的记载(《食疗》)。宋代则为"去壳微炒"(《圣惠》)、或用麦麸炒香入药(《总录》)。明代为"入药须蒸熟去心,或晒或焙干用"(《纲目》)。清代为炒熟的炮制方法(《正义》)。现今大多去心炒熟用之,亦有用麦麸拌炒者。

【炮制方法】

(1) 莲子肉　取原药材,除去杂质,用温火略浸,捞出润软,剥开去心(心亦入药),分别晒干。

(2) 炒莲子肉　取净莲子肉,用文火炒至表面色泽加深,内面黄色,并有香气时,取出放凉。

【成品性状】　本品略呈椭圆形或类球形,表面黄棕色至棕红色,破开后中间具有绿色莲子心(胚芽)。莲子肉表面与莲子同,内面黄白色。炒后表面色泽加深,内面深黄色,略有焦斑,具香气,味甘而涩。

【性味归经】　甘、涩,平。归脾、肾经。

【功能主治】　补脾止泻,益肾固精。用于脾虚泄泻、遗精、白带。

【炮制作用】　本品炒后产生香气,增强涩性,提高补脾止泻,温肾固精的作用。

【贮存】　置通风干燥处,防蛀。

【备注】　莲子心,性味苦寒。能清心去热,用于心烦口渴等症。与莲子分别入药。

【文献摘要】

《本草求真》:"去心皮,蒸熟焙干用。"

《温病条辨》:"炒"。

水红花子

【处方用名】　水红花子、蓼实、水红子。

【来源】　本品为蓼科植物红蓼的干燥成熟果实。

【历史沿革】　唐代有"熬令香"的炮制方法(《千金》)。宋代亦为微炒入药(《圣惠》、《衍义》)。沿至明、清两代仍为炒用(明·《入门》、清·《得配》)。现今大部地区皆炒成爆花入药。

【炮制方法】

(1) 水红花子　取原药材,除去杂质,用时捣碎。

(2) 炒水红花子　取净水红花子,用文火炒至爆花,取出放凉。

【成品性状】　本品呈扁圆形,表面棕黑色或红棕色,有光泽,顶端有短突尖,基部有果梗痕,质硬,味淡。炒后质疏松,大部爆裂成白花,具香气。

【性味归经】　咸,寒。归肝、脾经。

【功能主治】　消瘀破积,健脾利湿。用于胁腹癥积、水肿、胃疼、食少、腹胀。

【炮制作用】　本品消瘀破积之力较猛,炒熟性较缓和,并使果皮疏松爆裂,易于煎出有效成分。

【贮存】　置通风干燥处。

【文献摘要】

《本草衍义》:"取子微炒。"

《得配本草》:"炒用消散之气稍缓。"

王不留行

【处方用名】　王不留行、王不留、炒王不留。

【来源】　本品为石竹科植物麦蓝菜的干燥成熟种子。

【历史沿革】　汉代有"烧灰存性,勿令灰过"的方法(《金匮》)。南北朝刘宋时则有拌湿蒸后用浆水浸焙干用的方法(《雷公》)。宋代为捣末入药(《圣惠》、《证类》)。明、清两代则改为炒、碾的方法(明·《正宗》、清·《大成》)。亦有用土炒、糯米炒(《本草述》)或用酒蒸者(《得配》)。现今各地皆炒爆入药。

【炮制方法】

(1) 王不留　取原药材,除去杂质。

(2) 炒王不留　取净王不留,用文火炒至大多数爆成白花,取出放凉。

【成品性状】　本品呈圆球形,黑色或黑棕色,略有光泽,质坚硬,味微甘。炒后鼓起,大部分爆裂成白色爆花,质脆。

【性味归经】　辛、甘,平。归肝、胃经。

【功能主治】　活血通经,下乳,利尿。用于血瘀经闭、乳汁不下、痈肿、恶疮。

【炮制作用】　本品炒后爆裂发泡,易于粉碎或煎出有效成分。

【贮存】　置通风干燥处。

【文献摘要】

《普济方》:"捣罗为散。"

《外科正宗》:"炒。"

火麻仁

【处方用名】　火麻仁、大麻仁、炒火麻仁、炒大麻仁。

【来源】 本品为桑科植物大麻的干燥成熟种仁。

【历史沿革】 唐代载有"蒸"、"熬令黑"、"熬研如脂"、"熬令香"或炒、碎等炮制方法(《千金》、《千金翼》)。宋代有"锉研如膏"(《圣惠》)、炒香捣碎(《证类》)等法。明、清两代仍为"微炒赤色"或炒黄、炒研入药(明·《普济方》、《奇效》、《济阴》,清·《求真》)。现今各地有生用者,有炒香用者。

【炮制方法】

(1) 火麻仁 取原药材(仁),除去残留外壳及杂质。

(2) 炒火麻仁 用文火炒至黄色并有香气时,取出放凉。

【成品性状】 种仁扁椭圆形,乳白色,富油性,味淡。炒后呈黄色,具香气,油性较大。

【性味归经】 甘,平。归脾、胃、大肠经。

【功能主治】 润燥通便。用于肠燥便秘。

【炮制作用】 本品有小毒,炒后可降低毒性,并产生香气,增强滋脾润燥功能。

【贮存】 本品含大量油质,遇热易泛油变质,宜装缸或坛内,置阴凉处。防蛀。

【备注】

(1) 入药用指大麻的种仁,如系带壳的果实,则须爆晒后磨去外壳,取其种仁。

(2) 本品有小毒,不可多食,以免中毒。

【文献摘要】

《济阴纲目》:"炒黄。"

郁李仁

【处方用名】 郁李仁、李仁、炒李仁。

【来源】 本品为蔷薇科植物欧李或郁李的干燥成熟种仁。

【历史沿革】 唐代载有"去皮熟研"的方法(《千金翼》)。宋代则为"汤浸去皮尖,微炒"或麸炒入药(《圣惠》、《普本》、《百问》)。沿至明代仍沿用前代方法,如《普济方》、《奇效良方》、《医学纲目》等。亦有用生蜜浸一宿,研如膏用者(《入门》)或压去油研用的方法(《仁术》)。清代除沿用前法外,还增加了酒浸法(《分经》、《经纬》)。现今有生用者,有炒用者。

【炮制方法】

(1) 郁李仁 取原药材,除去杂质及残留硬壳,用时捣碎。

(2) 炒郁李仁 取净郁李仁,用文火炒至深黄色并有香气时,取出放凉,用时捣碎。

【成品性状】 本品呈卵形,表面黄白色或浅棕色。种皮薄,种仁乳白色,富油性,味微苦。炒后呈深黄色,具香气。

【性味归经】 甘、苦,平。归大肠、小肠经。

【功能主治】 润肠通便,利水消肿。用于大便秘结、水肿、小便不利。

【炮制作用】 本品甘苦而润,性专降下。炒后可使药性缓和,适于老年便秘者服用。

【贮存】 置阴凉干燥处。防蛀。

【文献摘要】

《普济本事方》:"去皮尖炒。"

《女科百问》:"麸炒。"

酸枣仁

【处方用名】 枣仁、酸枣仁、炒枣仁。

【来源】　本品为鼠李科植物酸枣的干燥成熟种子。

【历史沿革】　南北朝刘宋时有"蒸半日……任研用"的炮制方法(《雷公》)。至宋代则出现"炒令香熟,捣细为散"(《圣惠》),"凡使,先以慢火炒令十分香熟,方研破用"的方法(《局方》)。亦有生熟分别用者,如《证类》载有:"睡多生使,不得睡炒熟"的论述。元代亦有"胆虚不眠寒也,酸枣仁炒香"的记载(《汤液》)。明代《本草蒙筌》亦有"多眠胆实有热,生研末,不眠胆虚有寒,炒作散"的论述。沿至清代亦按上述临床经验,有生用者或炒用者(《得配》《求真》《正义》)。现今各地治不眠症均炒熟用。

【炮制方法】

(1) 酸枣仁　取原药材,洗净,淘去硬壳及杂质,捞起干燥。用时捣碎。

(2) 炒枣仁　取净枣仁,用文火炒至鼓起,有爆裂声,色微变深,取出放凉。用时捣碎。

【成品性状】　本品呈扁圆形或椭圆形,表面紫红或紫褐色,平滑有光泽,有时显纵纹,味淡。炒后色泽加深,鼓起,有裂纹,具香气。

【性味归经】　甘、酸,平。归心、肝经。

【功能主治】　养心益肝,安神,敛汗。用于虚烦不眠、惊悸怔忡、健忘、多汗。

【炮制作用】　本品炒后质脆易碎,便于煎出有效成分,可增强治疗虚烦不眠的功效。

【贮存】　置阴凉干燥处,防蛀。

【备注】　本品不宜久炒,否则油枯则失效。

【文献摘要】

《妇人良方》:"炒香。"

《本草求真》:"生则能导虚热,故疗肝热好眠,熟则收敛津液,故疗胆虚不眠。"

《本草正义》:"生用不眠,炒用宁心。"

薏苡仁

【处方用名】　薏苡仁、苡仁、苡米、炒苡仁、炒苡米。

【来源】　本品为禾本科植物薏苡的干燥成熟种仁。

【历史沿革】　南北朝刘宋时有与"糯米同炒"和"盐汤煮过"的方法(《雷公》)。唐代则有"碎"和"捣如粟米"用者(《外台》《食医》)。宋代则为单炒入药(《圣惠》《总录》)。沿至明、清大部皆炒用。清代亦有"水洗略炒,清肺热者生用"的论述(《钩元》)。现今各地有炒用及生用,亦有麸炒、土炒或炒焦等炮制方法。

【炮制方法】

(1) 薏苡仁　取原药材,筛去灰屑及杂质。

(2) 炒薏苡仁　取净薏苡仁,用文火炒至微黄色、鼓起,微有香气时取出,放凉。

【成品性状】　本品呈宽卵形或长椭圆形,有纵沟,偶有残存的淡棕色种皮,表面乳白色或黄白色,光滑,味甘,炒苡仁呈黄色,略具焦斑。

【性味归经】　甘、淡,微寒。归脾、胃、肺、大肠经。

【功能主治】　利水渗湿,除痹,清热排脓,健脾止泻。用于水肿脚气、小便不利、湿痹拘挛、脾虚泄泻、肺痈、肠痈、白带。

【炮制作用】　本品生用善于清热利水除湿。治肺痈、肠痈、小便不利。炒后产生香气,可增强健脾止泻作用。

【贮存】　置通风干燥处,防蛀。

【备注】　本品亦有用麦麸或灶心土拌炒者,皆可增强健脾止泻的功能。

【文献摘要】

《太平圣惠方》:"微炒。"

《本经逢原》:"入理脾肺药姜汁拌炒,入利水湿药生用。"

《本草正义》:"甘淡微凉,炒平。"

白果(银杏)

【处方用名】　白果、白果仁、炒白果仁。

【来源】　本品为银杏科植物银杏的干燥成熟种子。

【历史沿革】　明代有蒸法(《滇南》)和煨法(《品汇》)或炒法(《蒙筌》)。沿至清代及现今大部地区皆用炒或蒸的炮制方法。

【炮制方法】

(1) 白果仁　取原药材,除去杂质,去壳取仁。

(2) 炒白果仁　取净白果仁,用文火炒至深黄色,稍有斑点,并有香气时,取出放凉。用时捣碎。

【成品性状】　本品略呈椭圆形。表面黄白色或淡棕黄色,平滑。种仁宽卵形或椭圆形,一端有淡棕色内种皮,内部淡黄色或淡绿色,粉性。味甘微苦。种仁炒后呈深黄色,稍有焦斑,有香气。

【性味归经】　甘、苦、涩、平;有小毒。归肺经。

【功能主治】　敛肺定喘,收涩止带。用于肺虚咳嗽、遗尿、白带。

【炮制作用】　本品有小毒,生食能降痰,解毒杀虫,但易于中毒。炒后可降低毒性,消除刺激性。熟食能温肺定喘,缩尿止带。

【贮存】　置通风干燥处。防霉、防蛀。

【备注】　本品不可多食,"多食则令人颅胀昏闷"(《本草求真》)。

【文献摘要】

《滇南本草》:"同糯米蒸。"

《本草品汇精要》:"火煨去壳用。"

《证治准绳》:"去壳,切碎,炒黄色。"

胡芦巴

【处方用名】　胡芦巴、芦巴子、炒芦巴子。

【来源】　本品为豆科植物胡芦巴的干燥成熟种子。

【历史沿革】　宋代为炒过入药用(《圣惠》、《局方》)。亦有用酒浸炒者(《妇人》)。元代则有用"盐炒黄"的炮制方法(《瑞竹》)。明代还有"以酒浸一宿,晒干,蒸熟或炒过用"(《纲目》、《通玄》)。单炒或炒香入药的炮制方法(《医学纲目》、《证治准绳》)。清代同样为炒用或酒蒸用(《金鉴》、《得配》)。现今有清炒,盐炒,酒炒等炮制方法 。

【炮制方法】

(1) 胡芦巴　取原药材,除去杂质,洗净,晒干。

(2) 炒胡芦巴　取净胡芦巴,用文火炒至鼓起,有爆裂声,微有香气,色泽加深时,取出放凉,用时捣碎。

(3) 盐胡芦巴　取净胡芦巴,加盐水拌匀,润透,用文火炒干,取出放凉,用时捣碎。

每 100 公斤胡芦巴,用盐 2 公斤。

【成品性状】　本品略呈斜方形。表面淡黄色至黄棕色。质坚硬。有香气,味微苦。炒后鼓起或有裂纹,色泽加深,香气较浓。盐水拌炒者,味微咸。

【性味归经】　苦,温。归肾、肝经。

【功能主治】　温肾,祛寒,止痛。用于下腹冷痛、疝气。

【炮制作用】　本品质坚硬,不易捣碎。炒后使之质脆易碎,便于煎出有效成分。用盐制可引药入肾经,增强温肾治疝的作用。

【贮存】　置通风干燥处。

【文献摘要】

《本草纲目》:"凡入药淘净,以酒浸一宿,晒干,蒸熟或炒过用。"

《医家四要》"淘净,酒浸曝,或蒸,或炒。"

芡实

【处方用名】　芡实、鸡头米、炒芡实、炒鸡头米。

【来源】　本品为睡莲科植物芡的干燥成熟种仁。

【历史沿革】　唐代有蒸后晒干去皮取仁的方法(《食疗》)。宋代仍为蒸法(《济生》)。明代则为炒法(《景岳》)。清代有"甘平炒温"的记述(《正义》)。现今有清炒,麸炒等炮制方法。

【炮制方法】

(1) 芡实　取原药材,除去杂质及残留硬壳。

(2) 炒芡实　取净芡实,用文火炒至微黄色,并有香气时,取出放凉。

(3) 麸炒芡实　先将锅烧热,撒入麦麸,待冒烟时,投入净芡实,不断翻动,呈黄色时取出,筛去麦麸,放凉。

每 100 公斤芡实,用麦麸 10 公斤。

【成品性状】　本品呈类球形,多为破粒。表面棕红色,一端黄白色,质硬而脆。断面洁白色,富粉性,味淡。炒芡实与麸炒芡实呈微黄色或黄色,具香气,味甘而涩。

【性味归经】　甘、涩,平。归脾、肾经。

【功能主治】　益肾固精,补脾止泻。用于遗精、白带、泄泻、尿频、遗尿。

【炮制作用】　本品炒后增强涩性及产生香气,可提高其温肾固精、补脾止泻的作用。

【贮藏】　置通风干燥处,防蛀。

【文献摘要】

《医宗说约》:"去壳炒。"

蒺藜(刺蒺藜)

【处方用名】　蒺藜、白蒺藜、刺蒺藜、炒蒺藜、盐蒺藜。

【来源】　本品为蒺藜科植物蒺藜的干燥成熟果实。

【历史沿革】　南北朝刘宋时有:采后净拣,蒸,日干后春尽皮上刺,再用酒拌蒸的炮制方法(《雷公》)。唐代有"烧作灰"的记载(《千金》)。至宋代则为"微炒去刺"(《圣惠》)。沿至元、明、清三代亦皆为"炒去刺(尖)"的方法(《宝鉴》、《普济方》、《本草述》)。但亦有用酒拌炒去刺者(《必读》)。现今为炒黄去刺捣碎入药的炮制方法。

【炮制方法】

（1）蒺藜　取原药材，除去杂质。

（2）炒蒺藜　取净蒺藜，用文火炒至微黄色取出，碾去刺，筛去刺屑。

【成品性状】　本品由5个分果瓣聚合而成，具放射状5棱形。表面绿白色或灰白色，质坚实，味辛、苦。炒后色泽加深，去刺轧碎后呈不等之颗粒状，微具香气。

【性味归经】　苦、辛，平。归肝经。

【功能主治】　平肝疏肝，祛风明目。用于风热头痛、目赤多泪、风疹瘙痒、乳闭不通。

【炮制作用】　本品炒后缓和药性，并易去刺和轧碎。

【贮存】　置通风干燥处。

【文献摘要】

《妇人良方》："炒杵去刺。"

《医宗粹言》："炒研去刺，研碎入煎。"

花椒

【处方用名】　花椒、蜀椒、红川椒、炒花椒、炒川椒。

【来源】　本品为芸香科植物花椒的干燥成熟果皮。

【历史沿革】　汉代有去子用的记载（《玉函》）。亦有"除目及闭口者，炒去汗"的方法（《金匮》）。至晋代（《肘后》）及南齐（《鬼遗》）亦用上述方法。唐代有"微熬令汗出，则有势力"的论述（《千金》）。宋代、明代大多为去子炒用（《圣惠》、《济生》、《蒙筌》）。沿至清代则见有"炒出汗以去毒"的记载（《正义》）。但亦出现用盐水炒者（《得配》）。现今多生用或炒去汗的炮制方法。

【炮制方法】

（1）花椒　取原药材，除去枝梗及杂质，筛出种子（椒目）另作药用。

（2）炒花椒　取净花椒，用文火炒至色泽加深，显油亮光泽，并有香气时，取出放凉。

【成品性状】　本品果皮开裂呈两瓣状。外表呈紫红色或棕红色，散有多数疣状突起的油点，内面淡黄色，具浓郁香气，味麻辣。炒后色泽加深，具油亮光泽，香气更浓。

【性味归经】　辛，温。归脾、肺、肾经。

【功能主治】　温中散寒，驱虫止痒。用于脘腹冷痛、呕吐、腹泻、蛔虫病。外治皮肤瘙痒。

【炮制作用】　本品有小毒。生用治湿疹及皮肤瘙痒等症。炒用可降低毒性，缓和辛散之性，便于内服。

【贮存】　置通风干燥处，防潮。

【文献摘要】

《重修政和经史证类备用本草》："凡用椒皆火微熬之令汗出。"

槐花（附：槐米）

【处方用名】　槐花、炒槐花、槐花炭。

【来源】　本品为豆科植物槐的干燥花。

【历史沿革】　宋代有"微炒"（《圣惠》）和"炒黄黑"的炮制方法（《总录》）。明代有"拣净，酒浸微炒，若止血炒黑"的论述（《大法》）。至清代大部文献均有"止血炒黑用"的经验记载（《本草述》、《钩元》、《辨义》）。现今多用炒黄、炒焦、炒炭等炮制方法。少数地区有采用醋炒、蜜炙的方法入药者。

【炮制方法】

（1）槐花　取原药材,除去杂质及枝梗。

（2）炒槐花　取净槐花,用文火炒至深黄色并有香气时,取出放凉。

（3）槐花炭　取净槐花,用中火炒至黑褐色,发现火星时,可喷洒适量清水熄灭,炒干取出放凉。

【成品性状】　本品皱缩而卷曲,花瓣多散落,完整者花萼钟状,黄绿色,花瓣黄色或黄白色,质轻,味苦。炒后呈深黄色,有香气,味微苦。炒炭呈黑褐色,质更轻,味涩。

【性味归经】　苦,微寒。归肝、大肠经。

【功能主治】　凉血,止血,清热。用于吐血、衄血、便血、痔疮出血、崩漏、风热目赤。

【炮制作用】　本品炒黄后可缓和苦寒之性,不致伤中。炒炭产生涩性,增强止血作用。

【贮存】　置通风干燥处,防潮、防蛀。槐花炭宜贮于缸或铁桶内,以防复燃。

【附】　槐米

【处方用名】　槐米、炒槐米、槐米炭。

【来源】　本品为豆科植物槐的干燥花蕾。

【炮制方法】　本品炮制方法同槐花。

【成品性状】　槐米呈长卵形或椭圆形,花萼黄绿色,内成黄褐色,质轻,味苦涩。炒后深黄色,有香气。炒炭后外表呈焦黑色。

本品功用同槐花,但作用较槐花为强。炮制作用亦同槐花。

【贮存】　置通风干燥处。防潮湿、虫蛀。

【备注】　槐花和槐米,一为已开放的花,一为花蕾,两者质地不同,炮制时的火候必须有所区别。

【文献摘要】

《本草纲目》:“入药炒用。”

《外科大成》:“槐米炒黑,槐花炒（或）炒焦。”

九香虫

【处方用名】　九香虫、炒九香虫。

【来源】　本品为蝽科昆虫九香虫的干燥虫体。

【历史沿革】　始载于明代《本草纲目》。其炮制方法文献很少记载。现今大多炒后入药。

【炮制方法】

（1）九香虫　取原药材,除去杂质,筛净灰屑。

（2）炒九香虫　取净九香虫,用文火炒至色泽加深并有香气时,取出放凉。用时捣碎。

【成品性状】　本品略呈六角状扁椭圆形。表面棕褐色或棕黑色,略有光泽。头部小,背部有翅2对。胸部有足3对,多已脱落。腹部棕红色至棕黑色。质脆,有特异气味,味微咸。炒后色泽加深,具香气,质脆。

【性味归经】　咸,温。归肝、肾经。

【功能主治】　理气止痛,温中助阳。用于胃脘气滞胀痛,肾虚腰膝无力。

【炮制作用】　本品虽有“九香”之名,但具有特异的腥臭气味,炒后产生香气,起到矫臭的作用,并使之酥脆,便于粉碎。

【贮存】　装木箱衬以油纸,夏季须用石灰埋藏,以防潮、防蛀。

8·1·2　炒焦

　　将药物置加热容器内,用中火或武火加热,不断翻动,炒至药物表面呈焦黄或焦褐色,并具有焦香气味时,称为炒焦。

　　炒焦的主要目的是,增强疗效或缓和某些药物的性能。如《小儿药证直诀》载:"药性虽冷,炒焦用之乃温也。"

山楂

【处方用名】 山楂、焦楂、炒山楂、焦山楂。

【来源】 本品为蔷薇科植物山里红、山楂或野山楂的干燥成熟果实。

【历史沿革】 元代有炒或蒸熟用的炮制方法(《丹溪》)。明代则有蒸后去核净肉用或"捣作饼子日干用"(《纲目》、《大法》、《必读》)。还有"去核则不发热"的论述(《逢原》)。清代《医宗说约》谓:"炒黑能治血积。"现今有去核生用、有炒熟、炒焦及炒炭等炮制方法 。

【炮制方法】

　(1) 山楂　取原药材,除去杂质及脱落的果核。

　(2) 炒山楂　取净山楂置锅内,用中火炒至颜色加深,取出放凉。

　(3) 焦山楂　取净山楂,用强火炒至外表焦褐色,内部焦黄色,取出放凉。

　(4) 山楂炭　取净山楂,用武火炒至表面黑褐色,内部焦褐色,取出放凉。

【成品性状】 北山楂为圆片状,皱缩不平,外皮红色,断面黄白色,中间有浅黄色果核,多脱落,气微清香,味酸微甜。南山楂果实较小,类球形。有的压成饼状,表面棕红色,内部黄棕色,肉薄核大,味酸微涩。炒后色泽均加深;炒焦者表面呈焦褐色,内部焦黄色,酸味亦均减弱。山楂炭,表面呈黑褐色,内部焦褐色,味涩。

【性味归经】 酸、甘,微温。归脾、胃、肝经。

【功能主治】 消食健胃,活血化瘀。用于肉食积滞、腹满胀痛、泻痢、血瘀癥瘕、产后腹痛、恶露不尽、疝痛。

【炮制作用】 本品生用善于消食,活血化瘀。炒后酸味减弱,缓和药性。炒焦不仅减弱酸味,而且产生苦味,可增强其消胀止泻痢的功能。炒炭则能治血积。

【炮制研究】 本品含有多种有机酸、甙和糖类等成分。炒焦后所含有机酸有不同程度的破坏,使酸性降低,缓和对胃的刺激性。

【贮存】 置通风干燥处,防蛀。

【文献摘要】

《本草纲目》:"九月霜后取带熟者,去核曝干或蒸熟去皮核,捣作饼子,日干用。"

《握灵本草》:"蒸熟去皮核,捣作饼,生食损齿。"

川楝子

【处方用名】 川楝子、金铃子、炒川楝子。

【来源】 本品为楝科植物川楝的干燥成熟果实。

【历史沿革】 原名楝实。南北朝刘宋时有"凡采得后晒干,酒拌浸令湿蒸,待上皮软,剥去皮,取肉去核"的炮制方法(《雷公》)。宋代有"炒令黄为末"(《证类》)、"炮,槌破去核用肉"(《博济》)、和"炒取净肉"(《扁鹊》)等炮制方法。元代有"酒煮"法(《宝鉴》)。沿至明代则发展为"剉碎,盐炒,麸炒"(《普济方》)等法。清代更有"清火生用,治疝煨用,气痛酒蒸用"的论述(《得配》)。近代各地有炒黄、炒焦、盐炒或麸炒等炮制方法。

【炮制方法】

（1）川楝子　取原药材,除去杂质,轧成碎块。

（2）炒川楝子　取净川楝子碎块,用中火炒至外表焦黄色或焦褐色,取出,放凉。

（3）盐炙川楝子　取川楝子碎块,用盐水拌匀,稍润,用文火炒至深黄色,取出放凉。

【成品性状】　本品为类球形,捣碎后为不规则的碎块状,表面呈金黄色至黄棕色,断面呈黄白色,味酸苦。炒后呈焦黄色。盐炙品微有咸味。

【性味归经】　苦,寒。归肝、小肠、膀胱经。

【功能主治】　杀虫,行气止痛。用于胸胁痛、疝痛、虫积腹痛。

【炮制作用】　本品味苦性寒,有小毒。炒后可降低毒性,缓和苦寒性,以免伤胃。盐制可引药下行,增强治下部腹痛及疝痛的作用。

【贮存】　置干燥处。防虫蛀、发霉。

【备注】

（1）本品还有用麸炒、醋炒、酒炒、炒炭等方法处理的。

（2）本品含川楝素、生物碱、树脂及鞣质等成分。川楝素为驱虫的有效成分。有小毒,毒性成分可能为毒性蛋白。加热后,可以减低毒性,这可能是毒性蛋白被破坏的缘故。

【文献摘要】

《普济本事方》:“去核微炒。”

《奇效良方》:“用青盐炒。”

栀子

【处方用名】　栀子、山栀、炒栀子、焦栀子、栀子炭。

【来源】　本品为茜草科植物小果栀子的干燥成熟果实。

【历史沿革】　汉代为擘法(《伤寒》)。晋代有烧末的记载(《肘后》)。唐代为去皮用(《千金》)。宋代则为“槌碎”(《圣惠》)、“烧存性”(《普本》)、“炒”(《妇人良方》)和“姜汁拌炒”(《疮疡》)等炮制方法。元代则出现有“炒焦”法和“治血病炒黑用”的论述(《丹溪》)。明代和清代大部沿用上述方法,但亦有用酒炒者(明·《万氏》)。清代《本草备要》还有“生用泻火,炒黑止血,姜汁炒止烦呕,内热用仁,表热用皮”的论述。现今有生用、炒焦、炒炭等炮制方法。

【炮制方法】

（1）栀子　取原药材,除去杂质,捣碎。

（2）焦栀子　取碎栀子,用中火炒至焦黄色,取出,放凉。

（3）栀子炭　取碎栀子,用武火炒至黑褐色,取出放凉。

【成品性状】　本品呈长卵圆形或椭圆形,果皮红黄色或综红色,具翅状纵棱,略有光泽,种子扁圆形,深红色或红黄色,味微酸而苦。捣碎后呈片块状,炒焦后呈焦黄色,有香气,味微苦。炒炭后呈焦黑色或黑褐色,味苦涩。

【性味归经】　苦,寒。归心、肝、肺、胃、三焦经。

【功能主治】　泻火除烦,清热利湿,凉血解毒。用于热病心烦、湿热黄疸、目赤肿痛、吐血、衄血、尿血、热毒疮疡;外用治扭伤、挫伤疼痛。

【炮制作用】　本品生用善于泻火,清热,凉血解毒。炒焦可缓和苦寒之性,以免伤胃。炒炭则增强凉血止血的作用。

【贮存】　置通风干燥处。防蛀。

【备注】　各地栀子炮制品的标准亦有不同,如有些地区的炒栀子实为焦栀子的标准,焦栀子实为栀子炭的标准。在炮制方法上,也有用姜汁拌炒的。在应用时,有将栀子皮、栀子仁分别入药的。

【文献摘要】

《景岳全书》:"炒焦。"

《医学入门》:"用仁去心胸热,用皮去肌表热,寻常生用。"

《本草便读》:"炒焦入血,炒黑则能清血分郁热。"

槟榔

【处方用名】 槟榔、大白、焦槟榔、槟榔炭。

【来源】 本品为棕榈科植物槟榔的干燥成熟种子。

【历史沿革】 南北朝刘宋时有"凡使,先以刀切去底,细切……"的记载(《雷公》)。唐代为"捣末服"(《新修》)。宋代则出现"细剉,微炒,捣为末"(《圣惠》)和"煨令微黄"(《博济》)等炮制方法。明代还有"麸炒"或"面裹煨熟"的方法(《普济方》)。清代有"烧灰"的记载(《良朋》)。现今各地有切片生用、炒用、炒焦或炒炭等炮制方法。

【炮制方法】

(1) 槟榔 取原药材,置水中浸泡,每日换水,约浸 3 ~ 5 天,捞起,置容器内,经常淋水,润透,切薄片,干燥。

(2) 焦槟榔 取槟榔片,用文火炒至焦黄色,取出放凉。

(3) 槟榔炭 取槟榔片,用中火炒至黑褐色,取出放凉。

【成品性状】 本品呈扁球形或圆锥形,表面淡黄棕色或淡红棕色,质坚硬。切后呈灰白与棕红色交错的圆形薄片,味涩微苦。炒焦后呈焦黄色,有焦香气,味微苦涩。炒炭呈黑褐色,味涩。

【性味归经】 苦、辛,温。归胃、大肠经。

【功能主治】 杀虫消积,行气利水。用于食积腹胀、绦虫、姜片虫、蛔虫、血吸虫、痢疾、疟疾、水肿、脚气。

【炮制作用】 本品生用善于杀虫利水,但消积下气之力较强,炒后使之药性缓和,用于挟虚患者,不致因克伐太过耗损正气。炒炭则增强消积治血痢的功能。

【贮存】 置通风干燥处。

【文献摘要】

《卫济宝书》:"炒。"

《本草害利》:"浸透切片,近时方药亦有以火煨焙用。"

8·1·3 炒炭

将药物置加热容器内,用武火或中火加热,不断翻动,炒至表面呈焦黑色,内部焦黄色或焦褐色时,称为炒炭。

炒炭的主要目的是,使药物增强或产生止血作用。

注意事项:操作时要适当掌握火力,质地坚实的药物宜用武火,质地疏松的片、花、花粉、叶、全草类药物可用中火。视具体药物灵活掌握,更须注意"炒炭存性"。

在炒炭过程中,药物炒至一定程度时,因温度过高,易出现火星,须喷淋适量清水熄灭以免起火燃烧,取出后摊开晾凉,经检查无余热后再贮存。避免复燃。

大蓟

【处方用名】 大蓟、大蓟炭。

【来源】　本品为菊科植物蓟的干燥地上部分或根。

【历史沿革】　唐代有"切"(《千金翼》)和"捣取自然汁"(《食疗》)的方法。元代则为"烧灰存性"用(《十药》)。沿至明清两代亦多烧灰存性入药(《万氏》、《大法》、《本草述》)。现今有生用,或炒炭的炮制方法。

【炮制方法】

(1) 大蓟　取大蓟根,用水洗净,润软,切片,干燥。大蓟草洗净,润软,切段,干燥。

(2) 大蓟炭　取大蓟片或段,用武火炒至外表焦黑色或呈黑褐色,喷淋少量清水,取出,摊晾干。

【成品性状】　大蓟草为茎、叶混合小段,棕褐色或绿褐色,味淡。炒炭后呈焦黑色。大蓟根呈圆片状,表面暗褐色,味甘苦。炒炭后呈焦黑色或黑褐色,味苦涩。

【性味归经】　甘,凉。归心、肝经。

【功能主治】　凉血止血,消散痈肿。用于吐血、衄血、便血、崩漏、小便不利、痈肿疮疖。

【炮制作用】　本品生用凉血止血,炒炭增强止血作用。

【贮存】　置通风干燥处。大蓟炭宜贮于缸、坛内。

【备注】　大蓟地上部分和地下部分均入药用,但由于质地不同,炮制时应分别处理。

【文献摘要】《炮炙大法》:"消肿捣汁,止血烧灰存性。"

小蓟

【处方用名】　小蓟、小蓟炭。

【来源】　本品为菊科植物刺儿菜或刻叶刺儿菜的干燥地上部分。

【历史沿革】　唐代有捣汁(《千金》)、切段用(《千金翼》)的方法。元代为"烧灰存性"用(《十药》)。明、清以至现今的炮制方法均同大蓟。

【炮制方法】

(1) 小蓟　取原药材,除去杂质,洗净,稍润,切段,干燥。

(2) 小蓟炭　取小蓟段,用武火炒至黑褐色,喷淋少量清水,取出,干燥。

【成品性状】　本品为茎、叶混合小段,绿褐色或带紫色,味微苦。炒炭后呈黑褐色。

【性味归经】　甘,凉。入心、肝经。

【功能主治】　凉血止血,消散痈肿,利尿。用于咯血、吐血、衄血、尿血、崩漏、小便不利、痈肿疮毒。

【炮制作用】　本品生用凉血止血。炒炭增强止血作用。

【贮存】　置通风干燥处。小蓟炭宜贮于缸、坛内。

【文献摘要】

《本草述》:"烧灰存性。"

干姜

【处方用名】　干姜、淡干姜、炮姜、姜炭。

【来源】　本品为姜科植物姜的干燥根茎。

【历史沿革】　汉代有切(《金匮》)和炮(《伤寒》)的记载。至唐代仍为"炮裂"(《产宝》)用。宋代则为"炒令黑色"(《证类》)。明代有"若治产后血虚发热及止血俱炒黑;温中炮用;散寒邪理肺气止呕生用"的论述(《大法》)。亦有"炮黑则止血自验"的记载(《必读》)。清代在炮制理论上又有所发展,如《本草备要》载"炒黑止吐衄诸血,红见黑则止也"。《得配本草》

还载有煨法。历代至今均采用片干姜,炒炭,煅炭等炮制方法。

【炮制方法】

(1) 干姜　取原药材,用水微泡,洗净,润透后切片或切丁块,干燥。

(2) 炮姜　取干姜片或丁块,大小分开,分别置锅内炒至发泡,外表焦黑色,内部焦黄色,取出;或用砂炒至发泡,外表焦黑色取出,筛去砂,放凉。

【成品性状】　本品成不规则的丁块或片,表面灰棕色或淡黄棕色,切面黄白色或灰白色,气芳香特异,味辛辣。炒后发泡,外表焦黑色,内部焦黄色,味苦微辣。

【性味归经】　辛,热。归心、肺、胃、脾经。

【功能主治】　回阳,温中,温肺化痰。用于中寒腹痛、吐泻、肢冷脉微、肺寒咳嗽。炮姜苦温而涩,辛散与温中作用均减弱,适用于虚寒性的吐血、便血、血崩等症。

【炮制作用】　本品生用辛热,温中回阳,散寒化饮。炒后性味苦温,具温经止血作用。

【贮存】　置通风干燥处。

【备注】

(1) 本品含姜辣素、挥发油等成分。据药理试验,内服本品有增进食欲、抑制肠内异常发酵及促进气体排除的作用,一般对大脑皮质呈兴奋作用,增进血液循环,促进发汗。经炒炭后,通过高温加热,部分物质散失或破坏,故不显发汗解表作用,而专于温脾止血。

(2) 姜为一种常用中药,有生姜、干姜、炮姜、煨姜、生姜汁、姜皮等不同炮制品,其作用各有不同。

【文献摘要】

《本草发挥》:“经炮则苦味,温脾燥胃,所以理中,其实主气而泄脾。”

《本草通玄》:“生则逐寒邪而发表,炮则除胃冷而守中。”

《得配本草》:“凡入药并宜炮用,入止泻药煨用,入温中药泡用,入止血药炒炭用。”

乌梅

【处方用名】　乌梅、乌梅炭、乌梅肉。

【来源】　本品为蔷薇科植物梅的干燥近成熟的果实。

【历史沿革】　汉代有以苦酒渍一宿,去核,蒸熟捣成泥的方法(《玉函》、《伤寒》)。晋代为“去核、炙燥”或“熬”的方法(《肘后》)。唐代亦为“去核微熬之”(《新修》)。宋代则出现“火炒令焦”的方法(《朱氏》)。沿至明代的《医学纲目》、《本草发挥》,清代的《本草述》则为“烧灰杵末”或“烧过存性”等。现今有用乌梅肉,及煅(炒)炭等炮制方法。

【炮制方法】

(1) 乌梅　取原药材,除去杂质,洗净,干燥。

(2) 乌梅炭　取净乌梅肉,武火炒至外表发泡,呈焦黑色,取出摊凉。

(3) 乌梅肉　取净乌梅润软,打破,去核,取肉,干燥;或蒸后去核,取肉,干燥。

【成品性状】　本品呈不规则的球形或扁圆形,表面乌黑色或棕黑色,皱缩不平,味极酸。炒炭后皮肉鼓起,呈灰黑色,微有酸味。

【性味归经】　酸、涩,平。归肝、脾、肺、大肠经。

【功能主治】　敛肺,涩肠,生津,安蛔。用于肺虚久咳、久泻、久痢、消渴、蛔厥呕吐腹痛、便血、崩漏。

【炮制作用】　本品生用敛肺,涩肠,生津,安蛔。炒炭具收敛止血作用。

【贮存】　置阴凉干燥处,防尘。

【备注】

(1) 乌梅亦有用醋蒸的。

(2) 乌梅色黑,炒炭时不易掌握颜色的变化,故以炒至皮肉鼓起,粘质变枯,呈焦黑色为宜。

【文献摘要】

《重修政和经史证类备用本草》:"用之当去核,微熬之。"

《得配本草》:"去核煅炭,敷疮蚀恶肉主效。"

白茅根

【处方用名】　白茅根、茅根、茅根炭。

【来源】　本品为禾本科植物白茅的干燥根茎。

【历史沿革】　晋代为"细切"(《肘后》)。唐代亦为切法(《千金》、《外台》)。至元代则有"烧灰存性"的炮制方法(《十药》)。明代有炒黄法(《普济方》)。现今各地有生用及炒炭用的炮制方法。

【炮制方法】

(1) 白茅根　取原药材,洗净,微润,切段,干燥,除去碎屑。

(2) 茅根炭　取茅根段,用中火炒至焦褐色,喷淋少许清水,灭尽火星,取出晾干。

【成品性状】　本品为圆柱形短段。表面黄白色或淡黄色,微有光泽,具纵皱纹,节明显。体轻,质略脆,味微甜。炒炭后呈焦褐色,味涩。

【性味归经】　甘,寒。归肺、胃、膀胱经。

【功能主治】　凉血止血,清热利尿。用于内热烦渴、吐血、衄血、尿血、水肿、小便不利。

【炮制作用】　本品生用善于清热利尿,炒炭增强止血作用。

【贮存】　置通风干燥处。茅根炭贮于缸、坛内。

【文献摘要】

《济阴纲目》:"细切,去黑皮。"

《医宗金鉴》:"炒黑。"

牡丹皮

【处方用名】　牡丹皮、丹皮、丹皮炭。

【来源】　本品为毛茛科植物牡丹的干燥根皮。

【历史沿革】　汉代有去心(《金匮》),梁代有"槌破去心"(《集注》)的方法。南北朝刘宋时有"去骨了细剉如大豆许,用清酒拌蒸,从巳至未出,日干用"等炮制方法(《雷公》)。宋代则为"去心及粗皮,酒浸一宿"(《传信》)。元代则出现"烧灰存性"用(《十药》)和"铡细用"(《宝鉴》)。明代有"酒洗炒"法(《瑶函》)。清代有"炒焦"(《鞠通》)等炮制方法。现今大多生用,亦有炒炭用者。

【炮制方法】

(1) 牡丹皮　取原药材,除去杂质及残留木心,洗净,润软,切厚片,干燥。

(2) 牡丹皮炭　取牡丹皮片,用中火炒至黑褐色,喷淋少许清水,灭尽火星,取出晾干。

【成品性状】　本品呈类圆形中空厚片,粉白色或粉红色,外皮灰褐色或红褐色,质脆,粉性,有特殊香气,味微苦涩。炒炭后呈黑褐色,味涩。

【性味归经】　苦、辛,微寒。归心、肝、肺经。

【功能主治】 清热凉血,活血散瘀。用于热病斑疹、吐血、衄血、血瘀经闭、痛经、痈肿。

【炮制作用】 本品生用长于清热凉血,活血散瘀,炒炭后增强止血作用。

【贮存】 置阴凉干燥处。丹皮炭贮于缸、坛内。

【文献摘要】

《卫生宝鉴》:"去心,锉细用。"

《得配本草》:"胃虚者酒拌蒸,实热者生用。"

地榆

【处方用名】 地榆、地榆炭。

【来源】 本品为蔷薇科植物地榆的干燥根。

【历史沿革】 唐代有炙的记载(《外台》、《颅囟》)。宋代则出现"醋炒"(《博济方》)和单炒法(《传信》)。明代有"地榆除下焦热,治大小便血症,止血取上截,切片炒用……"的论述(《纲目》)。还有酒洗法(《大法》)。清《本草分经》谓"止血炒黑用"。现今采用炒炭的炮制方法。

【炮制方法】

(1)地榆 取原药材,除去杂质,洗净,捞起,除去残茎,润透后切片,干燥。

(2)地榆炭 取净地榆片,用武火炒至外表焦黑色、内部棕褐色,取出放凉。

【成品性状】 本品呈不规则的圆片或椭圆形斜片,外皮暗紫红色或棕红色,横切面紫红色或棕红色,有的皮部呈纤维绒状,中心形成不明显的菊花纹,味苦涩。炒炭后外表焦黑色,内部焦褐色。

【性味归经】 苦、酸、涩,微寒。归肝、大肠经。

【功能主治】 凉血止血,解毒。用于吐血、衄血、胃肠出血、血痢、血崩;外治烧烫伤、湿疹、皮肤溃烂。

【炮制作用】 本品生用凉血止血,尤以凉血作用较强。炒炭后可增强止血、收敛、止痢的功效。

【炮制研究】 地榆为收涩、凉血止血药,又为治烫伤的要药。据报道,用炒地榆及生地榆粉对犬、兔烫伤作过一系列试验,结果表明,炒地榆炭对犬、兔Ⅱ～Ⅲ度烧伤有显著的疗效。炒地榆在体外有抑制某些细菌的作用。又据报道,地榆炒炭后不仅保存了生地榆的止血作用,又具备炭的吸着性,并释放出可溶性钙,故地榆炭的止血作用较生地榆为优。说明中医用地榆炭止血是有一定道理的。

【贮存】 置通风干燥处。

【文献摘要】

《本草通玄》:"地榆虽能止血,多用能伤中气,梢能行血,必当去之。多以生用,见火新功。"

《医宗说约》:"炒黑止血。"

侧柏叶

【处方用名】 侧柏叶、侧柏、侧柏炭。

【来源】 本品为柏科植物侧柏的干燥枝梢与叶。

【历史沿革】 宋代有"炙微黄"(《圣惠》)和"烧灰存性"(《朱氏》)的炮制方法。明代有常用或生或炒,各从本方"的记载(《纲目》)。清《得配本草》谓"生用凉,炙用温"。现今多炒炭用,亦有生用者。

【炮制方法】

(1) 侧柏叶　取原药材,除去梗及杂质。

(2) 侧柏炭　取净侧柏叶,用中火炒至外焦褐色,内焦黄色时取出,摊凉。

【成品性状】　本品为带叶枝梢,青绿色或黄绿色,质脆,气清香,味苦涩。炒炭后呈焦褐色,具光泽,有焦香气。

【性味归经】　苦、涩,微寒。归肺、肝、大肠经。

【功能主治】　凉血止血,生发,止咳。用于吐血、咳血、尿血、便血、血痢、崩漏、肺热咳嗽;外用治烧烫伤。

【炮制作用】　本品生用凉血止血。炒炭后增强止血作用。

【贮存】　置通风干燥处。侧柏炭贮于缸、坛内。

【备注】

(1) 侧柏叶止血作用较好,为治各种出血症的要药,性属寒凉,主要用于血热妄行的出血症。据报道,炒炭后在体外能增强血液凝固的作用。

(2) 本品质轻,炒炭时火力不宜过强,防止药物燃烧。

【文献摘要】

《本草求真》:"借炒炭以止血耳。"

卷柏

【处方用名】　卷柏、卷柏炭。

【来源】　本品为柏科植物卷柏的干燥全草。

【历史沿革】　宋代有"生用破血,炙用止血"的记载(《证类》)。还有醋炙的方法(《济生方》)。明代有"去根"的用法(《准绳》)。清代则有"烧存性"入药者(《本草述》)。现今有生用或炒炭用者。

【炮制方法】

(1) 卷柏　取原药材,除去残留须根及杂质,洗净,切段,干燥。

(2) 卷柏炭　取净卷柏段,用中火炒至焦黑色,喷淋少许清水,灭尽水星,取出晾干。

【成品性状】　本品为枝上密生鳞片状小叶的段。绿色或黄绿色。质脆,味淡。炒炭后呈焦黑色,味涩。

【性味归经】　辛,平。归肝经。

【功能主治】　生用活血。用于经闭、癥瘕、跌打损伤。炒炭止血。用于吐血、便血、尿血、脱肛、崩漏。

【炮制作用】　本品生用善于活血,炒炭后产生涩性,故善于止血。

【贮存】　置通风干燥处。卷柏炭贮于缸、坛内。

【文献摘要】

《本草蒙筌》:"止血用炙,去血宜生。"

《本草分经》:"生用辛平破血,治淋结。炙用辛温止血,治肠风。"

茜草

【处方用名】　茜草、茜草根、茜草炭。

【来源】　本品为茜草科植物茜草的干燥根及根茎。

【历史沿革】　南北朝刘宋时(《雷公》)和宋代(《圣惠》)均有"剉"的记载。金代(《儒门》)

和元代(《十药》)则出现"烧炭存性"的炮制方法。清代亦有炒用者(《本草述》)。《得配本草》有"酒炒行血,童便炒止血"的论述。现今多炒炭用。

【炮制方法】

(1)茜草 取原药材,除去残茎及杂质,洗净,润软,切片,干燥。

(2)茜草炭 取茜草片,置锅内,用武火炒至外表焦黑色,取出摊凉。

【成品性状】 本品呈不规则圆片,表面紫红色或暗褐色,味苦。炒炭后呈焦黑色,略有光泽,质轻松,味涩。

【性味归经】 苦,寒。归肝经。

【功能主治】 凉血止血,活血祛瘀。用于吐血、衄血、尿血、便血、崩漏、血滞经闭、跌打损伤、痹症关节疼痛。

【炮制作用】 本品生用凉血止血、活血祛痰。炒炭增强止血作用。

【贮存】 置通风干燥处,茜草炭贮于缸、坛内。

【文献摘要】

《重修政和经史证类备用本草》:"入药剉炒用。"

《十药神书》:"烧灰存性。"

贯众

【处方用名】 贯众、贯众炭。

【来源】 本品为鳞毛蕨科植物粗茎鳞毛蕨或蹄盖蕨科植物蛾眉蕨或乌毛蕨科植物乌毛蕨或紫萁科植物紫萁的干燥根茎及叶柄残基。

【历史沿革】 唐代有切或熬的方法(《外台》)。宋代则有"烧灰"的炮制方法(《圣惠》)。明代为"洗净,切片炒"(《大法》)。清代为"烧存性"(《良朋》)。亦有煅炭法(《得配》)。现今有生用及炒炭用者。

【炮制方法】

(1)贯众 取原药材,除去杂质,掰开,将根茎砸成小块。

(2)贯众炭 取贯众碎块,大小分开,分别用武火炒至表面焦黑色,内部焦褐色,喷淋少许清水,取出晾干。

【成品性状】 本品种类不一,一般根茎表面黄棕色至黑棕色,断面深黄色至淡棕色。叶柄残基为黑棕色或黄棕色,稍弯曲。味微涩。炒炭后呈焦黑色,味涩。

【性味归经】 苦,微寒;有小毒。归肝、脾经。

【功能主治】 清热解毒,止血,杀虫。用于预防感冒、麻疹、痢疾,吐血、衄血、便血、崩漏、虫积腹痛。

【炮制作用】 本品生用善于清热解毒,杀虫。炒炭则增强止血作用。

【贮存】 置通风干燥处。贯众炭置于缸、坛内。

【备注】 本品亦有洗净润透切片用者。

【文献摘要】

《本草述》:"去皮毛,剉焙为末。"

《得配本草》:"煅炭,童便酒下,治乳痈。"

蒲黄

【处方用名】 蒲黄、生蒲黄、炒蒲黄。

【来源】 本品为香蒲科植物水烛香蒲、东方香蒲或同属植物的干燥花粉。

【历史沿革】 南北朝刘宋时有"蒸"和"焙"的炮制方法(《雷公》)。宋代有"入药要破血消肿即生使,要补血即炒用"的论述(《证类》)。亦有微炒用者(《圣惠》、《总录》)。明代《炮炙大法》谓"行血生用,止血炒用"。沿至清代均有"炒黑"的方法(《本草述》、《得配》)。现今采用炒炭炮制方法。亦有生用者。

【炮制方法】

(1)蒲黄 取原药材,揉碎结块,除去花丝及杂质。

(2)蒲黄炭 取净蒲黄,用中火炒至黑褐色时,喷洒适量清水,取出,摊晾干燥。

【成品性状】 本品为黄色细小花粉,质轻,手捻有滑腻感,味淡。炒炭后呈黑褐色,味涩。

【性味归经】 甘,平。归肝、心包经。

【功能主治】 止血,活血,利尿。用于咯血、吐血、衄血、便血、尿血、血淋、崩漏、外伤出血、脘腹疼痛、产后瘀血腹痛。

【炮制作用】 本品生用性滑,偏于活血行瘀止痛。炒炭后性涩,偏于止血。

【炮制研究】 本品含有甾醇类、脂肪油、挥发油、生物碱、黄酮类等成分。据报道,蒲黄炒炭后能缩短凝血时间。故中医认为蒲黄炒炭后能增强止血作用是有道理的。

【贮存】 置干燥处,防尘。蒲黄炭贮于缸、坛内。

【备注】 蒲黄为一种花粉类药物,体松质轻,炒时火力不宜过大,出锅后应摊开散热,防止复燃,冷后收藏。如喷水较多,则须晾干,以免发霉。

【文献摘要】

《本草从新》:"炒黑性涩,止一切血。"

《得配本草》:"行血生用,止血炒黑。"

《本草正义》:"欲利生用,欲固炒熟。"

槐角

【处方用名】 槐角、槐实、槐角炭、蜜槐角。

【来源】 本品为豆科植物槐的干燥成熟果实。

【历史沿革】 南北朝刘宋时有"槌之令破,用乌牛乳浸一宿,蒸过用"的方法(《雷公》)。唐代有"烧灰"、"烧末"的炮制方法(《千金》)。宋代为"炒令香"(《圣惠》)。元代则为"麸炒"或"麸炒黄"(《瑞竹》、《宝鉴》)等炮制方法。明代有"炒令焦熟"法(《普济方》)。清代为"微炒"入药。现今有炒炭及蜜炙两种炮制方法。

【炮制方法】

(1)槐角 取原药材,除去杂质。

(2)槐角炭 取净槐角,用武火炒至表面焦黑色,内部老黄色时取出,放凉。

(3)蜜槐角 取净槐角,用中火炒至鼓起时,喷洒蜜水,再炒至外表光亮,疏松不粘手,取出,放凉。

每100公斤槐角,用炼蜜5公斤。

【成品性状】 本品呈连珠状,似豆荚,表面皱缩,黄绿色或黄褐色,味苦。炒炭后呈焦黑色。蜜炙后鼓起,呈褐色,并且有光泽,略有粘性,味稍甜。

【性味归经】 苦,寒。归肝、大肠经。

【功能主治】　凉血止血。用于肠风下血、痔疮出血、妇女阴疮湿痒。

【炮制作用】　本品生用清热润肠,凉血止血。炒炭增强止血作用。蜜炙缓和苦寒之性,并增强滋润肠燥的功效。

【贮存】　置阴凉干燥处。槐角炭贮于缸、坛内。蜜槐角置适宜容器内,防尘。

【文献摘要】

《外科大成》:"炒黑。"

荆芥(附:荆芥穗)

【处方用名】　荆芥、荆芥炭。

【来源】　本品为唇形科植物荆芥的干燥地上部分。

【历史沿革】　唐代有"剉"法(《理伤》)。宋代有"烧灰"法(《急救》)。明代为"炒黑色"(《万氏》)。亦有"若用止血须炒黑"的论述(《大法》)。清代有"微炒用以杀辛气者"(《钩元》)。现今有生用者,有炒炭用者。

【炮制方法】

(1)荆芥　取原药材,除去杂质,洗净,润透,切段,干燥。

(2)荆芥炭　取荆芥段,用中火炒至黑褐色时,喷淋少许清水,灭尽火星,取出晾干。

【成品性状】　本品为不规则的小段,表面淡黄绿色或淡紫红色,体轻,断面类白色,气芳香,味涩而辛凉。炒炭后呈黑褐色,味涩,香气减弱。

【性味归经】　辛,平。归肺、肝经。

【功能主治】　祛风解表,止血。用于感冒风寒、头痛、疹出不透、疮疡肿毒。炒炭治衄血、便血、崩漏。

【炮制作用】　本品生用善于祛风解表。炒炭能减弱其辛散之性,从而增强止血功能。

【贮存】　置干燥处。荆芥炭置于缸、坛内。

【附】　荆芥穗

【处方用名】　荆芥穗、芥穗、芥穗炭。

【来源】　本品为唇形科植物荆芥的干燥花穗。

【历史沿革】　宋代有炒法(《博济》、《急救》)。明代有"烧存性"法(《医学》)。清代有"治血炒黑用"的论述(《备要》)。现今有生用者,有炒炭用者。

【炮制方法】

(1)荆芥穗　摘取荆芥的花穗,除去杂质。

(2)荆芥穗炭　取净荆芥穗,用中火炒至黑褐色时,喷淋少许清水,灭尽火星,取出晾干。

【成品性状】　本品为穗状花序,淡棕色或黄绿色。气芳香,味微涩而辛凉。炒炭后呈黑褐色。香气减弱,味涩。

性味归经、功能主治与荆芥同。惟善于散头部之表邪,炒炭后可缓和辛散作用,并具有止血功能。

【贮存】　同荆芥。

【文献摘要】

荆芥　《嵩崖尊生全书》:"生用解散风邪,炒黑专主崩漏。"

《本草便读》:"炒后能入血分,故又能宣血中之风,凡产后溃疡血虚感风之证最宜。"

荆芥穗　《本草备要》:"穗在于巅,故善升发,治血炒黑用。"

藕节

【处方用名】　藕节、藕节炭。

【来源】 本品为睡莲科植物莲的干燥根茎节部。

【历史沿革】 宋代有烧灰的炮制方法(《济生方》)。明代《万氏女科》,清代《串雅内编》亦均有"烧灰存性"的炮制方法。现今有生用者,或炒炭用者。

【炮制方法】

(1) 藕节 取原药材,除去杂质及残留须根,洗净,干燥。

(2) 藕节炭 取净藕节,用武火炒至表面焦黑色,内部深褐色时,喷淋少许清水,灭尽火星,取出晾干。

【成品性状】 本品呈短圆柱形,中部稍膨大。表面灰黄色至灰棕色,有须根痕,断面有多数圆孔,味涩微甘。炒炭后表面焦黑色,内部深褐色。味涩。

【性味归经】 甘、涩,平。归肺、胃经。

【功能主治】 止血,消瘀。用于衄血、吐血、咳血、便血、尿血、崩漏。

【炮制作用】 本品生用善于凉血止血,兼能化瘀。炒炭增强收敛之性,故止血作用更强。

【贮存】 置通风干燥处,防蛀。藕节炭宜贮于缸、坛内。

【文献摘要】

《嵩崖尊生全书》:"烧灰存性。"

鸡冠花

【处方用名】 鸡冠花、鸡冠花炭。

【来源】 本品为苋科植物鸡冠花的干燥花序。

【历史沿革】 宋代有"剉"和"微炒"的炮制方法(《圣惠》)。明代仍沿用此法(《普济方》、《奇效》)。清代则出现有"烧灰"用者(《幼幼》)。亦有炒用者(《从新》、《得配》)。现今有生用,以及炒炭用者。

【炮制方法】

(1) 鸡冠花 取原药材,除去杂质及残茎,切段。

(2) 鸡冠花炭 取净鸡冠花段,用中火炒至焦黑色时,喷淋少许清水,灭尽火星,取出晾干。

【成品性状】 本品为穗状花序,多呈鸡冠状。表面紫色或红色(红鸡冠花);或黄白色(白鸡冠花)。生品多切成短段。种子黑色,细小,有光泽。质轻,味淡。炒炭后呈焦黑色,味涩。

【性味归经】 甘、涩,凉。归肝、大肠经。

【功能主治】 收敛止血,涩肠,止带。用于便血、痔血、崩漏、白带、久痢。

【炮制作用】 本品炒炭后增强涩敛之性,止血涩肠功能更佳。

【贮存】 置通风干燥处。鸡冠花炭贮于缸、坛内。

【文献摘要】

《太平惠民和剂局方》:"剉、微炒。"

《串雅内编》:"烧灰存性。"

8·2 加辅料炒法

将某种辅料放入锅内加热至规定程度,投入药物共同拌炒的方法,称为加辅料炒。辅料有中间传热作用,能使药物受热均匀,炒后质变酥脆,减低毒性,缓和药性,增强疗效。常用的加辅料炒法有麸炒、米炒、土炒、砂炒、蛤粉炒、滑石粉炒等几种方法。

8·2·1 麸炒

药物与麦麸拌炒的方法称为麸炒。

麸炒的目的

(1) 增强疗效 具有补脾作用的药物,麸炒后,可增强疗效。如白术、山药等。

(2) 缓和药性 某些作用猛烈的药物,如枳实,麸炒缓和其破气作用,免伤正气。再如苍术,麸炒缓和其辛燥之性。

(3) 矫味矫臭 如僵蚕,生品气味腥臭,麸炒矫正其气味,以利服用。

麸炒的操作方法

用武火将锅烧热,撒入麦麸,至起烟时,投入药材,不断翻动并适当控制火力,炒至药材表面呈米黄色或深黄色时取出,筛去麸皮,放凉。

麦麸用量一般为每 100 公斤药物,用麦麸 10~15 公斤。

注意事项

操作时注意火力大小适当,防止药物炒焦粘麸。

苍术

【处方用名】 苍术、茅苍术、炒苍术、焦苍术。

【来源】 本品为菊科植物茅苍术或北苍术的干燥根茎。

【历史沿革】 唐代有米泔浸炒、醋煮(《理伤》)等炮制方法。宋代出现了东流水浸焙、麸炒(《总录》)、米泔青盐并制(《总微》)等法。金元时代有盐炒、酒煮(金·《儒门》)、酒醋并制、童便制(元·《瑞竹》)等炮制方法。明代有了制炭、蒸法、露制、茱萸制(《普济方》)、土米泔并制、姜制(《仁术》)、桑椹制(《景岳》)、米泔牡蛎制(《济阴》)、黑豆蜜酒人乳并制(《大法》)等法。清代增加了九蒸九晒法(《集解》)、土炒炭法(《全生集》)。现今沿用米泔浸、炒焦、麸炒、土炒等炮制方法。

【炮制方法】

(1) 苍术 取原药材,除去杂质,用水浸泡,洗净,润透,切片,干燥。

(2) 麸炒苍术 先将锅烧热,撒入麦麸,待冒烟时投入苍术片,不断翻动,至深黄色时取出,筛去麦麸,放凉。

每 100 公斤苍术,用麦麸 10~15 公斤。

(3) 焦苍术 取苍术片置锅内,炒至褐色时,喷淋少许清水,文火炒干,取出放凉。

【成品性状】 本品呈不规则厚片状,表皮灰棕色,切面黄白色或灰白色,散有多数橙黄色或棕红色油点(俗称朱砂点),切片后能析出毛状结晶,有香气,味甘辛苦,质脆,带粘性。麸炒后呈深黄色,香气较生品为浓。炒焦后呈焦褐色,香气微弱。

【性味归经】 辛、苦,温。归脾、胃经。

【功能主治】 燥湿,健脾,明目。用于脘腹胀满,吐泻,水肿,痰饮,肢体关节酸重,夜盲症。

【炮制作用】 生品辛温苦燥。麸炒后缓和燥性,气变芳香,增强健脾燥湿的作用。炒焦后辛燥之性大减,用于固肠止泻。

【炮制研究】 据研究,苍术挥发油对青蛙有镇静作用,并略使脊髓反射功能亢进。大剂量可使中枢神经抑制,终至呼吸麻痹而死亡。可见过量的苍术挥发油,对生物体有害。苍术炮制后,挥发油减少约 15%,从而降低了副作用。

【贮存】 置阴凉干燥处。

【文献摘要】《圣济总录》:"剉,麸炒熟,木臼内杵去黑皮,取净者。"

僵蚕

【处方用名】 僵蚕、白僵蚕、炒僵蚕。

【来源】 本品为蚕蛾科昆虫家蚕幼虫感染或人工接种白僵菌而致死的干燥体。

【历史沿革】 南北朝刘宋时代有米泔浸焙法(《雷公》)。唐代有炒法(《千金》)、熬法(《千金翼》)。宋代增加了面炒(《脚气》)、酒炒、炮(《药证》)、麸炒、盐炒(《总录》)、油炒(《朱氏》)等炮制方法。明清两代有醋浸、糯米炒、姜汁制(明·《普济方》)、纸裹灰炮(清·《良朋》)、红枣汤洗(清·《全生集》)等炮制方法。现今多采用清炒法、麸炒法、姜制法等炮制方法。

【炮制方法】

(1)僵蚕 取原药材,去净杂质。

(2)麸炒僵蚕 先将锅烧热,撒入麦麸,至起烟时,投入僵蚕,拌炒至表面呈黄色时取出,筛去麸皮,放凉。

每 100 公斤僵蚕,用麦麸 10 ~ 15 公斤。

【成品性状】 本品呈圆柱形,多弯曲皱缩,表面灰黄色,被有白色粉霜,质硬而脆,断面棕黄色,有光泽,气微腥,味微咸。麸炒后呈黄色,腥气减弱。

【性味归经】 咸、辛,平。归肝、肺经。

【功能主治】 祛风定惊,化痰散结。用于惊风抽搐,咽喉肿痛,瘰疬痰核,风疹瘙痒。

【炮制作用】 本品生用气味不良,不利于患者服用。麸炒能矫正其气味。

【贮存】 置干燥处,防蛀。

【文献摘要】《圣济总录》:"麸炒令黄。"

枳实

【处方用名】 枳实、炒枳实。

【来源】 本品为芸香科植物酸橙的干燥幼果。

【历史沿革】 汉代有去瓤炒(《玉函》)、制炭(《金匮》)、水浸炙黄(《伤寒》)、水浸去瓤炒(《注伤寒》)等炮制方法。唐代对炒提出炒黄的标准(《外台》)、对制炭提出"炒令黑,拗破看内外相似(《颅囟》)。宋明两代的方法主要有面炒(宋·《史载》)、麸炒焦(宋·《局方》)、醋炒(宋·《妇人》)、米泔浸去瓤炒(明·《普济方》)、蜜炙(明·《纲目》)、姜汁炒(明·《准绳》)等法。现今有炒焦、麸炒等炮制方法。

【炮制方法】

(1)枳实 取原药材,除去杂质,洗净,捞起,润透,切片,干燥。

(2)麸炒枳实 将锅烧热,撒入麦麸,待冒烟,投入枳实片,炒至黄色取出,筛去麦麸,放凉。

每 100 公斤枳实,用麦麸 10 ~ 15 公斤。

【成品性状】 本品略呈弧形或圆形薄片状,外皮灰绿色、黑绿色或暗棕绿色,切面黄白色或黄褐色,质脆,气清香,味苦微酸。麸炒后呈淡黄色,香气加重。

【性味归经】 苦,寒。归脾、胃经。

【功能主治】 行气宽中,消食、化痰。用于胸腹痞满胀痛,食积不化,痰饮,脱肛,子宫脱垂。

【炮制作用】 本品破气作用强烈,麸炒后缓和其峻烈之性,以免损伤正气。

【贮存】 置阴凉干燥处。防蛀。

【文献摘要】 《太平圣惠方》:"麸炒微黄色。"

枳壳

【处方用名】 枳壳、炒枳壳。

【来源】 本品为芸香科植物酸橙的干燥未成熟果实。

【历史沿革】 唐代有炒焦(《产宝》)、麸炒(《颅囟》)等炮制方法。宋代增加了麸炒醋熬(《圣惠方》)、炙(《苏沈》)、米泔浸麸炒(《总录》)、炒焦(《朱氏》)等炮制方法。元代出现面炒后清油润再焙干(《活幼》)、面裹煨(《瑞竹》)、制炭(《宝鉴》)等炮制方法。明清两代主要有陈粟米炒(明·《普济方》)、面炒香熟(明·《入门》)、醋炒(清·《增广》)、蜜炒(清·《医醇》)等法。现今有炒黄、炒炭、麸炒等炮制方法。

【炮制方法】

(1) 枳壳 取原药材,除去杂质,洗净,润透,切片,干燥,筛去脱落的瓤核。

(2) 麸炒枳壳 将锅烧热,撒入麦麸,待烟起投入枳壳片,不断翻动,炒至淡黄色时取出,筛去麦麸,放凉。

每100公斤枳壳,用麦麸10~15公斤。

【成品性状】 本品呈弧形条状薄片,表皮青绿色或棕褐色,切面黄白色,质脆,气清香,味苦微酸、麸炒后呈淡黄色,香气加重。

【性味归经】 苦、酸,微寒。归脾、胃经。

【功能主治】 同枳实,但力量不如枳实强,以行气宽中除胀为主。

【炮制作用】 本品麸炒后缓和其辛燥之。

【贮存】 置阴凉干燥处,防蛀。

【文献摘要】 《医宗粹言》:"消食去积滞用麸炒,不尔气刚,恐伤元气。"

8·2·2 米炒

药物与米同炒的方法,称为米炒。

米炒的目的

(1) 增强药物的健脾止泻的作用,如党参。

(2) 降低药物的毒性、矫正不良气味,如红娘子、斑蝥。

米炒的操作方法

先将锅烧热,加米于锅内,炒至冒烟时,投入药物共同拌炒,至米呈焦黄色或焦褐色,药物挂火色,取出,筛去米。

每100公斤药物,约用米20公斤。

党参

【处方用名】 党参、炒党参、炙党参。

【来源】 本品为桔梗科植物党参的干燥根。

【历史沿革】 清代始见蜜蒸(《得配》)、蜜炙(《治全》)、米炒(《时病》)等炮制方法。现今有蜜炙、米炒等炮制方法。

【炮制方法】

(1) 党参   取原药材,除去杂质,洗净,润透,切片或段,干燥。

(2) 米炒党参   将锅烧热,加米于锅内,炒至冒烟时,投入党参拌炒,至米呈焦褐色,党参挂火色时,取出,筛去米。

每 100 公斤党参,用米 20 公斤。

(3) 蜜炙党参   取炼蜜用适量水稀释,与党参拌匀,稍闷,投入锅内,加热翻动,至党参呈金黄色,基本不粘手时出锅,放凉。

每 100 公斤党参,用炼蜜 25 公斤。

【成品性状】   本品呈圆片或段状,表面黄棕色或灰棕色,切面黄白色或棕色,有裂隙或菊花纹,质脆,味甘。米炒后呈老黄色,具香气。蜜炙后呈黄褐色,质微具韧性。

【性味归经】   甘,平。归脾、肺经。

【功能主治】   益气补脾。用于气短心悸,体倦无力,食少便溏。

【炮制作用】   本品米炒后,气味焦香,增强健脾止泻的作用。蜜炙后增强补中益气的作用。

【贮存】   置通风干燥处,防蛀。蜜炙品防尘。

【文献摘要】

《得配本草》:"补肺蜜拌蒸熟。"

《时病论》:"米炒。"

红娘子

【处方用名】   红娘子、红娘、红娘虫、炒红娘、米炒红娘。

【来源】   本品为蝉科昆虫黑翅红娘或褐翅红娘的干燥虫体。

【历史沿革】   宋代有糯米炒(《总录》)。明代有米炒(《普济方》)、米水炒、面炒(《原始》)等炮制方法。现今采用米炒法。

【炮制方法】

(1) 红娘子   取原药材,去头、足、翅及杂质。

(2) 米炒红娘子   将锅烧热,加米于锅内,炒至冒烟,投入红娘子拌炒,至米呈焦黄色、红娘子微挂火色时,取出,筛去米。

每 100 公斤红娘子,用米 20 公斤。

【成品性状】   本品似蝉状,头尖,背面红褐色或暗红色,质轻,有特异臭气,味辛。米炒后微挂火色,臭味轻微。

【性味归经】   苦、辛,平。有大毒。归肝经。

【功能主治】   去瘀通经,攻毒破积。用于血瘀经闭,瘰疬,癣疮。

【炮制作用】   本品有剧毒,气味奇臭。米炒能降低其毒性及矫正其臭味。

【贮存】   置通风干燥处,防蛀。按毒剧药管理。

【备注】   本品的毒性成分为斑蝥素(84℃即升华),对皮肤粘膜有强烈的刺激作用。红娘子米炒后毒性降低,可能是所含有毒成分斑蝥素部分升华的结果。炮制操作时,要注意劳动保护。

【文献摘要】

《本草纲目》:"凡使去翅、足,以糯米或面炒黄色,去米、面不用。"

斑蝥

【处方用名】 斑蝥、炒斑蝥。

【来源】 本品为芫青科昆虫南方大斑蝥或黄黑小斑蝥的干燥虫体。

【历史沿革】 晋代有炙、炒、烧令烟尽(《肘后》)等炮制方法。南北朝刘宋时代有糯米炒法、小麻子炒法(《雷公》)。宋代又有酒浸炒焦法、麸炒法、面炒法(《博济方》)、醋煮法(《苏沈》)、米炒焦法(《朱氏》)。明清两代除沿用前世的炮制方法外,又增加了醋煮焙干法(明·《普济方》)、牡蛎炒法(明·《粹言》)、麸炒醋煮法(明·《通玄》)、米浸炒法(清·《良明》)、土炒法(清·《全生集》)等炮制方法。现今有米炒、糯米炒等炮制方法。

【炮制方法】

(1) 斑蝥 取原药材,去头、足、翅及杂质。

(2) 米炒斑蝥 将锅烧热,加米于锅内,炒至冒烟,投入斑蝥拌炒,至米呈焦黄色、斑蝥微挂火色时,取出,筛去米。

每 100 公斤斑蝥,用米 20 公斤。

【成品性状】 本品虫体呈长圆形,暗褐色,翅具黄色斑点,质脆,有特异臭气,味辛。米炒后微挂火色,臭味轻微。

【性味归经】 辛,寒;有大毒。归肝、胃经。

【功能主治】 破瘕散结,攻毒蚀疮。用于癥瘕、瘰疬、恶疮、疥癣。

【炮制作用】 本品有剧毒,气味奇臭。米炒能降低其毒性及矫正其臭味。

【贮存】 置通风干燥处,防蛀。按毒剧药管理。

【备注】 同红娘子。

【文献摘要】

《重修政和经史证类备用本草》:"凡用斑猫,……当以糯米同炒,看米色即为熟,便出之,去头、足及翅翼,便以乱发裹之,挂屋栋上一宿然后用之,则去毒矣。"

《本草蒙筌》:"去翅、足、同糯米炒熟。生者误服,吐泻难当。"

8·2·3 土炒

药物同灶心土(伏龙肝)拌炒的方法,称为土炒。亦有用黄土、赤石脂炒者。

土炒的目的

炒心土能温中补脾,止呕止泻。用作治疗脾胃疾患的药物,经土炒后,能增强其固脾止泄的功效。

土炒的操作方法

将细土粉置锅内,武火加热至灵活状态,随即投入药材拌炒,至药材表面均匀挂上一层土粉并透出土香气时,取出筛去土,放凉。

灶心土用量一般为每 100 公斤药物,用灶心土 25～30 公斤。

注意事项

灶心土呈灵活状态,投入药材之后,要适当调节火力,防止药材烫焦。

山药

【处方用名】 山药、淮山药、土炒山药、炒山药。

【来源】 本品为薯蓣科植物薯蓣的干燥根茎。

【历史沿革】 南北朝刘宋时代有蒸法(《雷公》)。宋代,有炒(《三因》)、微炒(《背疽方》)、姜汁炒、炒黄(《妇人》)、酒浸(《朱氏》)等炮制方法。金元时代有白矾水浸焙法(金·《儒门》)、炮法、五味子炒(元·《瑞竹》)等炮制方法。明代以后,有乳汁浸(明·《滇南》)、酒蒸(明·《宋氏》)、葱盐炒黄(明·《保元》)、乳拌微焙(明·《正宗》)、醋炒(明·《醒斋》)、炒焦(清·《医案》)、土炒、盐水炒(清·《害利》)等炮制方法。现今有清炒、土炒、米炒、麸炒等炮制方法。

【炮制方法】

(1) 山药 取原药材,除去杂质,大小分开,洗净,润透,切片,干燥。

(2) 土炒山药 先将土粉置锅内加热至灵活状态,再投入山药片拌炒,至表面均匀挂土粉时,取出,筛去土粉,放凉。

每100公斤山药,用灶心土25~30公斤。

(3) 麸炒山药 将锅烧热,撒入麦麸,冒烟时入山药片,不断翻动,至黄色取出,筛去麦麸。

每100公斤山药,用麦麸10~15公斤。

【成品性状】 本品呈不规则片状,表面洁白,粉质,味甘微酸。土炒后呈土色,具土香气。麸炒后呈黄色,具焦香气。

【性味归经】 甘,平。归脾、肺、肾经。

【功能主治】 补脾胃,益肺肾。用于脾虚腹泻,肺虚咳嗽,消渴,尿频,遗精,带下。

【炮制作用】 本品生用补肾生精,益肺阴。麸炒增强益脾和胃的作用,土炒增强补脾止泻的作用。

【贮存】 置通风干燥处,防蛀。防潮、防鼠。

【备注】

本品在切制水处理过程中,防止发粘变质,切片后应及时干燥。

【文献摘要】

《本草害利》:"洗净切片晒干或炒黄用,入脾胃土炒,入肾盐水炒。"

白术

【处方用名】 白术、土炒白术、炒白术。

【来源】 本品为菊科植物白术的干燥根茎。

【历史沿革】 唐代有炒黄(《千金翼》)、土炒(《外台》)等炮制方法。宋代有米泔浸(《博济》)、麸炒(《苏沈》)、醋浸(《总录》)。元代有煨法(《瑞竹》)、牡蛎炒法(《丹溪》)等炮制方法。明代主要有蜜炙(《普济方》)、姜汁炒(《仁术》)、黄土拌九蒸九晒(《准绳》)、蜜拌炒焦(《必读》)。清代主要有枳实水浸炒(《钩元》)、酒炒(《良朋》)、酒浸九蒸九晒(《拾遗》)等炮制方法。现今有炒焦、土炒、麸炒、米炒等炮制方法。

【炮制方法】

(1) 白术 取原药材,除去杂质,用水润透,切片,干燥。

(2) 土炒白术 先将土置锅内加热,至土呈灵活状态时投入白术片,炒至白术表面均匀挂土粉时取出,筛去土,放凉。

每100公斤白术片,用土粉25~30公斤。

(3) 麸炒白术 先将锅烧热,撒入麦麸,待冒烟时投入白术片,不断翻动,炒至白术呈黄褐色取出,筛去麦麸。

每 100 公斤白术片,用麦麸 10～15 公斤。

【成品性状】　本品呈不规则圆片或斜片状,边缘灰黄色或灰棕色,切面淡黄或黄白色,质坚硬,微显油性,味甘微辛。土炒后显土色,具土香气。麸炒后,呈黄色或黄褐色,具麸香气。

【性味归经】　甘、苦,温。归脾、胃经。

【功能主治】　补脾益气,燥湿利水,固表止汗。用于脾虚泄泻、脘腹虚胀、倦怠乏力、痰饮水肿,表虚自汗、胎动不安。

【炮制作用】　本品生用健脾燥湿。麸炒增强健脾作用,能缓和燥性。土炒增强补脾止泻的功效。

【炮制研究】　白术经土炒后,挥发油减少约 15%,并且挥发油的颜色加深,折光率增大。

【贮存】　置阴凉干燥处,防蛀。

【文献摘要】　《本草求真》:"壁土拌炒,借土气助脾……入消胀药,麸皮拌炒用,借麸入中。"

8·2·4　砂炒

药物与热砂同炒的方法称为砂炒。亦称砂烫。

砂炒的目的

(1)利于调剂和制剂　质地坚硬的药材,经砂炒,变得松软酥脆,从而易于煎煮和粉碎。如狗脊、穿山甲、虎骨等。

(2)降低毒性　毒性药材经砂炒后,部分毒性成分被破坏,降低了毒性。如马钱子。

(3)矫味矫臭　某些臭味不良的药材,经砂炒后,其臭味得到一定程度的矫正。如刺猬皮。

(4)利于净选　有些药材附带的非药用部分,经砂炒后容易除去。如骨碎补、马钱子等。

砂炒的操作方法

(1)辅料的处理　取河砂筛去石子和极细者,用清水洗净泥土,干燥或置锅内加热并加入 1～2% 的食用植物油拌炒,至砂的色泽均匀时取出,即得。

(2)操作方法　取上述河砂置锅内,用武火加热至滑利、翻动灵活时,投入药材,不断翻动,至质地酥脆或鼓起,外表呈黄色或较原色加深时取出,筛去砂放凉或趁热投入醋中略浸,取出干燥即得。砂用量以能掩盖所加药材为度。

注意事项

(1)用过的河砂可反复使用,但需将残留在其中的杂质去除。炒过毒性药材的河砂不可再炒其他药材。

(2)若使用油砂,反复使用时,每次均需添加食用植物油拌炒。

(3)操作时要保持质量,炒至符合规格时,迅速出锅,防止烫焦沾砂。

鳖甲

【处方用名】　鳖甲、炙鳖甲、酥鳖甲。

【来源】　本品为鳖科动物鳖的干燥背甲。

【历史沿革】　汉代有炙法(《金匮》)。南北朝刘宋时代有童便煮法(《雷公》)。唐代有制炭等炮制方法(《千金翼》)。宋代有蛤粉炒、童便浸炙(《总录》)、醋碯砂炙、醋浸反复炙(《局方》)。明代有童便酒醋炙(《普济方》)、酒洗醋炒、桃仁酒醋反复制(《奇效》)。清代有酥炙法

(《经纬》)等炮制方法。现今用砂炒醋淬法。

【炮制方法】

(1)鳖甲　取原药材,用清水浸泡,不换水,至皮肉筋膜与甲骨容易分离时取出,洗净,日晒夜露至无臭味。

(2)制鳖甲　先将砂置锅内,武火加热,至砂滑利容易翻动时,投入大小分档的净鳖甲,炒至质酥,外表呈深黄色取出,筛去砂,趁热投入醋液中稍浸,捞出干燥。

每100公斤鳖甲,用醋20公斤。

【成品性状】　本品呈长方形薄片,外表黑褐色或墨绿色,中央有一条纵棱,内面类白色,质坚,气腥,味咸。炒制后呈深黄色,质酥脆,略有醋气。

【性味归经】　咸,微寒。归肝、肾经。

【功能主治】　滋阴退热,软坚散结。用于阴虚潮热、盗汗、热病后期伤阴抽搐、癥瘕积聚、经闭。

【炮制作用】　本品质地坚硬,并有腥臭气,砂炒后质变酥脆,易于粉碎及煎出有效成分;醋制矫臭,便于服用,并增强入肝消积的作用。

【炮制研究】　据报道,鳖甲和龟板炮制后能提高其蛋白质的煎出率。如煎煮约3小时后,生鳖甲蛋白质煎出率为4.23%,炙鳖甲为49.27%;生龟板为2.69%,炙龟板为37.71%。

【贮存】　置通风干燥处。

【文献摘要】《得配本草》:"消积醋炙,治骨蒸劳热童便炙,治热邪酒炙。"

龟板

【处方用名】　龟板、炙龟板、制龟板、酥龟板。

【来源】　本品为龟科动物乌龟的腹甲。

【历史沿革】　唐代有炙法(《千金翼》)。宋代增加了酥炙、醋炙(《证类》)、童便酥油反复制、煅(《疮疡》)等炮制方法。明代又有猪脂炙(《发挥》)、灰火炮后酥炙、酒炙(《纲目》)。清代有猪脂炙后烧灰等炮制方法(《本草述》)。现今用砂炒醋淬法。

【炮制方法】

(1)龟板　取原药材,用清水浸泡,不换水,使皮肉筋膜腐烂,与甲骨容易分离时取出,用清水洗净,日晒夜露至无臭气。

(2)制龟板　先将砂置锅内,用武火加热,至砂滑利容易翻动时,投入大小分档的净龟板,炒至质酥,表面呈淡黄色取出,筛去砂,趁热投入醋液中稍浸捞起,干燥。

每100公斤龟板,用醋20公斤。

【成品性状】　本品呈长方椭圆形薄片,外面淡黄色,内面黄白色,质坚硬,气微腥,味咸。砂炒醋淬后呈焦黄色,质酥脆,略有醋气。

【性味归经】　咸、甘,微寒。归肾、肝经。

【功能主治】　滋阴潜阳,益肾健骨。用于阴虚潮热,盗汗,热病后期阴伤抽搐,腰膝酸软,崩漏,痔漏。

【炮制作用】　本品质地坚硬,并有腥气,砂炒醋制后,质变酥脆,易于粉碎及煎出有效成分,发挥药物的功用,并能矫臭,便于服用。

【炮制研究】　见鳖甲本项下。

【贮存】 置通风干燥处。

【文献摘要】 《本草纲目》:"以龟甲锯去四边,石上磨净,灰火炮过,涂酥炙黄用。亦有酒炙、醋炙、猪脂炙、烧灰用者。"

虎骨

【处方用名】 虎骨、炙虎骨。

【来源】 本品为猫科动物虎的骨骼。

【历史沿革】 唐代有炙黄、炙焦(《千金》)等炮制方法。宋代主要有涂酥、炙黄、涂醋、炙黄、酒浸(《圣惠方》)、酒浸炙黄(《博济方》)、醋浸涂酥炙(《脚气》)、蜜炙(《证类》)、酒醋涂炙(《局方》)、酒煮(《朱氏》)等炮制方法。明代出现醋煮炙黄、酒洗醋炒(《奇效》)等法。清代基本沿用前世之法。现今有砂炒醋淬法、砂炒酒淬法、油炙法等。

【炮制方法】

(1) 虎骨 取原药材,除去筋肉,洗净,阴干,锯成小段,或用时捣碎。

(2) 砂炒虎骨 先将砂置锅内,武火加热,至砂滑利容易翻动时投入虎骨段,炒至质酥,表面呈黄色时取出,筛去砂,趁热投入醋液中稍浸,捞起,晒或烘干,碾碎即得。

每100公斤虎骨,用醋20~30公斤。

(3) 油炙虎骨 先将麻油置锅内,加热至沸时投入虎骨段,炸酥取出。或涂抹麻油,置火上烤酥取出。碾碎。

每100公斤虎骨,用麻油20~30公斤。

【成品性状】 本品呈不规则的碎块或小段,表面黄白色或类白色,细腻而稍显油润,质坚实,有腥气。炒后呈老黄色,质酥脆,略有香气。油炙后呈焦黄色,酥脆,气香,显油性。

【性味归经】 辛、温。归肝、肾经。

【功能主治】 强筋骨,祛风湿,止痛。用于关节筋骨疼痛,腰腿软弱无力,四肢拘挛。

【炮制作用】 本品质地坚硬,有腥气。砂炒、油炙后,质地酥脆,便于粉碎和煎煮。砂炒后醋浸,可增强止痛效果并去除腥气。

【贮存】 置通风干燥处。

【文献摘要】 《本草纲目》:"凡用虎之诸骨,并捶碎去髓,涂酥或酒或醋。各随方法,炭火炙黄入药。"

穿山甲

【处方用名】 穿山甲、山甲、炮山甲、炮甲珠、山甲珠。

【来源】 本品为鲮鲤科动物穿山甲的干燥鳞甲。

【历史沿革】 唐代有烧灰法(《千金翼》)。宋代有炙黄、童便浸炙(《圣惠方》)、醋浸炒(《产育》)、蚌粉炒(《普本》)、蛤粉炒(《传信》)等炮制方法。明代出现了桑灰炒、热灰炮焦、谷糠炒、土炒、醋炙、麸炒(《普济方》)、石灰炒(《要诀》)、酥炙、油煎(《纲目》)、沙土炒(《仁术》)、麻油煮(《正宗》)等炮制方法。清代有了药物制法,如红花煮焙法(《串雅内》)。现今有砂烫法、砂炒醋淬法等。

【炮制方法】

(1) 穿山甲 取原药材除去杂质,洗净,干燥。

(2) 砂炒穿山甲 将砂置锅内加热至滑利容易翻动时,投入大小一致的穿山甲片,不断翻动,至发泡、边缘向内卷曲、表面呈金黄色或棕黄色时,取出,筛去砂,放凉或趁热投入醋液中稍浸,捞出干燥。

每 100 公斤穿山甲,用醋 20~25 公斤。

【成品性状】　本品呈扇形、三角形或盾形,中央厚、边缘薄,外表灰褐色,质坚韧,气微腥,味咸。砂炒后鼓起,卷曲,呈金黄色或棕黄色,质酥脆,腥气极微。醋浸干燥后,略有醋气。

【性味归经】　咸,微寒。归肝、胃经。

【功能主治】　活血,下乳,消肿,排脓。用于乳汁不通、痈肿疮毒、经闭、关节肿痛。

【炮制作用】　本品质地坚韧并有腥臭气,不易煎煮和服用。砂炒后质地酥脆,易于煎煮或粉碎。砂炒醋浸后,能增强活血止痛的作用并矫正其腥臭之气。

【贮存】　置通风干燥处。

【文献摘要】　《本草原始》:"或炮、或酥炙、醋炙、童便炙,或烧或油煎,土炒、蛤粉炒,各随本方,未有生用者。"

鸡内金

【处方用名】　鸡内金、内金、鸡肫皮、炒鸡内金。

【来源】　本品为雉科动物家鸡的干燥沙囊内壁。

【历史沿革】　宋代有焙(《博济》)、蜜炙(《总录》)、炙(《妇人》)等炮制方法。以后各朝代出现的方法不多。明代有酒炒(《景岳》)、清代有猪胆汁浸炙(《大成》)等。现今有清炒法、砂炒法、醋炒法等炮制方法。

【炮制方法】

(1) 鸡内金　取原药材,洗净,干燥。

(2) 砂炒鸡内金　将砂置锅内,加热至滑利容易翻动时,投入大小一致的鸡内金,不断翻动,至发泡卷曲,呈淡黄色时,取出,筛去砂,放凉。

(3) 焦鸡内金　将鸡内金置锅内,炒至焦黄色,取出,放凉。

(4) 醋鸡内金　将鸡内金适当粉碎,置锅内炒至发泡卷曲、呈淡黄色时,均匀喷淋醋液,再略炒干,取出,放凉。

每 100 公斤鸡内金,用醋 15~20 公斤。

【成品性状】　本品呈不规则的碎片状,黄色或黄绿色,质脆,气腥,味微甘。砂炒后发泡卷曲,质酥脆,淡黄色,具焦香气。炒焦后,色变焦黄,焦香气加重;醋鸡内金呈深黄色,略具醋气,其余均同砂炒者。

【性味归经】　甘,平。归脾、胃、小肠、膀胱经。

【功能主治】　健胃、消食。用于食欲不振、积滞腹胀、小儿疳积。

【炮制作用】　本品砂炒后增强健脾消积的作用;炒焦后增强消食作用;醋炒后有疏肝助脾的作用并矫正其气味。

【炮制研究】　实验结果表明,口服炮制后的鸡内金,胃液分泌量、其酸度及消化力都增加,胃排空率也大大加快。

【贮存】　置阴凉干燥处,防蛀。

【文献摘要】　《本草害利》:"去宿食,瓦上炙入药。"

骨碎补

【处方用名】　骨碎补、申姜。

【来源】　本品为水龙骨科植物槲蕨或中华槲蕨的干燥根茎。

【历史沿革】 唐代有姜制、去毛炒(《理伤》)等炮制方法。宋代有火炮(《证类》)、盐炒(《总录》)、爁去毛(《局方》)、酒浸炒(《妇人》)等炮制方法。明代增加了蜜拌蒸法(《纲目》)、清代增加了制炭法(《得配》)等炮制方法。现今有砂炒法、酒制法等。

【炮制方法】

(1) 骨碎补 取原药材,除去非药用部分及杂质,洗净,润透,切片,干燥。

(2) 砂炒骨碎补 将砂置锅内,加热至滑利容易翻动时,投入骨碎补,不断翻动,至鼓起,呈红棕色,绒毛呈焦黄色时,取出,筛去砂,放凉,撞去绒毛。

【成品性状】 本品呈不规则长条状,外表密被深棕色至暗棕色绒毛,质坚硬,断面红棕色,味微涩。砂炒后无绒毛,呈红棕色,质轻松而脆,味微甘,气香。

【性味归经】 苦、温。归肝、肾经。

【功能主治】 补肾,接骨,强骨,活血止痛。用于腰膝疼痛,骨折疼痛,牙齿松动,跌打损伤,耳鸣、牙痛。

【炮制作用】 生品密被绒毛,不易除净,且质地坚硬,不利于煎煮或粉碎。砂炒后,易于除去绒毛,利于调剂和制剂。

【贮存】 置通风干燥处。

【文献摘要】《本草正》:"炒熟研末,猪腰夹煨,空心食之,能治耳鸣及肾虚,久痢,牙痛。"

马钱子

【处方用名】 马钱子、制马钱子。

【来源】 本品为马钱子科植物云南马钱的干燥成熟种子。

【历史沿革】 明代有豆腐制(《纲目》)、牛油炸(《禁方》)等炮制方法。清代方法较多,主要有香油炸、泡去毛(《良朋》)、水浸油炸后土粉反复制(《全生集》)、水煮黄土炒、甘草水煮后麻油炸(《串雅补》)、黄土炒焦(《笺正》)等炮制方法。现今有油炸法、砂炒法等。

【炮制方法】

(1) 马钱子 取原药材,除去杂质。

(2) 砂炒马钱子 将砂置锅内,加热至滑利容易翻动时,投入大小一致的马钱子,不断翻动,至外表呈棕褐色或深褐色,内部鼓起小泡时,取出,筛去砂,放凉,除去绒毛。

【成品性状】 本品呈纽扣状,外表有黄白色或灰黄色茸毛,质地坚韧,味苦。砂炒后呈棕褐色或深褐色,无茸毛,质地松脆,苦香味。

【性味归经】 苦、寒;有大毒。归胃、肝经。

【功能主治】 解毒,散结,活络止痛。用于瘰疬痰核,喉痹、风湿痹痛、痈疽肿毒,跌打损伤,半身不遂。

【炮制作用】 本品砂炒后毒性减低,同时质变酥脆,易于粉碎。另外,砂炒也便于去除绒毛。

【炮制研究】 砂炒时,马钱子中士的宁的含量,随温度、时间的不同而改变,见下表:

温度(℃)	时间(分钟)	士的宁含量(%)
240	3	1.84
250	3	1.51
260	3	1.20
270	3	1.03
270	4	0.81

【贮存】　置通风干燥处。

【文献摘要】　《本草纲目拾遗》:"黄土炒,焦黄为度,不可太枯……。"

狗脊

【处方用名】　狗脊、金毛狗脊、炒狗脊、制狗脊。

【来源】　本品为蚌壳蕨科植物金毛狗脊的干燥根状茎。

【历史沿革】　南北朝刘宋时代有酒蒸法(《雷公》)。到了宋代,方法较多。主要有火燎去毛(《博济》)、去毛醋炙、酥炙去毛(《总录》)、炙去毛(《普本》)、火燎去毛酒浸蒸焙干(《局方》)。明清两代方法有去毛醋煮切片焙干(明·《普济方》)、酒浸(清·《握灵》)、酒浸炒去毛(清·《逢原》)等炮制方法。现今有清炒、砂炒、盐制等炮制方法。

【炮制方法】

(1) 狗脊　取原药材除去杂质,浸泡,润透,切片(或蒸软后切片),干燥即得。

(2) 砂炒狗脊　将砂置锅内,加热至滑利容易翻动时,投入狗脊片,不断翻动,至鼓起,绒毛呈焦褐色时,取出,筛去砂,放凉,除去绒毛。

【成品性状】　本品呈不规则的椭圆或圆形薄片状,边缘有金黄色绒毛,切面浅棕色,中间组织可见多数点状结构,质地坚硬,味苦。炒后呈焦黄色或棕褐色,质地松泡,无绒毛。

【性味归经】　苦、甘、温。归肝、肾经。

【功能主治】　祛风湿,补肝肾,强腰膝。用于腰膝痠痛、足膝无力、半身不遂、关节痛。

【炮制作用】　本品砂炒后,制地松泡酥脆,利于煎煮和粉碎,也利于去毛。

【贮存】　置通风干燥处。

【备注】

(1) 本品一般在产地加工成片。

(2) 狗脊亦有酒蒸法,取其增强祛风湿的作用。

【文献摘要】　《本草汇》:"火燎去须,细锉,酒浸蒸晒。"

脐带

【处方用名】　脐带、坎炁、炒脐带。

【来源】　本品为初生婴儿的干燥脐带。

【历史沿革】　明代有瓦上炙焦法(《醒斋》)。清代有制炭法(《握灵》)、煅法(《逢原》)等。现今大都应用滑石粉炒法。

【炮制方法】

(1) 脐带　取干燥脐带,洗净,用湿纸包裹,置煻火中煨软,或用文火烘软,切片,干燥。

(2) 砂炒脐带　取脐带片,置热砂中,用武火炒至发泡、质酥时取出,筛去砂,放凉,碾为细粉。

【成品性状】　本品呈细长条状,淡黄或浅棕色,质坚韧,气微腥。脐带粉为淡黄或浅棕色细粉。

【性味归经】　甘、咸,温。归心、肺、肝、肾经。

【功能主治】　益肾纳气。用于虚劳羸弱、气血不足、肾虚喘咳。

【炮制作用】　本品质地坚韧,有腥气。砂炒后质变酥脆,易于粉碎,便于制剂,并能矫臭。

【贮存】　置阴凉干燥处,密闭贮存。

【备注】 鲜品的加工方法:将脐带漂洗干净,用金银花、甘草煎汁,加入黄酒与脐带同煮沸后取出,烘干。

每 20 条脐带,用金银花、甘草各 3 克,清水 500 毫升,黄酒 30 克(或白酒 15 克)。

【文献摘要】 《先醒斋广笔记》:"新瓦(上)炙焦存性,另研细。"

8·2·5 蛤粉炒

药物与蛤粉同炒的方法称为蛤粉炒(亦称蛤粉烫)。

蛤粉炒的目的

(1)使药材质地酥脆,便于制剂和调剂。

(2)降低药物的滞腻之性,矫正不良臭味。

(3)使药物增加清热化痰的功效。

蛤粉炒的操作方法

将研细过筛后的蛤粉置锅内,中火加热至灵活状态,投入药材,不断翻动,至鼓起,内部疏松时,取出,筛去蛤粉,放凉即得。

注意事项

(1)投入药材后,温度不宜偏高,防止焦糊与"烫死"。

(2)蛤粉可反复使用 2 次以上,至色变灰暗时更换。

每 100 公斤药材,用蛤粉 30 ~ 50 公斤。

阿胶

【处方用名】 阿胶、阿胶珠、胶珠、炒阿胶。

【来源】 本品为马科动物驴的皮经加工熬炼而成的胶块。

【历史沿革】 南北朝刘宋时代有猪脂浸炙(《雷公》)。唐代出现了炙珠(《外台》)。宋代增加了蛤粉炒(《指迷》)、炒黄(《圣惠方》)、米炒(《总录》)、麸炒(《产育》)、水浸蒸(《朱氏》)等炮制方法。明清两代出现的方法主要有草灰炒(明·《普济方》)、面炒(明·《纲目》)、蒲黄炒、牡蛎粉炒(清·《钩元》)、酒蒸(清·《得配》)。现今有蛤粉炒、蒲黄炒等炮制方法。

【炮制方法】

(1)阿胶丁 取阿胶块,置文火上烘软,切成小方块。

(2)蛤粉炒阿胶 将蛤粉置锅内加热至灵活状态,投入阿胶丁,不断翻动,至鼓起成圆球形,内无硬心时取出,筛去蛤粉,放凉。

(3)蒲黄炒阿胶 将蒲黄置锅内,加热至稍微变色,投入阿胶丁,不断翻动,至鼓起成圆球形,内无硬心时取出,筛去蒲黄,放凉。

【成品性状】 本品为长方块或小方块,呈棕黑色或乌黑色,略透明,质坚硬,气微腥,味甘。蛤粉炒后呈圆球形,质松泡,外表灰白色或灰褐色。蒲黄炒后外表呈棕褐色,其余同蛤粉炒。

【性味归经】 甘,平。归肺、肝、肾经。

【功能主治】 补血止血,滋阴润燥。用于血虚萎黄、心悸、虚劳咯血、吐血、心烦不眠,咳嗽痰少、咽喉干燥、崩漏。

【炮制作用】 本品蛤粉炒养阴润肺,用于燥咳,取其滋阴降火、化痰的功效。蒲黄炒用于虚劳之咯血、吐血。阿胶炒后还降低了其腻滞之性,同时也矫正了其不良气味。

【贮存】 置阴凉干燥处,密闭保存。

【文献摘要】 《得配本草》:"止血蒲黄炒,止嗽蛤粉炒。"

8·2·6　滑石粉炒

药物加入滑石粉拌炒的方法称为滑石粉炒。亦称滑石粉烫。

滑石粉炒的目的

(1) 使药材质地松泡酥脆,便于煎煮和粉碎。如象皮、黄狗肾等。

(2) 降低药材毒性及矫正不良气味。如刺猬皮,水蛭等。

滑石粉炒的操作方法

将滑石粉置锅内,加热至灵活状态时,投入药材,不断翻动,至质地松泡酥脆,颜色加深时,取出,筛去滑石粉,放凉即得。

每 100 公斤药材,用滑石粉 40～50 公斤。

注意事项

操作时,适当调节火力,防止药材生熟不均或烫焦。

鱼鳔胶

【处方用名】 鱼鳔、鱼胶、炒鱼鳔、鱼鳔珠。

【来源】 本品为石首鱼科动物大黄鱼、小黄鱼或鲟科动物中华鲟、鳇鱼等的干燥鱼鳔。

【历史沿革】 宋代有制炭法(《三因》)。元代有慢火炒法(《全书》)。明代出现炙法(《醒斋》)。到了清代主要用螺粉炒(《本草汇》)、焙、蛤粉炒、香油炸(《大成》)、麸炒(《良朋》)、牡蛎粉炒(《增广》)等炮制方法。现今大都应用滑石粉炒法。

【炮制方法】

(1) 鱼鳔胶　取鱼鳔微火烘软,切成小方块或丝。

(2) 滑石粉炒鱼鳔胶　将滑石粉置锅内加热至灵活状态时,投入鱼鳔,不断翻动,至发泡鼓起,颜色较原来加深时,取出,筛去滑石粉,放凉。

每 100 公斤鱼鳔,用滑石粉 40～50 公斤。

【成品性状】 本品呈不规则条状,黄白色或淡黄色,质坚韧,具腥臭味。滑石粉炒后质地酥脆,略有腥香气。

【性味归经】 甘、咸,平。归肾经。

【功能主治】 补肾益精,止血。用于肾虚滑精、吐血、血崩。

【炮制作用】 本品滑石粉炒后降低滋腻之性,矫正腥臭味,并利于粉碎。

【贮存】 密封,置干燥处。防蛀。

【文献摘要】 《本经逢原》:"凡用鳔胶入丸,切作小块,蛤粉炒成珠,方可磨末。"

黄狗肾

【处方用名】 狗肾、黄狗肾。

【来源】 本品为犬科动物雄性黄狗的干燥阴茎和睾丸。

【历史沿革】 宋代有炙黄(《圣惠方》)、酒煮焙干(《朱氏》)等炮制方法。明清两代主要有酒煮烂(明·《景岳》)、酥拌炒(明·《大法》)、酥炙(清·《良朋》)。现今大都应用滑石粉炒法。

【炮制方法】

(1) 狗肾　取原药材,用碱水洗净,再用清水洗涤,润软,切成小段或片,干燥。

(2) 滑石粉炒狗肾　将滑石粉置锅中加热呈灵活状态,投入狗肾段或片,炒至松泡,呈黄褐色时取出,筛去滑石粉,放凉,碾碎。

每100公斤黄狗肾,用滑石粉40~50公斤。

【成品性状】 本品呈圆柱状小段或圆形片状,黄棕色,有少许毛粘附,质地坚韧,有腥臭味。滑石粉炒后质地松泡,呈黄褐色,腥臭味减弱。

【性味归经】 咸,温。归肾经。

【功能主治】 壮阳益精。用于遗精阳痿。

【炮制作用】 本品滑石粉炒后质地松泡酥脆,便于粉碎和煎煮,同时矫正了腥臭味。

【贮存】 置通风干燥处,防蛀。

【备注】 本品亦可用砂炒法。

【文献摘要】《太平圣惠方》:"炙黄"。

象皮

【处方用名】 象皮,制象皮。

【来源】 本品为象科动物印度象或非洲象的干燥外皮。

【历史沿革】 明代有炒(《回春》)、砂炒(《准绳》)、酒炒(《保元》)等炮制方法。到了清代,方法较多。主要有制炭(《本草汇》)、煅(《大成》)酥拌炙(《奥旨》)、焙(《串雅外》)等炮制方法。现今有砂炒法、蛤粉炒法、滑石粉炒法。

【炮制方法】

(1) 象皮 取原药材,刷净灰屑,置火上烤软,切成小块。或置水中浸泡,捞起润软,切片,干燥。

(2) 滑石粉炒象皮 将滑石粉置锅中,加热呈灵活状态时投入象皮块或片,炒至鼓起,呈黄褐色时取出,筛去滑石粉,冷后碾碎。

每100公斤象皮,用滑石粉40~50公斤。

【成品性状】 本品呈不规则的小块或片状,外表灰褐色,皱缩,具毛,内面黄白色,质地坚硬,味淡。滑石粉炒后呈黄褐色,质地发泡酥脆。

【性味归经】 甘、咸,温。归膀胱经。

【功能主治】 止血,生肌,敛疮。用于金疮、溃疡久不收口。

【炮制作用】 本品滑石粉炒后质地发泡酥脆,便于粉碎。

【贮存】 置通风干燥处,防蛀。

【备注】 本品亦可用砂炒法、蛤粉炒法。

【文献摘要】《先醒斋广笔记》:"同黄砂炒,候软切片,再炒候脆方研。"

刺猬皮

【处方用名】 刺猬皮、猬皮、炒刺猬皮。

【来源】 本品为猬科动物刺猬及东北刺猬的干燥皮。

【历史沿革】 唐以前有酒煮(汉·《本经》)、烧末(晋·《肘后》)、炙、炙焦(梁·《集注》)等炮制方法。宋代出现了酒浸(《总录》)、煅(《朱氏》)、炒黄(《疮疡》)等法。明代增加了麸炒(《普济方》)。清代又有了酥炙黄、土炒(《说约》)、酒醋童便浸炙(《大成》),水煮(《钩元》)等法。现今有滑石粉炒、砂炒、醋炒、酒炒等炮制方法。

【炮制方法】

(1) 刺猬皮 取原药材用碱水浸泡,将污垢洗刷干净,再用清水洗净,润透,切成寸方小块,干燥。

(2) 滑石粉炒刺猬皮 将滑石粉置锅内加热至灵活状态,投入刺猬皮,不断翻动,至刺尖卷曲焦黄,质地发泡时,取出,筛去滑石粉,放凉。

每 100 公斤刺猬皮,用滑石粉 40～50 公斤。

(3) 砂炒刺猬皮 将砂置锅内,加热至滑利容易翻动时,投入刺猬皮,不断翻动,至刺尖卷曲焦黄,质地发泡时,取出,筛去砂,放凉。

另有用砂炒至上述规格时,取出,筛去砂,趁热投入醋液中稍浸,捞出,干燥。

【成品性状】 本品为带刺皮块,表面灰褐色或黑褐色,内面黄白色,边缘有毛,质坚韧,具腥臭气。炒制后质地发泡,刺卷曲,边缘皮毛脱掉,呈焦黄色,腥臭气味减弱。醋浸后略具醋气。

【性味归经】 苦,平;有小毒。归胃、大肠经。

【功能主治】 止血行瘀,止痛,固精缩尿。用于胃痛吐食、痔瘘下血、遗精、遗尿。

【炮制作用】 本品炒制后质地松泡酥脆,便于煎煮和粉碎。另外,还能去其毒性及矫正臭味。醋浸尤能矫味矫臭。

【贮存】 置干燥通风处,防蛀。

【文献摘要】《重修政和经史证类备用本草》:"皮及肉主反胃,炙黄食之。"

水蛭

【处方用名】 水蛭、制水蛭、炒水蛭。

【来源】 本品为水蛭科动物蚂蟥、柳叶蚂蟥或水蛭的干燥全体。

【历史沿革】 汉代有熬(《金匮》)、煨水洗去腥(《伤寒》)等炮制方法。宋代方法增多。有炒微黄、煨令微黄(《圣惠方》)、水浸去血子米炒(《总病论》)、石灰炒过再熬(《活人书》)、米泔浸暴干以冬猪脂煎焦黄、焙(《证类》)、炒焦《普本》)等炮制方法。元代出现盐炒法(《瑞竹》)。明、清两代基本沿用前代之法。现今有清炒法、滑石粉炒法、砂炒法等炮制方法。

【炮制方法】

(1) 生水蛭 取水蛭,洗净,闷软,切段,晒干。

(2) 炒水蛭 取滑石粉置锅内,加热炒至灵活状态时投入水蛭段,勤加翻动,拌炒至微鼓起,呈黄棕色时取出,筛去滑石粉,放凉。

每 100 公斤水蛭,用滑石粉 40～50 公斤。

【成品性状】 本品扁平,有环纹,背部呈褐色,腹部黄棕色,质韧,有腥气。滑石粉炒后呈淡黄色或黄棕色,微鼓起,质酥脆,有焦腥气。

【性味归经】 辛、咸,平;有小毒。归肝经。

【功能主治】 破血逐瘀,通经消癥。用于瘀血经闭、癥瘕积聚、跌打损伤。

【炮制作用】 本品炒后质地酥脆,能增进净度、降低毒性,并且有利于粉碎。

【贮存】 置通风干燥处,防潮,防蛀。

【文献摘要】

《太平圣惠方》:"炒令微黄。"

《圣济总录》:"米炒黄。"

9 炙 法

将净选或切制后的药物,加入一定量液体辅料拌炒,使辅料逐渐渗入药物组织内部的炮制方法称为炙法。

药物炙后在性味、功效、作用趋向、归经和理化性质方面都可能发生某些变化,能起到解毒、抑制偏性、增强疗效、矫臭、矫味和使有效成分易于溶出等作用,从而达到最大限度地发挥疗效。

炙法与加辅料炒法在操作方法上基本相似,但二者又略有区别。加辅料炒法是用固体辅料;而炙法则是用液体辅料,并要求渗入药物内部。加辅料炒的温度较高,时间较短;炙法的温度较低,时间稍长。

根据所加的辅料不同,炙法可分为酒炙、醋炙、盐炙、姜炙、蜜炙、油炙等法。

9·1 酒炙法

将净选或切制后的药物,加入一定量酒拌炒的方法称为酒炙法。

酒甘辛大热,气味芳香,能升能散,宣行药势,活血通络。故酒炙法多用于活血散瘀、祛风通络的药物。

酒炙的目的

(1) 改变药性,引药上行 临床常用的一些苦寒药,性本沉降,多用于清中下焦湿热。酒炙后不但能缓和寒性,免伤脾胃阳气,并可借升提之力引药上行,清上焦邪热,如黄连、大黄等。

(2) 增强活血通络作用 临床常用的一些活血散瘀药多用酒炙,如当归、川芎等。酒炙能起协同作用,增强疗效。

(3) 起矫臭作用 一些具有腥气的药,如乌梢蛇、蕲蛇等,经酒炙后可除去或减弱腥气。

酒炙通常有两种操作方法

(1) 先拌酒后炒药 将一定量的酒与药物拌匀,放置闷润,待酒被吸尽后,置锅内,用文火炒干。质地较坚实的根及根茎类药物一般均用此法。

(2) 先炒药后加酒 先将药加热炒至一定程度,再喷洒一定量的酒炒干。此法多用于质地疏松的药物。

因第二种方法不易使酒渗入药物内部,加热即迅速被挥发,所以现在一般多采用第一种方法。

酒炙法所用的酒以黄酒为佳。酒的用量:一般为每100公斤药物,用黄酒10～20公斤。部分地区亦有用白酒的,用量宜减半。

注意事项

(1) 在用酒闷润药物的过程中,容器上面应加盖,以免酒迅速挥发。

(2) 若酒的用量较小,不易与药物拌匀时,可先将酒加水适量稀释后,再与药物拌润。

(3) 加热炒制时,火力不可过大,翻动宜勤,一般炒至近干,颜色加深时,即可取出摊晾。

黄连

【处方用名】　黄连、川连、酒黄连、姜黄连、吴萸连、萸黄连。

【来源】　本品为毛茛科植物黄连、三角叶黄连或云连的干燥根茎。

【历史沿革】　唐代载有去毛,去皮,炒(《千金》)等法。宋代除有蜜炙(《史载》)、酒煮(《活人书》)、姜制(《证类》)、吴茱萸制(《总录》)外,还有米泔水制(《总微》)等炮制方法。元代增加了土炒(《丹溪》)。至明代则载有冬瓜汁制(《普济方》),盐水炒,猪胆汁炒,人乳蒸(《蒙筌》)等法。现今则有酒洗,酒拌,姜汁拌,吴茱萸拌,酒炒,醋炒,盐水炒等炮制方法。

【炮制方法】

(1) 黄连　取原药材,除去杂质,洗净,润透,切薄片,干燥。

(2) 酒黄连　取黄连片,加黄酒拌匀,稍闷,待酒被吸尽后,用文火炒干,取出晾凉。

每 100 公斤黄连,用黄酒 12 公斤。

(3) 吴萸连　取吴茱萸加适量水煎煮,除去吴茱萸,煎液与黄连片拌匀,待液被吸尽后,用文火微炒干,取出放凉。

每 100 公斤黄连,用吴茱萸 10 ~ 15 公斤。

(4) 姜黄连　取姜汁,与黄连片拌匀,待汁被吸尽后,用文火炒干,取出晾凉。

每 100 公斤黄连,用鲜生姜 12 公斤(绞汁)。

【成品性状】　生黄连片边缘黯黄色,附有残存细小须根,片面金黄色,味苦。酒黄连颜色较生片略深,味苦,微具酒气。吴萸连呈黯黄色,有吴茱萸气味。姜黄连色泽较黯,略有生姜气味。

【性味归经】　苦,寒。归心、肝、胃、大肠经。

【功能主治】　清热燥湿,泻火解毒。用于温病热盛心烦、吐血、衄血、湿热痞满呕恶、泻痢、黄疸;外治目赤、口舌生疮、耳道流脓、痈疖疮疡、黄水疮。

【炮制作用】　本品生用苦寒性能较强,长于泻火燥湿,解热毒。酒炙引药上行,善清头目之火。吴萸制可抑制其苦寒之性,使黄连寒而不滞,清气分湿热,散肝胆郁火。黄连经姜制后,可缓和过于苦寒之性,并善治胃热呕吐。

【炮制研究】　黄连主要含小檗碱,其次为黄连碱、甲基黄连碱、掌叶防己碱(棕榈碱)等。

【贮存】　置阴凉干燥处。

【备注】

(1) 本品生用苦寒较甚,不宜久服,否则易伤脾胃。

(2) 部分地区还习用黄连炭,主要用于止血。

【文献摘要】　《本草纲目》:"治本脏之火,则生用之;治肝胆之实火,则以猪胆汁浸炒;治肝胆之虚火,则以醋浸炒;治上焦之火,则以酒炒;治中焦之火,则以姜汁炒;治下焦之火,则以盐水或朴硝研细调水和炒;治气分湿热之火,则以茱萸汤浸炒;治血分块中伏火,则以干漆末调水炒;治食积之火,则以黄土研细调水和炒。诸法不独为之引导,盖辛热能制其寒,咸寒能制其燥性,在用者详酌之。"

大黄

【处方用名】　大黄、生大黄、川军、酒军、酒大黄、熟军、熟大黄、大黄炭。

【来源】　本品为蓼科植物掌叶大黄、唐古特大黄或药用大黄的干燥根及根茎。

【历史沿革】 汉代载有去皮,酒洗,酒浸(《玉函》),蒸(《金匮》)。至梁代有"破如米豆,炒至黑"(《集注》)的记载。南北朝刘宋时代用七蒸七晒(《雷公》)。唐代有醋蒸(《食疗》),湿纸煨(《颅囟》)等炮制方法。宋代有米泔水制(《活人书》),蜜制,姜制(《总录》),炒炭(《总微》)等方法。至宋代增加了麸煨后蒸制(《三因》)的方法。明代有酥炙(《普济方》)。清代有酒蒸(《备要》),酒炒(《得配》)的炮制方法。现今有酒浸、酒炒、醋炒、盐水炒、炒焦、炒炭、清蒸、酒蒸等炮制方法。

【炮制方法】

(1) 大黄 取原药材,分开大小,除去杂质,洗净,闷润至软后,切厚片或块,干燥。

(2) 酒大黄 取大黄片或块,用黄酒喷淋拌匀,稍闷,用文火微炒,至色泽加深时,取出放凉。

每100公斤大黄,用黄酒10公斤。

(3) 熟大黄 取大黄片或块,用黄酒拌匀,置适宜容器内密闭,隔水炖至大黄内外均呈黑褐色时,取出干燥。

每100公斤大黄,用黄酒30~50公斤。

(4) 大黄炭 取大黄片或块,置锅内,用武火炒至外表呈黑色时取出,摊开放凉。

【成品性状】 生大黄片或块呈黄色或棕黄色,中心有纹理,微显朱砂点,质轻,气清香,味苦而微涩。酒大黄质坚实,呈深棕色或棕褐色,折断面浅棕色,无焦斑,略有酒香气。熟大黄质坚实,为黑褐色,略有清香气。大黄炭为焦黑色,折断面深褐色,有焦香气。

【性味归经】 苦,寒。归脾、胃、心、肝、大肠经。

【功能主治】 攻积导滞,泻火凉血,活血祛瘀,利胆退黄。用于实热便秘、谵语发狂、食积痞满、里急后重、湿热黄疸、血瘀经闭、痈肿疔毒;外治烧烫伤。

【炮制作用】 本品生用气味重浊,走而不守,直达下焦,泻下作用峻烈,易伤胃气。酒炙后,其力稍缓,并借酒升提之性,引药上行,可清上焦实热。酒炖后,泻下作用缓和,能减轻腹痛等副作用,并增强了活血祛瘀的功效。炒炭后其泻下作用极弱,并有止血作用,可用于大肠有积滞的大便下血。

【炮制研究】 大黄主要含蒽醌类衍生物(包括游离和结合性的大黄酚、大黄酸、芦荟大黄素、大黄素、大黄素甲醚)和二蒽酮衍生物(包括番泻甙 A、B、C、D)。此外,尚含鞣质(主要为葡萄糖没食子鞣甙、儿茶鞣质、游离没食子酸)。其中番泻甙 A 和结合性大黄酸及其类似物为主要泻下成分,而鞣质为收敛成分。

据研究:大黄经酒炒后,结合性蒽醌有所减少,泻下作用弱于生大黄。熟大黄结合性大黄酸显著减少,鞣质只减少了一部分,因此,泻下作用缓和,收敛力亦有减弱。大黄炒炭后,其结合性大黄酸大量被破坏,所含鞣质仅部分被破坏,且炭有吸附作用,因此,泻下作用极弱,而收敛和吸附作用则相对增强,有止血止泻的功效。临床应用大黄及炮制品治疗各种细菌感染性疾病,烧烫伤……等取得较好疗效,实验研究亦证明生大黄及其游离蒽醌类成分有较广泛的抑菌功能。大黄各种炮制品均有一定抑菌效力,其中酒炖大黄的抑菌效力与生品相近。石灰制大黄,临床报道其外用治疗淋巴结核,烧烫伤疗效显著。近又报道:体外实验证实,经去鞣质处理的生大黄煎剂,对人血清中的天然抗体与免疫抗体的特异性抗原抗体血凝反应有明显的阻断作用,而酒炖大黄煎剂对人血清抗原抗体反应的阻断作用最强,大黄炭煎剂的阻断作用明显减弱。

【贮存】 置阴凉干燥处。防虫蛀。

【备注】 大黄体大质坚,在水处理过程中,宜采取少泡多润法,缓缓润透。因为大黄的有效成分易溶于水,久泡后影响药物疗效。

【文献摘要】

《本草述钩元》:"化脾积血块,多用醋熬成膏。其酒浸煨熟者,寒因热用也。"

《本经逢原》:"若峻用攻下生用。邪气在上,必用酒浸上引,而驱热下行。破瘀血韭汁制。虚劳吐血,内有瘀积,韭汁拌炒黑用之。大肠风秘燥结,皂荚绿矾酒制。"

《医方集解》:"大黄苦寒峻猛,能下燥结而去瘀热,加以蒸晒,则性稍缓和。"

常山

【处方用名】 常山、黄常山、酒常山。

【来源】 本品为虎耳草科植物常山的干燥根。

【历史沿革】 晋代载有酒渍,酒煮(《肘后》)的方法。至南北朝刘宋时期有"凡使,春使根、叶、夏秋冬一时用,使酒浸一宿,至明漉出,日干,熬捣少用。"(《雷公》)。唐代有酒制(《外台》)法。宋代有酒浸蒸制(《局方》)法。至明代有醋制(《普济方》),酒炒,酒蒸(《原始》)等法。清代有醋煮,醋炒(《本草述》)的方法。现今则有酒炒、醋炒、清炒等炮制方法。

【炮制方法】

(1) 常山 取原药材,除去杂质及残茎,分开大小,浸泡润透,取出切薄片,干燥。

(2) 酒常山 取常山片,加黄酒拌匀,稍闷,待酒被吸尽后,用文火炒至微干,呈深黄色时,取出晾凉。

每 100 公斤常山,用黄酒 20 公斤。

【成品性状】 生常山为淡黄色斜片,组织细密,质坚脆,味苦。酒常山呈深黄色,略显黑色焦斑,微具酒气。

【性味归经】 苦、辛,寒;有小毒。归肺、肝经。

【功能主治】 截疟,涌吐痰涎。用于疟疾、胸中痰饮积聚。

【炮制作用】 本品生用有强烈的致吐作用。酒炙后可减少呕吐的副作用。

【贮存】 置通风干燥处。

【备注】

(1) 孕妇慎服。截疟用酒常山,生常山用于催吐,量不宜过大。

(2) 有用清炒常山的方法。

【文献摘要】

《本草纲目》:"近时有酒浸蒸熟或瓦炒熟者,亦不甚吐人,又有醋制者吐人。"

《本经逢原》:"若酒浸炒透,则气稍缓,稍用钱许,亦不致吐也。"

《得配本草》:"生用则吐,熟用稍缓。酒浸一宿,日乾,甘草水拌蒸,或瓜蒌汁拌炒用,或醋拌炒。……非好酒浸透炒熟,禁用。"

乌梢蛇

【处方用名】 乌梢蛇、乌蛇、乌梢蛇肉、制乌梢蛇。

【来源】 本品为游蛇科动物乌梢蛇除去内脏的干燥体。

【历史沿革】 唐代有"炙去头尾"用(《外台》)。宋代发展为"酒浸去皮骨,轻炙"(《博济方》),"烧灰末"《证类》),酒炙后取肉入药(《局方》)等方法。明代增加了酥炙(《普济方》)。清代有醋浸后再酥炙的炮制法(《原始》)。现今则有酒浸、酒炒、酒蒸、酒煮等炮制方法。

【炮制方法】

(1) 乌梢蛇 取原药材,除去头及鳞片,切段。

(2) 乌梢蛇肉 取乌梢蛇,除去头及鳞片,用黄酒闷透,趁湿去净骨刺,切段,干燥。

每100公斤乌梢蛇,用黄酒20公斤。

(3) 酒乌梢蛇 取乌梢蛇段,加黄酒拌匀,闷透,用文火炒至微黄色,取出放凉。

每100公斤乌梢蛇,用黄酒20公斤。

【成品性状】 乌梢蛇段表面黑褐色或青黑色,无光泽,质坚韧,气腥,味淡。乌梢蛇肉无皮骨,肉厚柔软,略有酒气。酒乌梢蛇呈微黄色,有焦香气。

【性味归经】 甘,平。归肝经。

【功能主治】 祛风,通络,定惊。用于风湿痹痛、湿疹顽癣、四肢麻木、麻风。

【炮制作用】 本品酒炙后能增强祛风通络作用,并能矫臭,防腐,利于服用和保存。

【贮存】 置通风干燥处。防霉、防蛀。可放石灰缸内,或与花椒共贮。

【文献摘要】

《本草述钩元》:"去头及皮鳞,锉断,酒浸一宿,漉出炙干用,或以酒煮干,亦可。"

《得配本草》:"去头皮骨,酒浸一宿,酥炙,埋地下一宿用。大者力减。误用,反能引风入骨。"

蕲蛇

【处方用名】 蕲蛇、大白花蛇、蕲蛇肉、酒蕲蛇肉。

【来源】 本品为蝮蛇科动物五步蛇除去内脏的干燥体。

【历史沿革】 南北朝刘宋时代载有去头、皮、鳞等后醋浸,焙干,酥炙的方法(《雷公》)。宋代有酥拌微炒(《圣惠方》),"酒浸取肉焙干"(《药证》)的方法。至明代除沿用酒浸、酒炙外,又载有酒醋炙(《普济方》),去头尾、酒煮、去骨(《蒙筌》)用的方法。清代基本沿用酒制法。现今有酒炙、酒煮、酒蒸、酒浸等炮制方法。

【炮制方法】

(1) 蕲蛇 取原药材,除去头、鳞,切成段。

(2) 蕲蛇肉 取蕲蛇,去头,洗净,用黄酒润透后,除去鳞、骨,取净肉,干燥。

每100公斤蕲蛇,用黄酒20公斤。

(3) 酒蕲蛇 取蕲蛇段,加黄酒拌匀,闷透,用文火炒至微黄色,取出放凉。

每100公斤蕲蛇,用黄酒20公斤。

【成品性状】 蕲蛇段,表面灰褐色,有灰黄或灰白色斑纹,肉呈黄色,气腥,味微咸。蕲蛇肉色泽加深,呈褐黄色,质较柔软,略有酒气。酒蕲蛇呈褐黄色,有酒气。

【性味归经】 甘、咸,温;有毒。归肝经。

【功能主治】 祛风,通络,定惊。用于风湿瘫痪、肢体麻木、惊风抽搐、麻风疥癣。

【炮制作用】 本品气腥,头部有毒。除去头部能消除毒性。酒炙能增强祛风除湿、通络止痛的作用,并可减少腥气。

【贮存】 置通风干燥处。防霉、防蛀。可放石灰缸内,或与花椒共贮。

【备注】 本品含蛋白质、脂肪、皂苷。头部毒腺中含有多量的出血性毒和溶血性毒,其主要毒性成分为强烈的出血性毒。被咬伤中毒后,内脏广泛出血,极为危险。故历代医家认为应除去头部使用,以免发生中毒。

【文献摘要】

《本草衍义》:"用之,去头尾。换酒浸三日,弃酒不用,火炙,仍尽去皮骨。此物毒甚,不可不防也。"

《得配本草》:"酒浸五日,每日换酒,去酒埋于地下一宿,去皮骨炙用。"

蛇蜕

【处方用名】　蛇蜕、蛇退、龙衣、蛇皮、酒蛇蜕。

【来源】　本品为游蛇科动物黑眉锦蛇、锦蛇或乌梢蛇等反蜕下的干燥表皮膜。

【历史沿革】　南北朝刘宋时代载有醋浸,炙干用(《雷公》)。唐代有火熬用,炙用(《千金》)等炮制方法。宋代有烧灰入药用(《证类》)。明代增加酒炙、蜜炙(《纲目》)等方法。现今有酒洗、酒炒、焙、醋炒及麦麸炒等炮制方法。

【炮制方法】

(1) 蛇蜕　取原药材,除去泥屑杂质,剪成段。

(2) 酒蛇蜕　取蛇蜕段,加黄酒拌匀,润透,用文火炒至表面微黄色,取出放凉。

每100公斤蛇蜕,用黄酒15公斤。

【成品性状】　生蛇蜕呈圆筒形小段,多皱缩,背部银灰色或淡灰棕色,有光泽,腹部乳白色或略显黄色,质轻,微带韧性,气微腥,味淡或微咸。酒蛇蜕呈黄色或棕褐色,光泽明显,质轻脆。

【性味归经】　咸、甘,平。归肝经。

【功能主治】　祛风,定惊,退翳,止痒。用于小儿惊痫、目翳、风疹、疥癣。

【炮制作用】　本品有腥气,经酒炙后可增强祛风作用,并减少腥气。

【贮存】　置通风干燥处。防蛀。

【备注】　除酒蛇蜕外,尚有用蛇蜕炭的。系将蛇蜕用酒洗去泥屑,晒干,置罐内加盖,用盐泥固封,煅约1小时,隔夜取出。

【文献摘要】

《太平惠民和剂局方》:"凡使,先须炙过方可用。或烧成灰,入药用。"

《本草汇》:"以皂荚水洗净干,或掘坑一尺二寸埋地一宿,或酒或醋浸,盐泥固,煅存性用。"

桑枝

【处方用名】　桑枝、嫩桑枝、酒桑枝、炒桑枝。

【来源】　本品为桑科植物桑的干燥嫩枝。

【历史沿革】　唐代以前多用"细切"(《外台》)。宋代用"锉"入药(《圣惠方》),又有"锅中入米醋炒黑存性为末"(《总录》),还有"细切炒香"(《普本》)的炮制方法。至清代增加了酒蒸(《得配》)的方法。现今则有酒炒、麸炒、清炒等炮制方法。

【炮制方法】

(1) 桑枝　取原药材,洗净润透,切薄片,晒干。

(2) 酒桑枝　取桑枝片,用黄酒拌匀,待酒被吸尽后,用文火炒至黄色,取出放凉。

每100公斤桑枝,用黄酒12公斤。

(3) 炒桑枝　取桑枝片,用文火炒至微黄色,取出放凉。

【成品性状】　桑枝片类黄白色,中心有髓,海绵状,质坚韧,味淡。酒桑枝呈黄色,偶有焦斑略有酒气。炒桑枝呈微黄色。

【性味归经】　微苦,平。归肝经。

【功能主治】　祛风湿,利关节。用于肩臂关节酸痛麻木。

【炮制作用】　生品药性平和,祛风除湿,通络止痛的作用较缓,酒炙可增强其作用。炒桑枝缓和其寒性。

【贮存】　置干燥处。

【文献摘要】　《得配本草》:"切碎炒香,酒蒸治风湿,消食煅炭。"

蟾酥

【处方用名】　蟾酥、酒蟾酥。

【来源】　本品为蟾蜍科动物中华大蟾蜍或黑眶蟾蜍的耳后腺及皮肤腺所分泌的白色浆液,经收集加工而成的干燥品。

【历史沿革】　宋代除有"炙",如柳叶大,铁上焙焦"(《圣惠方》),"研"(《药证》),"干者汤浸去赤水焙干"(《总录》)外,另有酒浸化(《总微》)等炮制方法。至明代有"汤浸化和稀糊"(《普济方》),细锉,在容器中用乳汁溶化(《保元》)的方法。现今仍沿用将蟾酥捣碎,加白酒拌匀后放置至呈灰白色粥状,晒干后研细,和乳浸等炮制方法。

【炮制方法】

(1) 蟾酥　取蟾酥饼,蒸软,切薄片,烤脆后,研为细粉。

(2) 酒蟾酥　取蟾酥,捣碎,加白酒浸软搅动至呈稠膏状,微干时,粉碎。

【成品性状】　蟾酥为棕褐色粉末,微有腥气,具强烈刺激性,味苦麻。酒蟾酥仍为棕褐色粉末。

【性味归经】　甘、辛,温;有毒。归心、胃经。

【功能主治】　解毒,消肿,止痛。用于发背、疔疮、痈毒、咽喉肿痛;外治风、虫牙痛。

【炮制作用】　本品有毒,作用峻烈,临床用量极小,故多制成丸剂应用。因质地坚实,故用酒炙,以利于粉碎。

【贮存】　置通风干燥处。防潮。

【备注】

(1) 在研制蟾酥细粉时,应采取适当的防护措施,因其粉对人体裸露部分和粘膜有很强刺激;并应防止吸入而中毒。

(2) 有些地区用乳浸炮制本品。系将蟾酥捣碎,置磁盆中,放入鲜牛奶,浸渍,放温暖处,经常搅动,至蟾酥全部溶化成稠膏状时取出,风干或晒干,研成细粉。

(3) 孕妇慎用。

【文献摘要】　《校注妇人良方》:"干者酒化。"

川芎

【处方用名】　川芎、芎䓖、酒川芎。

【来源】　本品为伞形科植物川芎的干燥根茎。

【历史沿革】　唐代有"熬"(《千金翼》),切(《外台》),泡七次(《理伤》)的炮制方法。宋至明代有微炒,醋炒,(宋·《博济》),剉碎焙干(宋·《局方》),酒炒(宋·《扁鹊》),醋煮微软,切作片子用(元·《宝鉴》),小便浸(元·《丹溪》),米水浸,生地黄汁浸后焙干(明·《普济方》)等炮制方法。现今有酒炒、酒蒸、酒煮、炒黄、麸炒等炮制方法。

【炮制方法】

(1) 川芎　取原药材,除去杂质,分开大小,洗净,用水泡至指甲能掐入外皮为度,取出,润透,切薄片,干燥。

(2) 酒川芎　取川芎片,用黄酒拌匀,稍闷,用文火炒至棕黄色时,取出放凉。

每 100 公斤川芎,用黄酒 25 公斤。

【成品性状】　川芎呈黄白色或灰黄色薄片,片面可见波状环纹或不规则多角形的纹理,散有黄棕色的小油点(油室),质坚韧,香气浓郁,味苦辛,稍有麻舌感,微回甜。酒川芎呈老黄色,质坚脆,略具酒气。

【性味归经】　辛,温。归肝、胆、心包经。

【功能主治】　活血行气,祛风止痛。用于血滞经闭、痛经、头痛眩晕、腹痛、胸胁痛、风湿痛、跌打损伤。

【炮制作用】　本品气厚味薄,辛温走窜,能升能散,上行头目,旁达四肢,下行血海,为血中气药。酒炙后能起协同作用,增强活血行气、祛风止痛的功效。

【贮存】　置阴凉干燥处。防蛀。

【文献摘要】

《重修政和经史证类备用本草》:"细锉,酒浸。"

《得配本草》:"白芷同蒸,焙干去芷用。"

白芍

【处方用名】　白芍、炒白芍、酒白芍。

【来源】　本品为毛茛科植物芍药的干燥根。

【历史沿革】　汉代有"切"(《伤寒》)。唐至元代增加了"熬令黄"(唐·《千金》),炙(唐·《外台》),炒黄(唐·《产宝》、宋·《圣惠方》),蒸、蜜蒸(宋·《证类》),酒炒(宋·《扁鹊》)、元《丹溪》)等炮制方法。明清时期有所发展,如酒浸、米泔水炒,童便制(明·《普济方》),酒蒸(明·《大法》),醋炒(明·《通玄》),(清·《备要》),煨(清·《本草汇》)等炮制方法。现今有酒炒,醋炒,炒黄,炒焦,麸炒,等炮制方法。

【炮制方法】

(1) 白芍　取原药材,分开大小,洗净,浸泡,闷润至透,切薄片,干燥。

(2) 酒白芍　取白芍片,与酒拌匀,稍闷,待酒被吸尽后,用文火炒至微黄色,取出放凉。

每 100 公斤白芍,用酒 10 公斤。

(3) 炒白芍　取白芍片,用文火炒至微黄色,取出放凉。

【成品性状】　白芍片为类白色或微棕红色,有环纹及放射状纹理(称菊花心),味微苦酸。酒白芍呈微黄色,微具酒气。炒白芍呈微黄色,质脆。

【性味归经】　苦、酸,微寒。归肝经。

【功能主治】　养血柔肝,缓急止痛。用于头痛眩晕、胸胁疼痛、腹痛、四肢挛痛、血虚萎黄、月经不调、痛经、崩漏。

【炮制作用】　本品生用敛阴平肝的作用较强,常用于肝阳上亢所致的头痛、眩晕、耳鸣等症。酒白芍能降低酸寒之性,善于和中缓急,多用于胁肋疼痛、腹痛;产后腹痛尤须酒炙。炒白芍药性缓和,善于养血敛阴,多用于肝旺脾虚之症。

【贮存】　置阴凉干燥处。

【文献摘要】

《本草纲目》:"今人多生用,惟避中寒者以酒炒用,入女人血药以醋炒耳。"

《得配本草》:"伐肝生用,补肝炒用,后重生用,血溢醋炒。"

续断

【处方用名】 续断、川断、酒续断、盐续断。

【来源】 本品为川续断科植物川续断的干燥根。

【历史沿革】 南北朝,刘宋时期载有酒浸(《雷公》)的方法。唐代有米汁浸(《理伤》)的方法。宋至明代增加了酒炒(宋·《妇人》),面水炒(明·《普济方》),酒洗、晒干用(明·《汇言》)等炮制方法。现今则有酒炒、盐水炒、炒黄、蜜麸炒等炮制方法。

【炮制方法】

(1)续断 取原药材,洗净,润透,切薄片,干燥。

(2)酒续断 取续断片,加黄酒拌匀,闷透,用文火炒至微黑色,取出放凉。

每100公斤续断,用黄酒12公斤。

(3)盐续断 取续断片,加盐水拌匀,闷透,用文火炒至黄黑色,取出放凉。

每100公斤续断,用食盐2公斤。

【成品性状】 生续断片外表粗糙,有沟纹,中心微带黑绿色,有黄色花纹,质韧,味苦微甜而后涩。酒续断外表微黑,中心灰褐色,略具酒气。盐续断呈黄黑色,味微咸。

【性味归经】 苦、辛、甘,微温。归肝、肾经。

【功能主治】 补肝肾,强筋骨,止血,安胎,通利血脉。用于腰膝酸痛、风湿痹痛、跌打损伤、崩漏、胎动不安。

【炮制作用】 本品生用补肝肾,通血脉。酒炙后能增强活血脉、通经络的作用,多用于跌打损伤,筋骨疼痛。盐炙可引药下行,增强补肝肾的作用,多用于肝肾不足,腰膝酸软或胎动漏血。

【贮存】 置干燥处。

【备注】 有的地区用炒焦法进行炮制。系将续断片置锅内,用武火炒至黄色具焦斑。

【文献摘要】《重修政和经史证类备用本草》:"雷公:用酒浸一伏时,焙干用。"

当归

【处方用名】 当归、秦归、酒当归、土炒当归、当归炭。

【来源】 本品为伞形科植物当归的干燥根。

【历史沿革】 南齐就有炒的方法(《鬼遗》)。唐代有需切(《千金翼》)。宋代载有"剉"(《圣惠方》),微炒,细切醋炒(《博济》),切焙(《总录》)等炮制方法。至元、明时期有酒制(元·《汤液》),酒洗(明·《品汇》),姜汁渍(明·《蒙筌》)等方法。清代增加了姜汁炒(《本草汇》),土炒,粳米炒,芍药汁炒(《得配》)等方法。现今有酒炒、酒蒸、土炒、炒黄、炒焦等炮制方法。

【炮制方法】

(1)当归 取原药材,除去杂质,洗净,润透,切薄片,晒干或低温干燥。

(2)酒当归 取当归片,加黄酒拌匀,稍闷,待酒被吸尽后,用文火炒至深黄色,取出放凉。

每100公斤当归,用黄酒10公斤。

(3)土炒当归 将土粉置锅内炒热,倒入当归片,微炒至当归片粘满细土时(称为挂土)

取出,筛去土粉。

每100公斤当归,用土粉30公斤。

(4)当归炭　取当归片,置锅内,用中火炒至外表微黑色,取出放凉。

【成品性状】　生当归片呈黄白色,为微翘之薄片,中层有浅棕色环纹,有油点,味甘微苦,质柔韧,香气浓厚。酒当归呈老黄色,略有焦斑。土炒当归呈土黄色,具土气。当归炭呈黑褐色,质枯脆,气味减弱。

【性味归经】　甘、辛,温。归心、肝、脾经。

【功能主治】　补血调经,活血止痛,润肠通便。用于月经不调、痛经、血虚腹痛、肠燥便秘、痈疽疮疡、跌打损伤。

【炮制作用】　本品生用质润,长于补血、调经及润肠通便。酒炙可增强活血散瘀的作用,多用于血瘀经闭、痛经、产后瘀滞腹痛、跌打损伤及风湿痹痛、经络不利。土炒当归既能补血又不致滑肠,适用于血虚而又便溏的患者。当归炭有止血作用,可用于崩漏下血。

【炮制研究】　当归含挥发油、棕榈酸、维生素 B_{12}、维生素 E、蔗糖等成分。

本品对子宫的作用具有“双向性”。其水溶性非挥发物质能兴奋子宫,使收缩加强,其挥发性成分能抑制子宫,减少其节律性收缩,使子宫弛缓。

【贮存】　置阴凉干燥处。防潮、防蛀。一般不宜长期贮存。

【备注】　本品炒制时应防止粘锅而引起糊片,出锅时操作宜快。

【文献摘要】

《本草述钩元》:“择肥润不枯燥者用。上行酒浸一宿,治表酒洗片时,血病酒蒸。有痰姜制。若入吐衄崩下药中,须醋炒过,少少用之,多则反能动血。”

《本草从新》:“镵头当归,只宜发散用,宜酒制。治吐血,宜醋炒。”

牛膝(怀牛膝)

【处方用名】　牛膝、怀牛膝、酒牛膝、盐牛膝。

【来源】　本品为苋科植物牛膝的干燥根。

【历史沿革】　南北朝刘宋时,见有黄精汁制(《雷公》)的方法。从唐至宋主要有酒浸焙干(唐·《理伤》、宋·《局方》)的方法。至明、清时则有酒炒、酒蒸(明·《普济方》、明·《通玄》),童便炒(清·《得配》)等炮制方法。现今有酒炒、盐水炒、酒蒸、蜜麸炒、酒麸炒、炒焦等炮制方法。

【炮制方法】

(1)牛膝　取原药材,除去杂质,分开大小洗净,润透,除去芦头,切段,晒干。

(2)酒牛膝　取净牛膝段,加黄酒拌匀,闷透,置锅内,用文火加热,炒至表面颜色加深,微干,取出摊晾。

每100公斤牛膝,用黄酒10公斤。

(3)盐牛膝　取净牛膝段,加盐水拌匀,润透,用文火炒干,取出晾凉。

每100公斤牛膝,用食盐2公斤。

【成品性状】　牛膝为近圆形小段,表面显黄白色或灰黄色,切面平坦,略有半透明状,吸潮时柔软。气微,味微甜涩。嚼之略粘牙。酒牛膝形如生段,表面淡黄色,偶见焦斑,微有酒气。盐牛膝微有咸味。

【性味归经】　苦、酸,平。归肝、胃经。

【功能主治】　补肝肾,强筋骨,逐瘀通经,引血下行。用于腰膝酸痛、下肢拘挛、经闭、癥瘕、肝阳眩晕。

【炮制作用】　酒制后可增强通络活血的作用。盐炙后能引药入肾,增强补肾强筋骨作用。

【贮存】　置阴凉干燥处。防潮。

【备注】　有的地区有麸炒、制炭用。

【文献摘要】《本草述》:"下行行血则生用。"

威灵仙

【处方用名】　威灵仙、灵仙、酒威灵仙。

【来源】　本品为毛茛科植物威灵仙、棉团铁线莲或东北铁线莲的干燥根及根茎。

【历史沿革】　从宋至明代有酒浸焙干(宋·《苏沈》),洗,焙为末,以好酒和令微湿,入在竹筒内,牢塞口,九蒸九暴,如干添酒重洒之"(宋·《证类》),"细锉焙研为末"(元·《活幼》),酒制(元·《丹溪》)等炮制方法。至明后有醋煮焙干用(明·《普济方》),酒洗(明·《蒙筌》),醋炒,童便炒(清·《得配》)的方法。现今有酒炒、炒等炮制方法。

【炮制方法】

(1) 威灵仙　取原药材,拣净杂质,洗净,润透,切段,干燥。

(2) 酒威灵仙　取净威灵仙,加黄酒拌匀,闷透,置锅内,用微火加热炒干,取出晾凉。

每 100 公斤威灵仙,用黄酒 10 公斤。

【成品性状】　威灵仙呈细条形小段或不规则片状,表面显棕褐色或棕黑色,断面灰黄色,具韧性,气微,味苦。酒威灵仙微有酒气。

【性味归经】　辛、咸,温。归膀胱经。

【功能主治】　祛风除湿,通络止痛。用于风湿性关节痛、腰膝酸痛、骨哽咽喉。

【炮制作用】　酒制后可增强舒筋活络的作用。

【贮存】　置干燥容器内。

【文献摘要】

《本草汇》:"洗焙、以好酒微和湿,紧塞竹筒内、九蒸九晒用。"

《得配本草》:"去芦水淘,细锉酒炒用。"

9·2　醋炙法

将净选或切制后的药物,加入一定量米醋拌炒的方法称为醋炙法。

醋性味酸苦微温,入肝经血分,具有收敛、解毒、散瘀止痛的作用。故醋炙法多用于疏肝解郁、散瘀止痛、攻下逐水的药物。

醋炙的目的

(1) 引药入肝,增强活血止痛的作用　如乳香、没药、三棱、莪术等,醋炙后可增强活血散瘀的功效;又如醋炙柴胡、香附、青皮、玄胡等,能增强疏肝止痛的作用。

(2) 降低毒性,减少副作用　如大戟、甘遂、芫花、商陆等,醋炙后可降低毒性,缓和峻下作用。

(3) 矫臭矫味　如五灵脂、乳香、没药等,醋炙后不但增强了活血祛瘀的功效,而且可以减少不良气味,以利于服用。

醋炙的操作方法

(1) 先拌醋后炒　将一定量的米醋与药物拌匀,放置闷润,待醋被吸尽后,置锅内,用文火炒至一定程度,取出放凉。一般药物均采用此法,其优点是能使醋渗入药物组织内部。

(2) 先炒药后加醋　将药物捣碎,置锅内,炒至表面熔化发亮(树脂类)或炒至表面颜色改变,有腥气溢出(动物粪便类)时,喷洒一定量米醋,炒至微干,出锅后继续翻动,摊开放凉。此法多用于树脂类和动物粪便类药物。

醋的用量一般为每 100 公斤药物,用米醋 20~30 公斤,最多不超过 50 公斤。

注意事项

(1) 若醋的用量较少,不能与药物拌匀时,可加适量水稀释后再与药物拌匀。

(2) 树脂类和动物粪便类药物一定不能先用醋拌润,否则粘结成块或呈碎块,炒制时受热不匀。

甘遂

【处方用名】　甘遂、炙甘遂、醋甘遂。

【来源】　本品为大戟科植物甘遂的干燥块根。

【历史沿革】　唐至宋时有"熬"(唐·《外台》),"煨令黄"(宋·《圣惠方》),加胡麻同炒,槌碎炒令黄(宋·《博济》),醋炒,酥炒(宋·《总录》)等方法。金、元以后一直用面煨(金·《儒门》、明·《原始》、清·《备要》)等法。现今有醋炒、米炒、土炒、醋煮、豆腐煮、面煨等炮制方法。

【炮制方法】

(1) 甘遂　取原药材,除去杂质,洗净,晒干。

(2) 醋甘遂　取净甘遂,加醋拌匀,待醋被吸尽后,用文火炒至微干,取出干燥。

每 100 公斤甘遂,用醋 30~50 公斤。

【成品性状】　生甘遂呈椭圆形、长圆形或连珠状,表面类白色或黄白色,质脆易断,断面白色,显粉性,味微甘而辣。醋甘遂表面黄色,粉性不明显,有醋气。

【性味归经】　苦,寒;有毒。归肺、胃、大肠经。

【功能主治】　泻水逐饮,消肿散结。用于水肿胀满、二便不通、胸腹积水、痰饮癫痫、湿热肿毒。

【炮制作用】　本品苦寒有毒,作用猛烈,为泻水逐饮之峻药,易伤正气。醋炙能降低毒性,缓和泻下作用。

【炮制研究】　甘遂含三萜类(为大戟酮、表大戟二烯醇、α-大戟醇、大戟二烯醇等)、棕榈酸、柠檬酸、鞣质、葡萄糖、蔗糖、淀粉等成分。

据实验:给小白鼠分别口服生甘遂和炙甘遂的酒精浸膏后,均有明显的泻下作用。但生甘遂的泻下作用较强,毒性亦较大,58 只小白鼠死亡 11 只;而醋炙甘遂的泻下作用和毒性均较小,小白鼠无一例死亡。说明甘遂用醋炙能降低毒性,这与甘遂传统炮制目的是一致的。

【贮存】　置通风干燥处。防蛀。

【备注】

除上法外,有的地区还有用煨法。系将甘遂用湿面包好,煨至面皮呈焦黄色时取出,剥去面皮。

【文献摘要】

《本草纲目》:"今人多以面煨熟用,以去其毒。"

《外科证治全生集》:"以面裹如团,入糠火煨,煨至面团四面皆黄、内药熟透,取出晒干入锅炒透,磨粉。其苦寒之毒,经制则净。"

商陆

【处方用名】　商陆、花商陆、白商陆、醋商陆。

【来源】　本品为商陆科植物商陆或垂序商陆的干燥根。

【历史沿革】　汉有"熬"法(《玉函》)。南北朝刘宋时代,采用豆叶蒸(《雷公》)。唐代有去皮用(《外台》)的方法。至宋代增加了"炒令黄"入药用(《圣惠方》)。至明、清时有焙,暴干(明·《普济方》),黑豆蒸(明·《微要》),绿豆蒸(清·《备要》)等炮制方法。现今有醋炒、醋煮等炮制方法。

【炮制方法】

(1) 商陆　取原药材,除去杂质,洗净,润透,切厚片,干燥。

(2) 醋商陆　取商陆片,加醋拌匀,稍闷,待醋被吸尽后,用文火炒干,取出放凉。

每 100 公斤商陆,用醋 30 ~ 50 公斤。

【成品性状】　生商陆片外表灰黄色或灰棕色,皱缩,片面凹凸不平,环纹明显,质坚韧,气微,味稍甜,久嚼麻舌。醋商陆呈黄色,质较软,有醋气。

【性味归经】　苦,寒;有毒。归肺、肾、大肠经。

【功能主治】　泻下利水,祛痰止咳,消痈肿。用于水肿胀满、二便不利、喉痹肿痛;外治痈肿疮毒。

【炮制作用】　本品为峻下药,最易伤脾。醋炙能降低毒性,缓和泻下作用。

【贮存】　置干燥处。防霉、防蛀。

【文献摘要】

《本草述》:"铜刀刮去皮,薄切,东流水浸三日,取出,和绿豆同蒸半日,去豆晒干或焙。"

《本经逢原》:"醋炒。"

芫花

【处方用名】　芫花　炙芫花、醋芫花。

【来源】　本品为瑞香科植物芫花的干燥花蕾。

【历史沿革】　汉代用"熬"(《玉函》),微炒(《千金》)等法。宋代有醋炒、酒炒(《博济方》)等方法。至明清时期增加了醋煮(明·《蒙筌》、清·《本草述》)的炮制方法。现今用醋炒、醋蒸等方法。

【炮制方法】

(1) 芫花　取原药材,除去杂质,筛去泥土。

(2) 醋芫花　取净芫花,加醋拌匀,润透,用文火炒至醋被吸尽,取出阴干。

每 100 公斤芫花,用醋 30 公斤。

【成品性状】　生芫花呈小棒锤状,略弯曲,为淡紫色或灰绿色,有白色细绒毛,气微,味辛,久尝有麻辣感。醋芫花呈灰褐色,有醋气。

【性味归经】　辛,温;有毒。归肺、肾、大肠经。

【功能主治】　泻水消肿,解毒杀虫。用于重症水肿、胸水、腹水;外治疥癣秃疮。

【炮制作用】　本品生用为峻泻逐水药,作用较猛,毒性较大。醋炙能降低毒性,缓和泻下作用和腹痛症状。

【炮制研究】 芫花有毒,经炮制后可降低其毒性。药理实验证明在水浸剂和煎剂中,生芫花的毒性较醋制芫花大一倍;而在醇浸剂中,则生芫花的毒性较醋芫花大七倍,芫花醋制能降低毒性,与古人炮制的作用相一致的。

【贮存】 置通风干燥处。防霉、防蛀。

【文献摘要】 《本草纲目》:"芫花留数年陈久者良。用时以好醋蒸十数沸,去醋,以水浸一宿,晒干用,则毒减也。或以醋炒者次之。"

红大戟

【处方用名】 红大戟、红芽大戟、大戟、炙大戟、醋大戟。

【来源】 本品为茜草科植物红芽大戟的干燥块根。

【历史沿革】 唐代有熬、炙、切、炒令黄(《外台》)等炮制方法。至宋有姜汁和面裹煨后捣末用(《圣惠方》)的炮制法。至明清增加了水煮(明《纲目》)、枣煮(明·《通玄》)、米泔水煮(清·《得配》)等方法。现今有醋炒、醋煮、面煨等炮制方法。

【炮制方法】

(1) 红大戟 取原药材,除去杂质,洗净,润透,切厚片,晒干。

(2) 醋大戟 取大戟片,用醋拌匀,闷润,待醋被吸尽后,用文火炒干,取出放凉。

每100公斤大戟,用醋30公斤。

【成品性状】 生红大戟呈不规则长圆形或圆形片状。表面光滑,周边显缺裂,深浅不一,外皮呈红褐色或红棕色,中心棕黄色。质坚韧。醋红大戟形如生品,表面色较深,微有醋气。

【性味归经】 苦,寒;有小毒。归肺、脾、肾经。

【功能主治】 泻水逐饮,解毒散结。用于胸腹积水、二便不利、痈肿疮毒、瘰疬痰核。

【炮制作用】 本品有毒,泻水作用较猛。醋炙能降低毒性,缓和峻泻作用。

【贮存】 置阴凉干燥处。防虫蛀。

【文献摘要】 《太平惠民和剂局方》:"并微炒过方入药用。"

狼毒

【处方用名】 狼毒、白狼毒、炙狼毒、醋狼毒。

【来源】 本品为大戟科植物月腺大戟或狼毒大戟的干燥根。

【历史沿革】 唐有"炙令极香"、"涂姜汁炙"(《千金》)。宋代有"醋拌炒黄"(《圣惠方》)、醋熬(《博济》)、炮(《总录》)等炮制方法。至明增加了醋煮(《普济方》)的方法。现今多用醋炒,醋煮的炮制方法。

【炮制方法】

(1) 狼毒 取生狼毒片,除去杂质,筛去灰屑。

(2) 醋狼毒 取狼毒片,加醋拌匀,稍闷,待醋被吸尽后,用文火炒至微干,取出晒干。

每100公斤狼毒,用醋30~50公斤。

【成品性状】 生狼毒呈不规则片状,表面白色,粗糙,粉性大,有黄白相间的明显筋脉花纹,周边外皮黄棕色或浅棕色,皮薄,质疏松。气微,味甘,有刺激性辣味。醋狼毒形如生品,表面呈黄色,微有醋气。

【性味归经】 辛,平;有大毒。归肺、心经。

【功能主治】 破积,杀虫。用于咳逆上气、痰饮积聚、癥瘕虫积;外用治疮疡疥癣。

【炮制作用】 本品毒性剧烈,少有内服,多外用杀虫。醋炙后能降低毒性,可供内服。

【贮存】 置通风干燥处。防蛀。

【备注】 本品地产地多已加工成片,故一般不需再切制。但少数地区的狼毒多为瑞香科植物瑞香狼毒(红狼毒)的根,产地未加工,炮制时需水润切片。

【文献摘要】

《本草纲目》:“大豆为之使,宜醋炒。”

《得配本草》:“醋炒用。”

莪术

【处方用名】 莪术、文术、蓬术、蓬莪术、广莪术、醋莪术。

【来源】 本品为姜科植物莪术、郁金或广西莪术的干燥根茎。

【历史沿革】 南北朝刘宋时期载有“凡使,于砂盆中用醋磨令尽,然后于火畔吸令干,重筛过用”(《雷公》)。宋代除用“煨”(《圣惠方》),“湿纸裹煨熟”(《博济》),酒研,酒醋磨,削去粗皮,蒸熟,暴干用,炮,候热捣末(《证类》)等炮制方法外,还有醋煮、磨粉(《局方》)、醋炒、酒炒(《妇人》)、麻油煎、乘热切片入药(《朱氏》)等炮制方法。元代以后增加了酒洗炒(元《丹溪》),先用面包后火炮,加醋复炒法(明·《蒙筌》),煮熟入药(清·《原始》)等炮制方法。现今则有炒、醋炒、醋煮、醋浸等炮制方法。

【炮制方法】

(1) 莪术 取原药材,除去杂质,洗净,用水浸泡,润透后切薄片,干燥。

(2) 醋莪术

①取莪术片,加醋拌匀,稍润,待醋吸尽后,文火炒至微黄色,略具焦斑时,取出放凉。

②取净莪术,置锅内,加醋与适量水淹过药面,煮至醋尽透心,取出,晾至半干,切厚片,干燥。

每100公斤莪术,用醋20～40公斤。

【成品性状】 生莪术片呈灰黄色或黄绿色至棕褐色,有黄白色环纹,质坚实,具姜气,味辛辣。醋莪术微黄色,边沿略有焦斑,或暗棕色无焦斑,微具醋气。

【性味归经】 苦、辛,温。归肝、脾经。

【功能主治】 行气破瘀,消积止痛。用于腹部肿块、积滞胀痛、血瘀经闭,跌扑损伤。

【炮制作用】 本品生用行气止痛,破血祛瘀,为气中血药。醋炙后则重在入肝经血分增强散瘀止痛的作用。

【贮存】 置阴凉干燥处。防蛀。

【文献摘要】

《本草纲目》:“今人多以醋炒或煮熟入药,取其引入血分也。”

《本经逢原》:“入肝经药醋炒,入心脾药面裹煨熟。入四物汤调经,羊血或鸡血拌炒。”

柴胡

【处方用名】 柴胡、炙柴胡、醋柴胡、鳖血柴胡。

【来源】 本品为伞形科植物柴胡、狭叶柴胡或同属数种植物的干燥根。

【历史沿革】 唐代有“熬变色”(《千金》),“去苗”(《千金翼》)的记载。至宋代有“凡使,先去芦头,洗锉焙干,方入药用”(《局方》)的方法。直至元代才有酒拌(《丹溪》),酒炒(《原机》)的炮制方法。明以后则增加了酒浸(明·《蒙筌》),蜜炒《清·《本草述》)等方法。现今有醋炒、酒炒、蜜炒等炮制方法。

【炮制方法】

(1) 柴胡 取原药材,除去残茎及杂质,洗净,润透,切厚片,干燥。

(2) 醋柴胡 取柴胡片,加醋拌匀,稍闷,用文火炒干,取出放凉。

每 100 公斤柴胡,用醋 10 公斤。

(3) 鳖血柴胡 取柴胡片,加洁净鳖血拌匀,用文火炒干,取出放凉。

每 100 公斤柴胡,用鳖血 6~7 公斤。

【成品性状】 生柴胡片为黄棕色,中心黄白色,有放射状纹理,体轻松,略具清香气。醋柴胡呈黄褐色,质干脆,具醋气。鳖血柴胡具腥气。

【性味归经】 苦,微寒。归肝、胆经。

【功能主治】 解表退热,疏肝解郁,升举阳气。用于寒热往来、胸满胁痛、疟疾、脱肛、子宫脱垂、月经不调。

【炮制作用】 生品升散作用较强,适于解表退热。醋炙能缓和升散之性,增强疏肝止痛作用,适用于肝郁气滞的胁痛、腹痛及月经不调等症。又因柴胡升阳劫阴,阴虚阳浮者皆不相宜,用鳖血炙能抑制升浮之性,增强清肝退热、截疟的功效,可用于骨蒸劳热及疟疾。

【贮存】 置通风干燥处。防蛀。

【备注】 部分地区以全草入药,处方写柴胡给地上部分,写柴首给根。

【文献摘要】

《本草述钩元》:"上升用根,酒渍。中行下降用梢,宜生。外感生用。内伤升气,酒炒三遍。有咳汗者,蜜水炒。

《本经逢原》:"入解表药生用,清肝炒熟用。"

延胡索

【处方用名】 延胡索、玄胡、元胡、延胡、醋延胡。

【来源】 本品为罂粟科植物延胡索的干燥块茎。

【历史沿革】 宋代有"剉碎,醋炒"(《博济》)、"熬,捣为末"(《证类》)、"炒赤色"(《衍文》)、米炒(《局方》)、醋煮(济生方》)、盐炒(《朱氏》)等炮制方法。至明以后又增加了酒蒸(明·《汇言》)、酒炒(明·《通玄》)的方法。现今有醋炒、醋蒸、醋煮、酒炒等炮制方法。

【炮制方法】

(1) 延胡索 取原药材,除去杂质,洗净,润透,切薄片,干燥;或洗净干燥后捣碎。

(2) 醋延胡

① 取净延胡索片,加醋拌匀,至醋吸尽后,用文火炒干,取出放凉。

每 100 公斤延胡索,用醋 20 公斤。

② 取净延胡索,加醋与适量水(以平药面为宜),用文火共煮至透心。水干时取出,切片晒干或晒干捣碎。或取净延胡索,用醋拌匀,至醋吸尽后,蒸至透心,取出切片,干燥或干燥后捣碎。

每 100 公斤延胡索,用醋 20~30 公斤。

【成品性状】 生延胡索为圆片或颗粒状,外表呈黄色或黄褐色,断面金黄色,角质,有蜡样光泽,质硬而脆,气微,味苦。醋延胡索为黄褐色,质硬,光泽不明显,略具醋气。

【性味归经】　辛、苦,温。归肝、脾经。

【功能主治】　活血,行气,止痛。用于胸、腹、腰、膝诸痛或疝痛、痛经、跌打损伤。

【炮制作用】　本品止痛作用甚强,醋炙后易于煎出有效成分,增强止痛作用。

【炮制研究】　延胡索含多种生物碱,其中延胡索甲素、乙素和丑素均有明显的止痛作用,尤以延胡索乙素的作用最强。但游离生物碱难溶于水,经醋炙后,延胡索中的生物碱与醋酸结合成易溶于水的醋酸盐,煎熬时易于溶出。

由实验得知,生延胡、醋炙延胡、酒炙延胡的水煎液所含成分其性质完全一致。醋炙延胡水煎液的生物碱含量比生延胡显著升高,而酒炙延胡水煎液中的生物碱含量最低。动物实验证明,只有生物碱才有镇痛作用,故镇痛效力与生物碱含量成平行关系。在探索炮制辅料时,发现用无挥发性的酒石酸或柠檬酸炮制延胡索,其水煎液中的生物碱含量比醋炙延胡还高,因此,认为可以用酒石酸或柠檬酸炮制延胡索。但因成本高,无实用价值,故仍以用醋为辅料为宜。还有实验证明;从煎剂中测定生物碱含量为指标,醋炒法的煎液中测得的生物碱含量比醋煮法高。故宜采用醋炒法炮制延胡索。

【贮存】　置通风干燥处。

【文献摘要】

《炮炙大法》:"醋煮切。"

《得配本草》:"破血生用;调血炒用;行血酒炒;止血醋炒。上部酒炒;中部醋炒;下部盐水炒。"

　香附

【处方用名】　香附、香附米、炙香附、醋香附。

【来源】　本品为莎草科植物莎草的干燥根茎。

【历史沿革】　唐代载有"炒"(《理伤》)法。宋代有"用猪胆炒令香"(《总录》)、"麸炒舂去毛"、"麸炒舂去皮"(《普本》)、醋汤煎(《洪氏》)、酒炒、醋盐煮、酒醋炒(《朱氏》)、醋炒(《产宝》)等炮制方法。元代增加了盐炒、醋煮、童便浸晒干(《丹溪》)法。明以后增加了生姜汁浸后,焙干,炒焦,碾(明·《普济方》)、酥浸(明·《大法》)、醋煮炒(清·《本草汇》)等方法。现今主要有醋炒、醋煮、醋蒸、酒、醋、盐、姜合蒸等炮制方法。

【炮制方法】

(1) 香附　取原药材,除去毛须及杂质,碾碎,或润透切薄片,干燥。

(2) 醋香附

① 取净香附,加醋,与醋等量的水,共煮至基本吸尽,再蒸5小时,焖片刻,取出微晾,切薄片,干燥。

② 取净香附加醋拌匀、润透,用火炒干,取出放凉。

每100公斤香附,用醋20公斤。

【成品性状】　生香附呈纺锤形,有须根痕,表面棕色内心红棕或黄白色,有香气。切片为外表棕褐色,内为白色,香气明显的薄片。碾碎后呈颗粒状。醋香附外表棕褐色,质地坚硬,断面有光泽,具醋气。

【性味归经】　辛、微苦、微甘、平。归肝、脾、三焦经。

【功能主治】　疏肝理气,调经止痛。用于气血郁滞、胸胁脘腹疼痛、月经不调、痛经。

【炮制作用】　本品生用上行胸膈,外达肌表,故多入解表剂中。醋炙能增强疏肝止痛作用,并能消积化滞。

【炮制研究】　香附是临床上常用的理气药。具疏肝利气,调经止痛功能,为妇科要药。其炮制目的为增强其作用。它的炮制工艺,《药典》虽有规定,然而各地仍有不同。为此有人对几种常用的炮制方法及条件,以解痉、镇痛为指标,进行了对比实验。实验结果:醋蒸法(香附100公斤,醋20公斤)对大鼠离体子宫的解痉作用,明显地优于生香附;不论生香附和各种制香附的水提醇沉液30g/kg,用热板法测定痛阈,均有提高小鼠痛阈的作用。而其中也是醋蒸法最佳。又对醋蒸法的辅料量、蒸、闷等三个因素,按此定了三个水平,仍以解痉和镇痛为指标,进行了实验,其结果:用醋量100公斤香附不得少于20公斤;蒸的时间可缩短至5小时;闷可根据条件任选。

【贮存】　置阴凉干燥处。防鼠。

【备注】　有的地区喜用四制香附。系取香附炒至毛须焦脆时,趁热撞去毛须,加生姜汁、醋、酒、盐的混合液浸泡,待汁被吸尽后,炒至棕黑色,取出晾干。或按四制香附所用辅料的比例,单独用酒、醋、姜、盐分别制成酒香附、醋香附、姜香附、盐香附。每100公斤香附,用生姜10公斤(取汁)、醋10公斤、酒10公斤、盐1公斤(清水溶化)。

【文献摘要】

《本草纲目》:“生则上行胸膈,外达皮肤;熟则下走肝肾,外彻腰足。炒黑则止血;得童便浸炒则入血分而补虚;盐水浸炒则入血分而润燥;青盐炒则补肾气;酒炒则行经络;醋炒则消积聚;姜汁炒则化痰饮。”

《本经逢原》:“入血分补虚童便浸炒;调气盐水浸炒;行经络酒浸炒;消积聚醋浸炒;气血不调,胸膈不利,则四者兼制;肥盛多痰,姜汁浸炒;止崩漏血,便制炒黑;走表药中,则生用之。”

三棱

【处方用名】　三棱、炙三棱、醋三棱。

【来源】　本品为黑三棱科植物黑三棱的干燥块茎。

【历史沿革】　唐代有“炮”(《产宝》)、“湿纸裹煨”(《理伤》)等炮制方法。宋代有“微煨剉”、“醋拌炒令干”(《圣惠方》)、“醋浸一宿,炒令黄”(《博济》)、醋煨(《苏沈》)、“醋煮一伏时”(《三因》)、醋炒、酒炒(《妇人》)等方法。明以后有“醋浸,湿纸裹煅”、“和白面裹,慢火煨熟,去面,就热碎”(明·《普济方》)和面包火炮,加醋复炒(明·《蒙筌》)等法。现今多用醋炒、醋蒸、醋煮等炮制方法。

【炮制方法】

(1) 三棱　取原药材,除去杂质,浸泡,润透,切薄片,干燥。

(2) 醋三棱　取三棱片,加醋拌匀,稍闷,待醋被吸尽后,用文火炒至黄色,取出放凉。

每100公斤三棱,用醋20公斤。

【成品性状】　生三棱片为类圆形,质地坚韧,呈黄白色或灰白色。醋三棱颜色较深,略具焦斑,微具醋气。

【性味归经】　辛、苦,平。归肝、脾经。

【功能主治】　破血消积,行气止痛。用于癥瘕积聚、饮食积滞、胸腹胀痛、血瘀经闭。

【炮制作用】　本品能散血行气,软坚散结,为血中气药。醋炙后主入血分,增强破血软坚和止痛作用。

【贮存】　置通风干燥处。防蛀。

【文献摘要】

《太平惠民和剂局方》:“先以醋煮,锉碎焙干用。或火糖灰中炮熟用亦得。”

《本草纲目》:“消积须用醋浸一日,炒或煮熟焙干,入药乃良。”

《得配本草》:"欲其入气,火炮;欲其入血,醋炒。"

青皮

【处方用名】 青皮、醋青皮。

【来源】 本品为芸香科植物橘的干燥幼果或未成熟果实的外层果皮。

【历史沿革】 唐代采用"去白炒"(《理伤》)。宋代则有"汤去瓤,细切,面炒"(《博济》)、"去白"(《药证》)、麸炒(《局方》)、"米醋熬"(《三因》)等炮制方法。明代有"烧灰"(《普济方》)、醋炒(《蒙筌》)等炮制方法。现今多用醋炒、炒焦、炒炭、麸炒等炮制方法。

【炮制方法】

(1)青皮 取原药材,除去杂质,洗净,闷润,切厚片或丝,及时干燥。

(2)醋青皮 取青皮片,加醋拌匀,稍闷,至醋被吸尽后,用文火炒至微黄色,取出放凉。

每100公斤青皮,用醋10公斤。

【成品性状】 生青皮外表青绿色,内为黄白色,气清香,味苦辣。醋青皮颜色加深,辛香气浓,略具醋气。

【性味归经】 苦、辛,温。归肝、胆、胃经。

【功能主治】 疏肝破气,消积化滞。用于胸胁胀满、乳房肿痛、疝痛、食积、胃脘疼痛。

【炮制作用】 本品性烈,辛散破气,疏肝之中兼有发汗作用。醋炙后可缓和辛烈之性,消除发汗作用,以免伤伐正气,又可增强疏肝止痛、消积化滞的功效。

【贮存】 置阴凉干燥处。

【文献摘要】

《太平惠民和剂局方》:"凡使,先以汤浸,磨去瓤,曝干,麸炒入药用,或急用只焙干亦得。"

《本经逢原》:"醋炒用。"

艾叶

【处方用名】 艾叶、陈艾、醋艾叶、艾叶炭、醋艾叶炭。

【来源】 本品为菊科植物艾的干燥叶。

【历史沿革】 唐代有"熬"(《千金翼》)、"炙"(《外台》)等法。宋代有"细锉炒微黄"(《圣惠方》)、"烧灰"(《证类》)、醋煮(《总录》)、"醋炒糯米糊调成饼焙干为末"(《局方》)、醋炒(《济生方》)等炮制方法。元代增加了盐炒(《宝鉴》)的方法。明代则有"用好醋煮炒黄色"(《疮疡》)、"打烂,砂石铫内,多酒少醋,炒令香熟"(《普济方》)等炮制方法。现今多用醋炒、醋蒸、酒炒、炒焦、炒炭等炮制方法。

【炮制方法】

(1)艾叶 取原药材,除去杂质、茎梗,筛去灰屑。

(2)醋艾叶 取净艾叶,用醋拌匀,用文火炒至微焦时,取出放凉。

每100公斤艾叶,用醋15公斤。

(3)艾叶炭 取净艾叶,置锅内,用中火炒至外表焦黑色,喷水灭净火星,取出,摊开晾凉。

(4)醋艾叶炭 取净艾叶,用中火炒至表面焦黑色,喷醋,炒干,取出放凉。

每100公斤艾叶,用醋15公斤。

【成品性状】 生艾叶为灰绿色或深黄绿色,有白色毛绒,气芳香,味苦。醋艾叶多卷曲,微黑色,芳香气淡,微具醋气。艾叶炭呈焦黑色,多卷曲,破碎。

【性味归经】　苦、辛,温;有小毒。归肝、脾、肾经。

【功能主治】　散寒止痛,温经止血。用于关节酸痛,少腹冷痛、痛经、崩漏、胎动不安;外用治疥癣瘙痒。

【炮制作用】　本品生用性燥,适于寒湿之症。醋炙后温而不燥,并能增强逐寒止痛作用,适于虚寒之症。炒炭后辛散之性大减,能增强止血功效。本品制后还能缓和对胃的刺激性。醋艾叶炭,增强温经止痛的作用。

【贮存】　置阴凉干燥处。

【备注】　将艾叶捣成绒状,名艾绒,功用与艾叶相同。艾绒又是做灸条或艾炷的原料。

【文献摘要】

《本草纲目》:"入妇人丸散,须以熟艾,用醋煮干捣成饼子,烘干再捣为末用。"

《得配本草》:"酒制助其焰,醋炒制其燥火。"

五灵脂

【处方用名】　五灵脂、灵脂、灵脂块、醋灵脂、酒灵脂。

【来源】　本品为鼯鼠科动物复齿鼯鼠的干燥粪便。

【历史沿革】　唐代有"同灯心别研"(《理伤》)。宋代有"醋熬成膏"(《圣惠方》)。"研"(《苏沈》)、"微炒"(《旅舍》)、"酒研飞炼,去砂石"(《证类》)、"醋炒"(《总录》)、"炒令烟尽"(《传信》)、"水澄去砂、日干,研"(《百问》)等炮制方法。元代增加了"去石烧过去烟"(《精义》)、"酒研、淘"、"姜汁制,另研"(《丹溪》)等方法。明代以后有"土炒,研去石"、"以醋和面裹,烧令香熟,去面"(《普济方》)。现今有炒、酒炒、醋炒等炮制方法。

【炮制方法】

(1) 五灵脂　取原药材,除去砂石、杂质,将块大者砸成小块。

(2) 醋灵脂　取净五灵脂,置锅内,用文火微炒,随即喷醋,再炒至微干并呈焦黑色时,取出放凉。

每100公斤五灵脂,用醋10~15公斤。

(3) 酒灵脂　取净五灵脂,置锅内,用文火炒至有腥气溢出,色黄黑时立即取出,趁热均匀喷酒,晾干。

每100公斤五灵脂,用酒15公斤。

【成品性状】　生五灵脂为长椭圆形颗粒或不规则块状,表面黑棕色或棕褐色,断面黄绿色或棕褐色,质疏松或有粘性,微有臭气。醋五灵脂黑褐色,质干硬,微有焦斑,略具醋气。酒五灵脂呈黄黑色,略具酒气。

【性味归经】　咸、甘,温。归肝经。

【功能主治】　散瘀止痛。用于心腹血气诸痛、妇女痛经、经闭、产后血瘀腹痛等症。

【炮制作用】　本品气味腥臭,制后可矫臭矫味。醋可导药入肝,炙后以增强散瘀止血之功。酒炙能增强活血止痛的作用。

【贮存】　置干燥处。防潮。

【备注】　炮制时,应先炒热再喷洒酒或醋,不宜事先拌合,否则易粘结成块(指糖灵脂)或松散成粉末(指灵脂米)。

【文献摘要】

《本草述钩元》:"生用者,酒研,飞去砂石晒干收用。熟用者,飞后炒令烟起,另研。"

《本经逢原》:"研细酒飞去砂石晒干。生用则破血,炒用则和血。"

乳香

【处方用名】 乳香、炒乳香、炙乳香、醋乳香。

【来源】 本品为橄榄科植物卡氏乳香树及同属植物渗出的油胶树脂。

【历史沿革】 唐代有"研"(《产宝》)的方法。宋代有微炒(《证类》)、乳钵坐水盆中研(《普本》)、醋熬(《局方》)、"酒化开,晒后焙干,研为末"(《洪氏》)、"轻炒令溶,候冷研细"(《传信》)、"去油"(《扁鹊》)等炮制方法。明代增加了生姜汁制,糯米同研细,用黄连水飞过,"炙去油,研细末"(《普济方》),加人乳略蒸,再研细(《大法》)等炮制方法。现今多用醋炒、炒黄、炒熔、炒去油、酒炒、灯心炒、煮等炮制方法。

【炮制方法】

(1)乳香 取原药材,除去杂质,将大块者砸碎。

(2)醋乳香 取净乳香,置锅内,用中火炒至表面微熔时喷醋,再炒至表面明亮(出油)时迅速出锅,摊开晾凉。

每100公斤乳香,用醋10公斤。

(3)炒乳香 取净乳香,置锅内,用中火炒至表面熔化,现油亮光泽并有气味外溢时,迅速取出,摊开晾凉。

【成品性状】 生乳香为半透明或不透明之块、粒,呈黄棕色,香气浓郁,表面明亮,质脆。醋乳香色较深,略具醋气。炒乳香呈油黄色,微透明,质坚脆,具特异香气。

【性味归经】 辛、苦,温。归心、肝、脾经。

【功能主治】 活血止痛,消肿生肌。用于血瘀疼痛、筋脉拘挛、风湿痹痛、痛经、跌打损伤、疮疡溃破而久不收口。

【炮制作用】 本品生用气味辛烈,对胃的刺激性较强,易引起呕吐。醋炙能增强活血止痛、收敛生肌的功效,并可矫臭矫味。炒后能缓和刺激性,有利于服用,并易于粉碎。

【炮制研究】 本品主要含树脂、树胶和挥发油。

据实验,用不同方法炮制的乳香,挥发油含量均有降低。其中加热温度在315℃以上的炮制品,其挥发油含量极少或几乎除尽。从"鱼毒"试验和对家兔的刺激性试验来看,证明了乳香挥发油具有明显的毒害作用和强烈的刺激性。因此,乳香中的挥发油应当通过炮制除去,以缓和刺激性。但温度不宜过高。

【贮存】 置阴凉干燥处。

【文献摘要】

《本草品汇精要》:"凡使,置箬上以灰火烘焙,熔化候冷,研细用。"

《太平惠民和剂局方》:"细研入米醋一碗熬令熟香。"

没药

【处方用名】 没药、炒没药、炙没药、醋没药。

【来源】 本品为橄榄科植物没药树,阿比西亚没药树或其他没药属植物的茎杆皮部渗出的油胶树脂。

【历史沿革】 唐代有用"研"(《产宝》)。宋代则有与童便、无灰酒熬(《苏沈》)、"酒浸少时研成膏"(《传信》)、"去油"(《扁鹊》)的炮制方法。元以后有"炙研"(元·《瑞竹》)、黄连水飞(明·《普济方》)、"箬上烘去油,同灯心研"(明·《徽要》)等炮制方法。现今多用醋炒、炒黄、炒去油、灯心炒、煮制等炮制方法。

【炮制方法】

(1) 没药 取原药材,砸成小块,除尽杂质。

(2) 醋没药 取没药块,置锅内,用中火炒至表面微熔时喷醋,边喷边炒,至表面呈明亮光泽时迅速出锅,摊开晾凉。

每100公斤没药,用醋10公斤。

(3) 炒没药取没药块,置锅内,用中火炒至显油亮光泽并有气味溢出时,取出晾凉。

【成品性状】 生没药为小团块,呈棕褐色,具香气。醋没药颜色加深,具醋气。炒没药为不规则小块,呈黑褐色,具油亮光泽,气微香。

【性味归经】 苦,平。归心、肝、脾经。

【功能主治】 活血止痛,消肿生肌。用于瘀血疼痛、经闭、癥瘕、痛疽、疮疡溃破久不收口。

【炮制作用】 本品生用气味浓烈,对胃有一定刺激性,容易引起呕吐。醋炙能增强活血止痛、收敛生肌的作用,并可矫臭矫味。炒后可缓和刺激性,便于服用,也易于粉碎。

【贮存】 置阴凉干燥处。

【文献摘要】《本草纲目》:"以乳钵坐热水中,乳之……易细;以灯心同研则易细;以糯米数粒同研……乳之易细;以少酒研如泥,以水飞过,晒干用。"

9·3 盐炙法

将净选或切制后的药物,加入一定量食盐的水溶液拌炒的方法称为盐炙法。

食盐性味咸寒,有清热凉血、软坚散结、润燥、通便的作用。因此,盐炙法多用于补肾固精、治疝、利尿和泻相火的药物。

盐炙的目的

(1) 引药下行,增强疗效 一般补肾药如杜仲、巴戟、补骨脂等,经盐炙后能增强补肝肾的作用。小茴香、橘核、荔枝核等药,盐炙后可增强疗疝止痛的功效。车前子等药,经盐炙后便可增强利尿作用。

(2) 增强滋阴降火的作用 如知母、黄柏等药,用盐炙可起协同作用,增强滋阴降火、清热凉血的功效。

盐炙的操作方法

(1) 先拌盐水后炒 将一定量食盐加适量水溶化,与药物拌匀,放置闷润,待盐水被吸尽后,用文火炒至一定程度,取出放凉或干燥。

(2) 先炒药后加盐水 先将药物置锅内,炒至一定程度,再喷淋盐水,用文火炒干,取出放凉。含粘液质较多的药物一般均用此法。

盐的用量通常是每100公斤药物,用食盐2~3公斤。

注意事项

(1) 加水溶化食盐时,一定要控制水量。水的用量应视药物的吸水情况而定,一般以食盐的4~5倍为宜。若加水过多,则盐水不能被药吸尽,或者过湿不易炒干;加水过少,又不易与药物拌匀。

(2) 含粘液质多的车前子、知母等药物,不宜先与盐水拌润。因这类药物遇水容易发粘,盐水不易渗入,炒时又容易粘锅。所以,需先将药物加热除去部分水份,并使药物质地变疏松,再喷洒盐水,以利于盐水渗入。

(3) 盐炙法火力宜小,采用第二种方法时更应控制火力。若火力过大,加入盐水后,水分迅速蒸发,食盐即粘附在锅上,达不到盐炙目的。

知母

【处方用名】 知母、肥知母、知母肉、炒知母、盐知母。

【来源】 本品为百合科植物知母的干燥根茎。

【历史沿革】 汉代载有切法(《金匮》)。宋代有"煨令微黄"(《圣惠方》)、酒炒(《妇人》)、盐水炒(《扁鹊》)等炮制法。明、清时代又增加了蜜水拌炒(明·《明医》)、"人乳汁盐酒炒"(明·《回春》)、"姜汤浸"(明·《保元》)、童便浸(明·《准绳》)等炮制法。现今有炒,麸炒,盐炙,蜜炙等炮制方法。

【炮制方法】

(1) 知母 取原药材,除去毛状物及杂质,洗净,润透,切厚片,干燥。

(2) 盐知母 取知母片,置锅内,用文火微炒至变色,喷洒盐水,炒干,取出放凉。

每100公斤知母,用盐2公斤。

【成品性状】 本品为类圆形或条状片,表面黄白色,质滋润,肉厚,味甘而苦,嚼之粘牙。盐知母颜色加深,呈老黄色,偶有焦斑,略具咸味。

【性味归经】 苦,寒。归肺、胃、肾经。

【功能主治】 清热泻火,滋阴润燥。用于烦热口渴、肺热燥咳、消渴、骨蒸劳热、便秘。

【炮制作用】 本品苦寒滑利,泻火之力较强,能清肺、凉胃、泻肾火及润肠通便。盐炙可导药下行,专于入肾,能增强滋阴降火的功效,多用于肾虚火旺证。

【贮存】 置通风干燥处。防潮。

【备注】 有的地区还用酒知母和麸炒知母。

【文献摘要】

《汤液本草》:"病在头面及手梢皮肤者,须用酒炒之,借酒力以上腾也。咽之下脐之上,须酒洗之。知母下部药用,久弱之人,须合用之者,酒浸暴干,恐伤胃气也。"

《本草蒙筌》:"去净皮毛,忌犯铁器。引经上颈,酒炒才升。益肾滋阴,盐炒便入。"

《医宗粹言》:"治嗽酒炒,入肾盐水炒去毛皮净。"

泽泻

【处方用名】 泽泻、淡泽泻、炒泽泻、盐泽泻。

【来源】 本品为泽泻科植物泽泻的干燥块茎。

【历史沿革】 南北朝刘宋时代载有酒浸法(《雷公》)。宋代有"酒浸一宿略蒸"(《传信》)、炒(《洪氏》)等炮制法。明代还有"煨"(《景岳》)、米泔水浸炒(《醒斋》)等法。清代又增加了盐水浸(《备要》)、盐水炒(《治裁》)等法。现今有炒,土炒,盐水炒,酒炒等炮制方法。

【炮制方法】

(1) 泽泻 取原药材,除去杂质,分开大小个,浸泡,润透,切厚片,干燥。

(2) 盐泽泻 取泽泻片,喷洒盐水,拌匀,闷润,待盐水被吸尽后,用文火炒至微黄色,取出放凉。

每 100 公斤泽泻,用盐 2.5 公斤。

(3) 麸炒泽泻　先将锅烧热,撒入麦麸,待冒烟时投入泽泻片,不断翻动,炒至药物呈黄色时取出,筛去麦麸,放凉。

每 100 公斤泽泻,用麦麸 10～15 公斤。

【成品性状】　本品为不规则的厚片,片面黄白色而平整,有海绵样细孔纵横散走的筋脉纹,周边黄白色,有较密的突起的须根痕,质坚实,粉性,味微苦。盐泽泻片面显黄色,偶见黄焦斑,味微咸,麸炒泽泻片面呈黄色,偶见黄焦斑,具焦香气。

【性味归经】　甘、淡,寒。归胃、膀胱经。

【功能主治】　利水渗湿,泄热。用于小便不利、淋涩尿血、水肿胀满、湿盛腹泻、湿热带下。

【炮制作用】　泽泻生用健脾利水,多用于淋病、水肿、黄疸。经盐炙后能引药下行,增强滋阴,泄热,利水的作用,多用于腰部重痛、脚膝痿软等。麸炒可缓和药性,偏于渗湿和脾,多用于泄泻、痰湿眩晕。

【炮制研究】　泽泻含有三萜类化合物、挥发油、生物碱、胆碱、有机酸等成分,其中三萜类化合物能降低胆固醇。

在大白鼠的利尿实验中,证明泽泻有利尿作用,不同产季和不同药用部位的泽泻具有不同的效果。

冬季产的正品泽泻利尿力最大,春泽泻效力稍差,不同的炮制方法,其利尿作用亦不同。生泽泻、酒炙　麸炒泽泻均有一定的利尿作用,而盐泽泻几乎不见利尿作用;但在五苓散方剂中,无论选用生泽泻或盐泽泻,都有一定的利尿作用。

【贮存】　置通风干燥处。防霉、防蛀。

【备注】　麸炒泽泻,要求用干燥饮片,否则麦麸粘附,不易筛去。

【文献摘要】

《本经逢原》:"利小便生用,入补剂盐、酒炒。油者伐胃伤脾,不可用。"

《得配本草》:"健脾生用,或酒炒用。滋阴利水盐水炒。"

巴戟天

【处方用名】　巴戟天、巴戟肉、巴戟、杭巴戟、盐巴戟、制巴戟。

【来源】　本品为茜草科植物巴戟天的干燥根。

【历史沿革】　晋代载有去心法(《肘后》),此法沿用至今。南北朝刘宋时代有酒及药物浸法(《雷公》)。宋代有酒煮(《博济》)、盐汤浸、面炒(《局方》)等炮制法。明代增加了盐水煮(《入门》)、甘草汤浸(《仁术》)、甘草汤制(《景岳》)等炮制方法。现今有酒浸,盐炙,盐水煮,甘草制等炮制方法。

【炮制方法】

(1) 巴戟　取原药材,除去杂质,洗净,置蒸笼内蒸透,趁热除去木心或用水润透后除去木心,切段,干燥。

(2) 盐巴戟　取巴戟段,加盐水拌匀,待盐水被吸尽后,用文火炒干。或取净巴戟,加盐水拌匀,蒸软,趁热除去木心,切段,干燥。

每 100 公斤巴戟天,用盐 2 公斤。

(3) 制巴戟　取净甘草捣碎,置锅内,加水(约 1:5 量),煎汤两次,去药渣。取甘草汤加入净巴戟拌匀,煮至松软能抽去木心时,取出,趁热抽去木心,干燥。

每100公斤巴戟天,用甘草6.5公斤,煎汤约50公斤。

【成品性状】 本品为空心扁圆筒状的节段,边缘栓皮灰黄色,切面淡紫色,中心黄棕色。肉厚、质坚韧。味甘而微。制巴戟味甜。盐巴戟颜色稍深,质柔润,略具咸味。

【性味归经】 甘、辛,微温。归肾、肝经。

【功能主治】 补肾阳,强筋骨,祛风湿。用于阳痿、遗精、腰膝无力、风湿痹痛、少腹冷痛。

【炮制作用】 巴戟天主要用于肾阳不足,脾胃虚寒者,生用偏于强筋骨,祛风湿,多用于风寒腰痛、腰膝酸痛。甘草水制后,可增强其补益作用,多用于脾虚、气虚。盐制后功专入肾,温而不燥,多服久服无碍,增强了补肾助阳、强筋健骨的作用,多用于阳痿早泄、子宫虚冷、小便失禁、白浊等。

【贮存】 置通风干燥处。防霉、防蛀。

【备注】 本品其木心为非药用部分。前人经验认为,巴戟天如不去心,令人烦躁。

【文献摘要】

《医学入门》:"盐水煮去心。"

《仁术便览》:"甘草汤浸去心,有酒浸者,有枸杞汤浸者。"

《得配本草》:"滚水浸去心。助阳,枸杞子煎汁浸蒸。去风湿,好酒拌炒。摄精,金樱子汁拌炒。理肾菊花同煮。"

小茴香

【处方用名】 茴香、小茴、小茴香、盐茴香。

【来源】 本品为伞形科植物茴香的干燥成熟果实。

【历史沿革】 宋代有炒法(《博济方》)、盐炒(《总录》)、酒浸炒(《局方》)、黑牵牛炒去黑牵牛(《精要》)等炮制法。明代基本同前。清代增加了麸炒(《食物》)。现今有炒,盐水炒等炮制方法。

【炮制方法】

(1) 茴香 取原药材,除去杂质及残梗,筛去灰屑。

(2) 盐茴香 取净茴香,加盐水拌匀,略闷,待盐水吸尽后,用文火炒至微黄色、香气溢出时,取出晾干。

每100公斤小茴香,用盐2公斤。

【成品性状】 本品为有5条棱纹的果实,表面黄绿色或淡黄色,具特异香气,味微甜、辣。盐茴香呈黄褐色,香气更浓,略具咸味。

【性味归经】 辛,温。归肝、肾、脾、胃经。

【功能主治】 祛寒止痛,理气和胃。用于寒疝疼痛、胃腹冷痛、肾虚腰痛、妇女宫寒诸症。

【炮制作用】 本品生用长于理气调中,开胃进食,多用于呕吐、饮食少进。盐炙可缓和辛散之性,专走下焦,温肾暖肝,用于疝气疼痛。

【贮存】 置阴凉干燥处。防潮。

【文献摘要】

《本草原始》:"炒黄用,入肾经须用盐制。"

《良朋汇集》:"加盐炒黑。"

《本草述钩元》:"隔纸焙燥,研极细……得酒良,上行宜酒炒黄。下行盐水炒用。"

益智仁

【处方用名】 益智、益智仁、炒益智仁、盐益智仁。

【来源】 本品为姜科植物益智的干燥成熟果实。

【历史沿革】 唐代载有"去壳炒"法(《理伤》)。宋代有去皮,切,盐炒(《洪氏》)、炒(《朱氏》)等炮制法。明代还有蜜炙(《明医》)、盐煮(《本草正》)、姜汁炒(《普济方》)等炮制方法。清代又增加了煨(《钩元》)等炮制法。现今有炒,蜜炙,盐炙,盐水蒸等炮制方法。

【炮制方法】

(1)益智仁 先取河砂置锅内,用武火炒热,再加入净益智,炒至外壳鼓起并显焦黄色时取出,筛去砂,趁热碾破外壳,筛取子仁。

(2)盐益智仁 取净益智仁,加盐水拌匀,稍闷,用文火炒至微呈黑褐色,取出放凉。

每 100 公斤益智仁,用盐 2 公斤。

【成品性状】 本品仁为扁圆形或不规则块状,外表棕褐色,破开面呈乳白色,具辛香气,味辛辣。盐益智仁呈黑褐色,具辛香气,略有咸味。

【性味归经】 辛,温。归脾、肾经。

【功能主治】 补肾固精,缩尿,温脾止泻,摄涎唾。用于肾虚遗精、遗尿、尿频、脾寒泄泻、腹部冷痛、涎唾自流。

【炮制作用】 本品生用燥性较大,以温脾止泻,收摄涎唾力强,多用于呕吐、泄泻、口涎自流等。盐炙可缓和辛味,加强入肾功能,增强缩尿涩精等补肾作用,多用于尿频、遗尿、遗精、早泄、白浊、崩中漏下。

【贮存】 置通风干燥处。防潮。

【文献摘要】

《本草正》:"治遗精余沥,赤白带浊及夜多小便者,取二十余枚,研碎入盐少许,同煎服之,有奇验。"

《玉楸药解》:"去壳炒研消食最良。"

《得配本草》:"盐拌炒,去盐研用;或盐水炒亦可。"

橘核

【处方用名】 橘核、炒橘核、盐橘核。

【来源】 本品为芸香科植物橘的干燥成熟种子。

【历史沿革】 宋代载有炒法(《证类》)。明代有"肾冷,炒去壳末,酒调服"的记载(《入门》)。清代有炒(《本草述》)、盐炒(《尊生》)、炒焦(《幼幼》)、"酒焙"(《治裁》)等炮制方法。现今有炒,盐水炒等炮制方法。

【炮制方法】

(1)橘核 取原药材,除去杂质,洗净,晒干。用时捣碎。

(2)盐橘核 取净橘核,加盐水拌匀,润透,待盐水被吸尽后,用文火炒至微黄色并有香气溢出时,取出,晒干。用时捣碎。

每 100 公斤橘核,用盐 2 公斤。

【成品性状】 本品略呈卵形,一端钝圆,一端长尖,表面为淡黄白色或淡灰白色,气微,味苦。盐橘核色泽加深,形体饱满,多已裂口,略具咸味。

【性味归经】 辛、苦,平。归肝经。

【功能主治】 行气止痛。用于小肠疝气、睾丸肿痛、肝胃气痛、乳痛、腰痛。

【炮制作用】 本品生用除治疗疝痛外,也用于肝胃气痛。盐炙能引药下行,治疗疝气疼痛和睾丸肿痛的作用更佳。

【贮存】 置通风干燥处。防霉、防蛀。

【文献摘要】

《医学入门》:"肾冷,炒去壳末,酒调服。"

《本草纲目》:"凡用,须以新瓦焙香,去壳取仁,研碎入药。"

《类证治裁》:"青盐拌炒。"

杜仲

【处方用名】 杜仲、川杜仲、炒杜仲、盐杜仲、杜仲炭。

【来源】 本品为杜仲科植物杜仲的干燥树皮。

【历史沿革】 南北朝刘宋时代载有酥蜜炙法(《雷公》)。梁代有去皮法(《集注》)。唐代有"去皮炙"法(《千金翼》)。宋代有去皮酥炙(《史载》)、姜汁炙(《活人书》)、酒拌炒焦(《指迷》)、麸炒(《局方》)、炒令黑(《普济方》)等炮制法。也有以"炒断丝"作为火候(《局方》)。明代增加了"小茴香、盐、醋汤浸炒"(《保元》)。理论上提出了"用姜汁或盐水润透,炒去丝,能补中强志"(《本草正》)。清代又增加了童便浸焙(《本草述》)、炒炭(《医案》)等炮制方法。现今有炒炭,煅炭,砂炒,盐炙,盐水润后蒸,盐麸炒等炮制方法。

【炮制方法】

(1) 杜仲 取原药材,刮去粗皮,洗净,润透,切丝或块,干燥。

(2) 盐杜仲 取杜仲丝或块,加盐水拌匀,润透,用中火炒至焦黑色,丝易断时,取出放凉。

每 100 公斤杜仲,用盐 2 公斤。

【成品性状】 本品为皮丝或寸方块,表面显浅棕色或灰褐色,粗糙,内面暗紫色,光滑。易折断,断面连有许多细密银白色富有弹性的橡胶丝。气微,味稍苦,嚼之有胶状残余物。盐炒杜仲表面呈焦黑色,银白色橡胶丝减少,弹性减弱,略有咸味。

【性味归经】 甘、微辛,温。归肝、肾经。

【功能主治】 补肝肾,强筋骨,安胎。用于腰脊酸痛、足膝痿软、小便余沥、阴下湿痒、胎漏欲堕。

【炮制作用】 杜仲为补肾安胎要药。生用偏于益肝舒筋,多用于头目眩晕、阴下湿痒等。盐炙后可直走下焦,增强补肝肾的作用。多用于肾虚腰痛、阳痿滑精、胎元不固等,并有利于有效成分的煎出。

【炮制研究】 杜仲含杜仲胶、树脂、鞣质等成分。杜仲胶为一种硬性橡胶类,经高温加热后硬性橡胶可被破坏,有利于有效成分的溶出。

杜仲有降压作用,认为其降压成分是松脂素 2—β—D 葡萄糖甙。动物实验证明,其降压作用,盐炒杜仲比生杜仲强一倍,杜仲煎剂比杜仲酊剂强。经酒精提取后的杜仲残渣煎剂仍有降压作用。

曾有实验证明,杜仲叶、枝、再生皮与杜仲皮均具有相似的降压效果,在中枢镇静和免疫促进作用方面各药用部位亦有相似的药理作用。

【贮存】　置干燥容器内。防霉。

【备注】　部分地区尚用杜仲炭。

【文献摘要】

《本草蒙筌》:"刮净粗皮,咀成薄片,姜汁润透,连炒去丝。"

《本经逢原》:"盐酒炒断丝用。"

《得配本草》:"治泻痢酥炙,除寒湿酒炙,润肝肾蜜炙。补腰肾盐水炒,治痿疼姜汁炒。"

补骨脂

【处方用名】　补骨脂、盐骨脂、盐补骨脂。

【来源】　本品为豆科植物补骨脂的干燥成熟果实。

【历史沿革】　南北朝刘宋时代有用酒浸蒸以除燥毒的记载(《雷公》)。宋代有炒(《总录》)、酒炒(《洪氏》)、盐炒(《济生方》)等法。元代有"如缓急,只以盐同炒令香,去盐用亦得"的记载(金·《儒门》)。清代增加了麸炒(《本草述》)、童便、乳浸、盐水炒(《备要》)等炮制法。现今有炒,盐水炒,羊脂炒等炮制方法。

【炮制方法】

(1) 补骨脂　取原药材,除去杂质。

(2) 盐补骨脂　取净补骨脂,加盐水拌匀,稍闷,用文火炒至微鼓起,迸裂并有香气时,取出放凉。

每100公斤补骨脂,用盐2公斤。

【成品性状】　本品为肾形,略扁,表面黑褐色,质坚硬,种仁显油性,气特异,味辛微苦。盐补骨脂颜色加深,鼓起,略有咸味。

【性味归经】　辛、苦,大温。归肾、脾经。

【功能主治】　补肾助阳,温脾止泻。用于肾虚冷泻、小便频数、遗尿、腰膝冷痛、阳痿、遗精;外治白癜风。

【炮制作用】　本品壮阳作用较强。但生用辛热而燥,服用时间稍长有伤阴之弊,可出现口干、舌燥、喉痛等症状。盐炙能缓和辛窜温燥之性,并可引药走肾,增强补肾纳气的作用,多用于腰膝冷痛、阳痿、遗精等。

【贮存】　置干燥处。防潮。

【文献摘要】

《济生方》:"盐炒。"

《增补万病回春》:"温腰膝酸痛与阳固精,盐酒炒用。"

《得配本草》:"煖上焦,酒炒蒸;煖肾,盐水炒。恐其性燥,乳拌蒸,胡麻、胡桃拌蒸亦可。恐其热入心脏,童便浸蒸。"

黄柏

【处方用名】　黄柏、川黄柏、盐黄柏。

【来源】　本品为芸香科植物黄皮树或黄檗的干燥树皮。

【历史沿革】　晋代载有锉法(《肘后》)。唐代有切(《千金翼》)、去皮炙(《外台》)、蜜炙(《千金》)。宋代有盐水炒(《扁鹊》)、蜜炙(《圣惠方》)、猪胆汁炙(《疮疡》)、炒(《苏沈》)、炒黑(《妇人》)等法。明、清时代增加了人乳汁炒、童便炒(明·《保元》)等炮制法。现今有盐炒,酒炒,炒,炒炭等炮制方法。

【炮制方法】

(1) 黄柏　取原药材,除去杂质,刮去粗皮,洗净,润透,切丝或块,晒干。

(2) 盐黄柏　取黄柏丝或块,用盐水拌匀,稍闷,用文火微炒至干,取出晾凉。

每 100 公斤黄柏,用盐 2 公斤。

(3) 酒黄柏　取黄柏丝或块,用黄酒拌匀,稍闷,用文火炒至表面显棕黄色,取出,晾凉。

每 100 公斤黄柏用黄酒 10 公斤。

(4) 黄柏炭　取黄柏丝或块,置锅内,用武火炒至显炭黑色,内部呈褐色"存性",喷淋清水少许,灭净火星,取出,晾凉,干燥。

【成品性状】　本品为微卷曲的细丝或方块,表面显鲜黄色。周边偶显灰褐色或棕色粗皮,质脆,易折断。气微,味极苦。盐黄柏显深黄色,有焦斑点,味苦微咸。酒黄柏形似盐黄柏,微有酒气。黄柏炭外表显焦黑色,内部显褐色。

【性味归经】　苦,寒。归肾、膀胱、大肠经。

【功能主治】　清湿热,泻火毒,退虚热。用于湿热痢疾、黄疸、足膝肿痛、赤白带下、疮疡肿毒、湿疹、阴虚发热、骨蒸盗汗、梦遗滑精、目赤肿痛、烧伤烫伤。

【炮制作用】　本品性寒而沉,生用苦燥,清热燥湿作用较强,多用于下焦湿热所致的小便淋涩、赤白带下、阴部肿痛、足膝痿软等症。盐炙可缓和苦燥之性,不伤脾胃,而能增强泻相火之力,多用于降阴火,救肾水,治痿痹、骨间疼痛等症。酒炒黄柏能治上焦之湿热,且能入血分,治血分之病。

炒炭后大减苦寒,清湿热之中并有收涩之性,常用于崩带痔漏出血等症。

【炮制研究】　本品含小檗碱、棕榈碱、黄柏碱等多种生物碱,另含苦味质黄柏酮、黄柏内酯以及粘液质、脂肪油等成分。

据实验,通过对黄柏的几种炮制品及原料黄柏进行小檗碱的显微化学反应、毛管象观察及含量测定的结果,发现原料黄柏经浸泡切丝后,组织中的小檗碱有转移现象,并且小檗碱已损失一半;酒炒、盐炒、清炒黄柏的小檗碱含量变化不大;黄柏炭经过高温处理,小檗碱已损失殆尽。

又有实验证明,黄柏经炮制后,其小檗碱含量均有所下降。与生黄柏比较,盐黄柏降低 4%,酒黄柏降低 13%,而黄柏炭降低 84%。并且在进行薄层层析时,发现生黄柏、盐黄柏、酒黄柏在紫外光下除具有亮黄色荧光的小檗碱斑点外,还各有一个比移值相同的天蓝色荧光斑点。而黄柏炭却只有一个亮黄色荧光的小檗碱斑点。

用生黄柏和酒黄柏煎液(1:1)进行抑菌试验的结果表明,黄柏除对痢疾杆菌有抑制作用外,对炭疽杆菌、白色念球菌也有一定的抑制作用。生黄柏和酒黄柏的抑菌效果极为相似。

【贮存】　置通风干燥处。防潮。

【备注】　在黄柏切制前,水处理时要掌握好"水头",若吸水过多,容易发粘,不易切片。

【文献摘要】

《本草纲目》:"黄蘗性寒而沉,生用降实火,熟用不伤胃,酒制治上,盐制则治下,蜜制则治中。"

《本草述》:"酒炒以治血分之病,资肾水,泻膀胱,必资乎盐炒。"

《本草从新》:"生用降实火,蜜炙则庶不甚伤胃,炒黑能止崩带。酒制治上,蜜制治中,盐制治下。"

沙苑子

【处方用名】　沙苑子、沙苑蒺藜、潼蒺藜、盐沙苑子。

【来源】　本品为豆科植物扁茎黄芪的干燥成熟种子。

【历史沿革】　明代有微焙(《滇南》)、炒、酒浆拌蒸法(《大法》)。清代有炒(《汇纂》)。酒炒(《良朋》)、酒蒸(《逢原》)、盐水炒(《增广》)等炮制法。现今有盐水炒,清炒等炮制方法。

【炮制方法】

(1) 沙苑子　取原药材,除去杂质,洗净,晒干。

(2) 盐沙苑子　取净沙苑子,加盐水拌匀,稍闷,待盐水被吸尽后,用文火微炒至干,取出放凉。

每 100 公斤沙苑子,用盐 2 公斤。

【成品性状】　本品略呈肾形而稍扁,为绿褐色至灰褐色,表面光滑,质坚硬,味淡,嚼之有豆腥气。盐沙苑子呈褐黄色,光泽明显,略有咸味。

【性味归经】　甘,温。归肝、肾经。

【功能主治】　补益肝肾,固精,明目。用于肾虚腰膝痠痛、遗精早泄、小便频数、目暗不明。

【炮制作用】　本品为缓和的温肾助阳药。生用益肝明目力强,多用于肝虚目昏。盐炙后,药性更为平和,能平补阴阳,并可增强补肾固精,缩尿止溺的作用,多用于肾虚腰痛、梦遗滑精、尿频、遗尿等。

【贮存】　置通风干燥处。

【文献摘要】

《炮炙大法》:"或炒,或酒浆拌蒸……"

《得配本草》:"入补剂炒熟。入凉药生用。"

《增广验方新编》:"淡盐水炒。"

荔枝核

【处方用名】　荔枝核、盐荔枝核。

【来源】　本品为无患子科植物荔枝的干燥成熟种子。

【历史沿革】　宋代载有"慢火烧存性"(《衍义》)。元代有炒法(《瑞竹》)。明代有"煅存性酒调,治卒心痛疝痛"(《蒙筌》)的论述外,还有炒黄(《回春》)、煨焦(《景岳》)等炮制方法。清代增加了盐炒法(《尊生》)。现今有清炒,盐炒等炮制方法。

【炮制方法】

(1) 荔枝核　取原药材,除去杂质,洗净,晒干。用时捣碎。

(2) 盐荔枝核　取净荔枝核,轧碎,加盐水拌匀,润透,用文火炒干,或炒至暗褐色,取出放凉。

每 100 公斤荔枝核,用盐 2 公斤。

【成品性状】　本品为长圆形或卵圆形,略扁,表面棕红色至紫棕色,有光泽,质坚硬。盐荔枝核为碎块,色泽略深,无光泽,质硬脆,味微咸而涩。

【性味归经】　辛,温。归肝、肾经。

【功能主治】　行气散寒,止痛散结。用于疝气痛、胃脘痛、妇人气滞血瘀的少腹疼痛。

【炮制作用】　本品盐炙能引药下行,增强疗效,常用于疝气疼痛。

【贮存】　置干燥处。防蛀。

【备注】　部分地区用荔枝核炭。

【文献摘要】

《本草蒙筌》:"煅存性,酒调治卒心痛、疝痛。"

《嵩崖尊生全书》:"盐炒。"

车前子

【处方用名】　车前子、车前仁、炒车前子、盐车前子。

【来源】　本品为车前科植物车前或平车前的干燥成熟种子。

【历史沿革】　宋代载有研末用(《证类》)、酒浸(《总录》)、酒蒸(《济生方》)、炒(《局方》)、焙(《宝产》)等炮制法。明代还有米泔浸蒸法(《醒斋》)。清代增加了盐水炒法(《幼幼》)。现今有炒,盐炙,酒炙等炮制方法。

【炮制方法】

(1) 车前子　取原药材,除去杂质,筛去灰屑。

(2) 炒车前子　取净车前子,置锅内,用文火炒至略有爆声,并有香气溢出时,取出放凉。

(3) 盐车前子　取净车前子,置锅内,用文火炒至略有爆声时,喷洒盐水,炒干,取出放凉。

每100公斤车前子,用盐2公斤。

【成品性状】　本品为椭圆形或不规则长圆形而稍扁的细小种子,呈黑褐色或黄棕色,遇水有粘滑感,气微,味淡。炒车前子呈黑褐色。盐车前子味微咸。

【性味归经】　甘,微寒。归肝、肾、小肠、膀胱、肺经。

【功能主治】　利水通淋,清热明目。用于热结膀胱、小便短赤淋沥、暑湿泄泻、目赤涩痛。

【炮制作用】　本品生用利水通淋,多用于淋证、水肿等。盐炙后,借盐润下之功,增强补肝肾、明目、利水的作用。经加热炒裂后,易于煎出有效成分。

【贮存】　置通风干燥处。防潮。

【备注】　盐炙时,本品不宜先与盐水拌合,否则容易粘结。

【文献摘要】

《本草纲目》:"凡用,须以水淘洗去泥沙,晒干。入汤液,炒过用。入丸散,则以酒浸一液,蒸熟研烂,作饼晒干,焙研。"

《幼幼集成》:"青盐水炒七次。"

《得配本草》:"入补药酒蒸捣研,入泻药炒研。"

砂仁

【处方用名】　砂仁、缩砂仁、阳春砂、盐砂仁。

【来源】　本品为姜科植物阳春砂或缩砂的干燥成熟果实,用时取种子。

【历史沿革】　宋代载有去皮法(《圣惠方》)、炒法(《普本》)。明代有煨法(《婴童》)、酒炒法(《醒斋》)。并指出"欲其温暖,须用炒研"(《本草正》)。清代增加了盐水浸后炒(《得配》)、姜汁拌(《尊生》)等炮制法。现今有盐炙,姜汁炒等炮制方法。

【炮制方法】

(1) 砂仁　取原药材,除去杂质,去壳取子。用时捣碎。

(2) 盐砂仁　取净砂仁,加盐水浸泡拌匀,用文火炒干,取出放凉。

每 100 公斤砂仁,用盐 2 公斤。

【成品性状】　本品为椭圆形或卵圆形,有明显的三棱,表面显棕红色或棕褐色,种子为不规则的多面体,棕色或淡棕色,油润,具有浓烈的芳香气,味辛辣。盐砂仁色加深,味辛稍咸。

【性味归经】　辛,温。归脾、胃、肾经。

【功能主治】　化湿行气,温脾止泻,安胎止呕。用于腹痛痞胀、胃呆食滞、噎膈呕吐、腹痛泄泻、妊娠胎动等。

【炮制作用】　本品温中调气,能疏通上中下三焦之气。生用行气调中力强,多用于腹痛痞胀、胃呆食滞等。经盐炙后,能加强其降气安胎、温肾作用,多用于腹痛泄泻、小便频数。

【贮存】　置阴凉干燥处。密闭贮存。

【文献摘要】

《重修政和经史证类备用本草》:"熨斗内盛,慢火炒令热透,去皮用仁,捣罗为末。"

《本草正》:"欲其温暖,须用炒研,入肺肾膀胱。各随使引。"

《得配本草》:"安胎带壳炒熟,研用。阴虚者宜盐水浸透,炒黑用。理肾气,熟地汁拌蒸用。痰膈胀满,萝卜汁浸透,焙燥用。"

菟丝子

【处方用名】　菟丝子、吐丝子、盐菟丝子。

【来源】　本品为旋花科植物菟丝子的干燥成熟种子。

【历史沿革】　晋代载有"酒浸服"(《肘后》)。南北朝刘宋时代有苦酒、黄精汁浸法(《雷公》)。宋代有酒浸(《脚气》)、酒浸研膏(《传信》)、酒炒(《博济方》)、酒蒸(《朱氏》)、盐炒(《总录》)等法。明代还有酒浸作饼法(《纲目》)。清代基本沿用前法。现今有清炒,盐水炒,酒炒,盐水拌蒸,制饼等炮制方法。

【炮制方法】

(1) 菟丝子　取原药,除去杂质,淘净,干燥。

(2) 盐菟丝子　取净菟丝子,文火炒至微黄色,微有爆声,加盐水拌匀炒至干,并有香气透出时取出,放凉。

每 100 公斤菟丝子,用盐 2 公斤。

(3) 酒菟丝饼　取净菟丝子,加适量水煮至开裂,煮时不断搅拌,待水液吸尽,全部显粘丝稠粥状时,加入黄酒和白面拌匀,制饼,切约 1 厘米方块,晒干。

每 100 公斤菟丝子,用黄酒 15 公斤,面粉 15 公斤。

【成品性状】　本品为类圆形颗粒,表面红棕色或黄棕色,无臭,味淡,盐菟丝子表面显褐色或黄色,微有咸味。酒菟丝子饼为小方块,表面显灰棕色。

【性味归经】　辛、甘,平。归肝、肾经。

【功能主治】　补肾益精,养肝明目。用于腰膝酸痛,遗精早泄小便频数,两目昏花。

【炮制作用】　本品生用以养肝明目力胜,多用于肝虚目暗。盐水制后,能引药下行,增强其补肾作用。酒制后可增强其温肾壮阳的作用。多用于阳痿早泄、尿频、遗尿、大便泄泻、胎元不固等。

【贮存】 置通风干燥处。防蛀。

【文献摘要】

《本草纲目》:"凡用,以温水淘去泥沙,酒浸一宿,曝干捣之,不尽者,再浸曝捣,须臾悉细。又法:酒浸四、五日,蒸曝四、五次,研作饼焙干,再研末。"

《得配本草》:"米泔水淘洗,酒浸四、五日,蒸晒四、五次,研作饼,焙干用。补肾气,淡盐水拌炒。暖脾胃,黄精汁煮。暖肌肉,酒拌炒。治泄泻,酒米拌炒。"

《医家四要》:"酒淘净,晒干。入煎剂再微炒,研破。凡丸药中都用菟丝饼……"

9·4 姜炙法

将净选或切制后的药物,加入一定量姜汁,经拌炒,或煮制等处理的方法称为姜炙法。生姜辛温,能温中止呕、化痰止咳。故姜炙法多用于祛痰止咳、降逆止呕的药物。

姜炙的目的

(1)制其寒性,增强和胃止呕作用如黄连、竹茹等寒性药,经姜制可缓和其寒性,并能增强其和胃止呕等作用。故有:"姜制温散而开痰"之说。

(2)缓和副作用,增强疗效 如厚朴,对咽喉有一定刺激性,姜炙可缓和其刺激性,并增强温中化湿的作用。

姜炙的操作方法

(1)姜汁炒 将药物与一定量的姜汁拌匀,放置闷润,使姜汁逐渐渗入药物内部,然后置锅内,用文火炒至一定程度,取出放凉。或者将药物与姜汁拌匀,待姜汁被吸尽后,进行干燥。

(2)姜汤煮 将鲜姜切片煎汤,加入药物煮约 2 小时,待姜汤基本吸尽,取出,进行切片,干燥。

生姜的用量一般为每 100 公斤药物,用生姜 10 公斤。若无生姜,可用干姜煎汁,用量为生姜的三分之一。

姜汁的制备方法

(1)捣汁 将生姜洗净切碎,置适宜容器内捣烂,加适量水,压榨取汁,残渣再加水共捣,又压榨取汁,如此反复 2~3 次,合并姜汁,备用。

(2)煎汁 取净生姜片或干姜片,置锅内,加适量水煮,过滤,残渣再加水煮,又过滤,合并两次滤液,适当浓缩,取出备用。

注意事项

(1)制备姜汁时,水的用量不宜过多,一般以最后所得姜汁与生姜的比例为 1:1 为宜。

(2)药物与姜汁拌匀后,需充分闷润,待姜汁被完全吸尽后,再用文火炒干。否则,达不到姜炙的目的。

厚朴

【处方用名】 厚朴、川厚朴、姜厚朴。

【来源】 本品为木兰科植物厚朴或凹叶厚朴的干燥干皮、根皮和枝皮。

【历史沿革】 汉代载有去皮炙法(《玉函》)。唐代有用姜炙法(《产宝》),此法沿用至今。宋代对其炮制作用已有论述,认为"不以姜制,则棘人喉舌"(《衍义》)。此外,还有糯米粥浸法(《总录》)。明代还有酒炒(《必读》)、姜汁浸后入醋淬法(《准绳》)。清代增加了醋炒(《集解》)等炮制法。现今有姜汁浸,姜汁炒,姜汁蒸,紫苏、生姜炒,紫苏、生姜煮等炮制方法。

【炮制方法】

(1) 厚朴　取原药材,刮去粗皮,洗净,润透,切丝,晒干。

(2) 姜厚朴　取厚朴丝,加姜汁拌匀,不断翻动,使吸透,用文火炒干。或取一定量生姜切片,加水熬汤,另取刮净粗皮的药材,捆成捆,置姜汤中,用微火加热共煮至姜液吸尽,取出,切丝,干燥。

每100公斤厚朴用生姜10公斤。

【成品性状】　本品为丝条状,表面灰褐色或灰黄色,内面棕紫色或棕红色,光滑,有顺纹,气辛香,味辛辣微苦。姜厚朴色泽加深,具姜的辛辣气味。

【性味归经】　苦、辛,温。归脾、胃、肺、大肠经。

【功能主治】　行气燥湿,降逆平喘。用于脘腹胀痛、宿食不消、呕吐、泻痢、气逆喘咳。

【炮制作用】　本品生用较为峻烈,其味辛辣,对咽喉有刺激性。用姜炙可消除对咽喉的刺激性,并能增强宽中和胃的功效。

【贮存】　置阴凉干燥处。

【文献摘要】

《太平惠民和剂局方》:"先刮去粗皮,令见赤心,用生姜汁炙三次,取令香熟为度。或只锉碎使,姜汁炒亦得。"

《本经逢原》:"姜汁炒用,忌黑豆。宜用滚水泡数次切之,不可久浸气瀹,有伤脾气。"

竹茹

【处方用名】　竹茹、姜竹茹。

【来源】　本品为禾本科植物青杆竹、大头典竹或淡竹的茎去外皮后刮下的干燥中间层。

【历史沿革】　宋代载有"炒令焦"(《圣惠方》)。明代有去硬青皮法(《大法》)。清代还有姜汁炒(《害利》)。醋浸(《金鉴》)等炮制法。现今有炒,姜汁制等炮制方法。

【炮制方法】

(1) 竹茹　取原药材,除去杂质和硬皮,切段或揉成小团。

(2) 姜竹茹　取竹茹段或团,加姜汁拌匀,稍润,用文火加热,如烙饼将两面烙至微显黄色,取出,摊凉。

每100公斤竹茹,用生姜10公斤。

【成品性状】　本品为弯曲丝条状的小段或小团,呈淡绿色或黄绿色,质柔软而轻松,有弹性,气微,味淡。姜竹茹颜色加深,具姜气。

【性味归经】　甘,微寒。归肺、胃、胆经。

【功能主治】　清热化痰,除烦,止呕。用于胃热呕吐、胸膈烦闷、肺热咳嗽、吐血、衄血。

【炮制作用】　本品质地松泡,揉成小团便于配方和煎熬。生竹茹长于清热化痰,多用于痰热咳嗽或热痰郁结不眠。姜炙后可增强降逆止呕的功效,适用于胃热呕哕、呃逆、惊悸等症。

【贮存】　置阴凉干燥处。防霉。

【备注】　竹茹姜炙后易变色,不易贮存,故应临时制备。

【文献摘要】

《本经逢原》:"选大青竹,磁片刮去外膜,取第二层,如麻缕者,除去屑末用之。"

《本草害利》:"入平呕逆药,姜汁炒用。"

草果

【处方用名】 草果、草果仁、炒草果、姜草果。

【来源】 本品为姜科植物草果的干燥成熟果实。

【历史沿革】 宋代载有去皮法(《普本》)、去皮煨法(《局方》)、炒法(《扁鹊》)。元、明时代基本同前。清代增加了姜炙法(《幼幼》)。现今有炒,煨,姜炙等炮制方法。

【炮制方法】

(1) 草果 取原药材,除去杂质,捶破,取种仁,去膈膜,以净仁入药,或以炒至焦黄色并鼓起,捣碎取仁。

(2) 姜草果 取草果仁,加姜汁拌匀,用文火微炒至深黄色,稍有裂口时取出,放凉。用时捣碎。

每 100 公斤草果仁,用生姜 10 公斤。

【成品性状】 本品为不规则的多角形颗粒,表面红棕色,偶见附有淡黄色薄膜状的假种皮,质坚硬。具有特异香气,味辛辣微苦。姜草果仁颗粒饱满,呈棕褐色,略具焦斑,味辣。

【性味归经】 辛,温。归脾、胃经。

【功能主治】 温中燥湿,除痰,截疟。用于心腹冷痛、食积不消、痰饮痞满、呕吐、泄泻、疟疾。

【炮制作用】 本品善消膈上之痰,又为治疗疟疾和止呕的常用药物。本品炒用以散寒湿之邪外出为胜,多用于疟疾、瘟疫。经姜炙后,其温中祛寒止痛力强,并可增强化痰截疟止呕的作用,多用于胃脘疼痛、饮食停滞、疟疾等。

【贮存】 置干燥容器内,放阴凉处。

【备注】

(1) 部分地区用清炒法,系将药物炒至棕褐色。

(2) 草果皮可作调味香料。

【文献摘要】

《普济本事方》:"去皮。"

《洪氏集验方》:"面裹煨,面裂为度。"

《幼幼集成》:"姜汁炒极熟。"

9·5 蜜炙法

将净选或切制后的药物,加入一定量炼蜜拌炒的方法称为蜜炙法。

蜂蜜性味甘平,有甘缓益脾、润肺止咳、矫味等作用。因此,蜜炙法多用于止咳平喘、补脾益气的药物。

蜜炙目的

(1) 增强润肺止咳的作用 如百部、冬花、紫菀、枇杷叶等药,蜜炙均是为了增强其润肺止咳的作用。故有"蜜制甘缓而润肺"之说。

(2) 增强补脾益气的作用 如黄芪、甘草等药,蜜炙能起协同作用,增强其补益中气的功效。

（3）缓和药性　如麻黄，发汗作用较猛，蜜炙后能缓解其发汗力，并可增强止咳平喘的功效。

（4）矫味和消除副作用　如马兜铃，其味苦劣，对胃有一定的刺激性。蜜炙除了能增强药物本身的止咳作用外，还能矫味，以免引起呕吐。

蜜炙法所用的蜂蜜都要先加热炼过。其方法是：将蜂蜜置锅内，加热至徐徐沸腾后，改用文火，保持微沸，并除去泡沫及上浮蜡质，然后用罗筛或纱布滤去死蜂、杂质，再倾入锅内，炼至沸腾、起鱼眼泡，用手捻之较生蜜粘性略强，即迅速出锅。加温时要注意沸腾外溢或引起焦化，当蜜液微沸时，及时用勺上下搅动，以防外溢。

蜜炙常用的操作方法

（1）先拌蜜后炒　先取一定量的炼蜜，加适量开水稀释，与药物拌匀，放置闷润，使蜜逐渐渗入药物组织内部，然后置锅内，用文火炒至颜色加深、且不粘手时，取出摊晾，凉后及时收贮。

（2）先炒药后加蜜　先将药物置锅内，用文火炒至颜色加深时，再加入一定量炼蜜，迅速翻动，使蜜与药物拌匀，炒至不粘手时，取出摊晾，凉后及时收贮。

一般药物都用第一种方法炮制。但有的药物质地致密，蜜不易被吸收，这时就应采用第二种方法处理，先除去部分水分，并使质地略变酥脆，则蜜就较易被吸收。

炼蜜的用量视药物的性质而定。一般质地疏松、纤维多的药物用蜜量宜大；质地坚实，粘性较强，油分较重的药物用蜜量宜小。通常为每100公斤药物，用炼蜜25公斤左右。

注意事项

（1）炼蜜时，火力不宜过大，以免溢出锅外或焦化。此外，若蜂蜜过于浓稠，可加适量开水稀释。

（2）蜜炙所用的炼蜜不可过老，否则粘性太强，不易与药物拌匀。

（3）蜜炙时，火力一定要小，以免焦化。炙的时间可稍长，要尽量将水分除去，避免药物发霉。

（4）蜜炙药物须凉后密闭贮存，以免吸潮发粘或发酵变质。

甘草

【处方用名】　甘草、炙草、炙甘草。

【来源】　本品为豆科植物甘草、胀果甘草或光果甘草的干燥根及根茎。

【历史沿革】　汉代多用炙法（《玉函》）。南北朝刘宋时代有"须去头尾尖处，其头尾吐人"的论述（《雷公》）。唐代有蜜炙法（《千金翼》）、炮（《颅囟》）等炮制法。宋代还有盐炙、猪胆汁炙（《总录》）、炒（《博济方》）、煨（《朱氏》）等炮制方法。元、明时代提出了生用泻热火，炙用温补（《汤液》）的论述。并增加了酒炒、姜汁炒（明·《必读》）等炮制法。清代除沿用前法外，还有粳米拌炒（《得配》）、乌药汁炒（《从众录》）等炮制方法。近代有炒，麸炒，蜜炙等炮制方法。

【炮制方法】

（1）甘草　取原药材，除去杂质，洗净，润透，切厚片，干燥。

（2）炙甘草　取炼蜜，加少量开水稀释后，淋于净甘草片拌匀，润至蜜渗入饮片内部，用文火炒至老黄色，不粘手时，取出放凉，及时收贮。

每100公斤甘草，用炼蜜25～30公斤。

【成品性状】 本品为类圆形或椭圆形片状,片面黄白色,中间有一明显棕色形成层环纹及射线,传统称"菊花心",纤维明显,具粉性,质地松泡,味甜微苦。蜜炙甘草表面显老黄色,质稍粘,微有光泽,味甜,具焦香气。

【性味归经】 甘,平。归心、肺、脾、胃经。

【功能主治】 益气补中,缓急止痛,祛痰止咳,清热解毒。用于脾胃虚弱、脘腹挛痛、热痰咳嗽、心悸、咽喉肿痛、疮疡肿毒、中毒。

【炮制作用】 本品生用泻火解毒、润肺止咳,用于咽喉肿痛、痈疽疮疡、痰热咳嗽、解药毒及食物中毒。蜜炙后味甘性温,具甘温益气,缓急止痛,用于脾胃虚弱、食少、腹痛便溏、劳倦发热、肺痿咳嗽、心悸脉代、惊痫、筋脉挛急。

【炮制研究】 甘草的主要成分为甘草酸,常以钾盐或钙盐的形式存在,称为甘草甜素,易溶于水。此外、尚含有黄酮类化合物:甘草甙,甘草甙元,异甘草甙,异甘草甙元,新甘草甙,新异甘草甙等成分。

甘草甜素对白喉、破伤风毒素、蛇毒、番木鳖等药物中毒,食物中毒,体内代谢产物中毒,都具有一定的解毒能力,对抗癌药喜树碱、农吉利等具有解毒增效作用。甘草甜素等成分能溶于水,所以甘草切制前应采用少泡多润。

根据文献记载,单独口服大量甘草酸类药物时,引起水钠潴留、浮肿、高血压、头痛、四肢无力、痉挛麻木、低血钾等,称为"假醛固酮"症。若甘草酸每日剂量超过 500 毫克,连服一个月即可产生假醛固酮症。甚至每日剂量仅 250 毫克时,有的也出现上述症状。

据实验,甘草经蜜炙后,甘草酸的含量减少了 20% 左右,而甘草甙的含量无变化。又据甘草水煎液中甘草酸含量测定的结果:丙级甘草蜜炙后甘草酸损失约 60.9%;丁级甘草蜜炙后甘草酸损失约 47%。

【贮存】 置通风干燥处。防潮、防蛀。炙甘草应密闭保管。

【文献摘要】

《普济方》:"生甘平、炙甘温纯阳,补血养胃。梢,去肾经之痛。"

《得配本草》:"泻心火、败火毒,缓肾急,和络血,宜生用。梢止茎中痛,去胸中热。节能消肿毒,和中补脾胃,粳米拌炒,或蜜炙用。"

《本草辑要》:"凡使须去头尾尖处,补中寒、表寒炙用,泻火生用。头生用,能行足厥阴阳明二经污浊之血,消肿导毒。梢生用治胸中积热,去茎中病,加酒煮延胡索、苦楝子尤妙。"

黄芪

【处方用名】 黄芪、炙黄芪、蜜黄芪。

【来源】 本品为豆科植物膜荚黄芪、蒙古黄芪或多序岩黄芪的干燥根。

【历史沿革】 汉代载有去芦法(《金匮》)。唐代有锉法(《心鉴》)。宋代有炒、盐水拌炒(《总录》)、蜜炙(《药证》)等炮制法。明代还有炮法(《必读》)、酒炒(《粹言》)等法。清代增加了乳炒、米泔炒(《得配》)等炮制法。现今有炒,米炒,酒炒,盐水炒,乳汁炒,米泔炒,蜜炙等炮制方法。

【炮制方法】

(1) 黄芪 取原药材,拣净杂质,除去残茎及空心部分,洗净,闷透,切厚片,干燥。

(2) 蜜黄芪 取炼蜜,加少量的开水稀释后,淋于净黄芪片中拌匀,稍闷,用文火炒至深黄色,透香气、不粘手时,取出放凉。

每 100 公斤黄芪,用炼蜜 25～30 公斤。

【成品性状】　本品为类圆形或椭圆形。表面显黄白色,内层有棕色环纹及放射状纹理(称菊花心),纤维性强,有粉性,具豆腥气。蜜炙黄芪显深黄色,质较脆,略带粘性。味甘。

【性味归经】　甘,微温。归脾、肺经。

【功能主治】　补气升阳,益卫固表,托毒生肌,利水退肿。用于表虚自汗、气虚血脱、脾虚泄泻、中气下陷、气虚水肿、痈疽不溃或溃后不收。

【炮制作用】　本品生用偏于益卫固表止汗,利水消肿,托毒排脓生肌。多用于表卫不固的自汗、盗汗或血痹、浮肿、痈疽不溃或溃久不敛。蜜炙黄芪能增强补中益气兼有润燥作用,多用于内伤劳倦、脾虚泄泻、脱肛、气虚血脱、崩带、及一切气衰血虚之证。

【贮存】　置通风干燥处。防潮、防蛀。炙黄芪应密闭保管。

【文献摘要】

《景岳全书》:"蜜炙性温,能补虚损。"

《得配本草》:"补虚,蜜炒。嘈杂病,乳炒。解毒,盐水炒。胃虚,米泔炒。暖胃,除泻痢,酒拌炒。泻心火,退虚热,托疮疡,生用。"

《本草求真》:"血虚,肺燥,捶扁蜜炙。发表生用。气虚肺寒,酒炒。肾虚气薄,盐汤蒸润,切片用。"

紫菀

【处方用名】　紫菀、炙紫菀。

【来源】　本品为菊科植物紫菀的干燥根及根茎。

【历史沿革】　南北朝刘宋时代载有蜜润后焙法(《雷公》)。梁代有洗法(《集注》)。唐代有炙法(《外台》)。宋代有炒(《局方》)、焙(《总微》)等法。明代增加了酒洗(《回春》)、姜汁制(《仁术》)、醋炒(《医学》)等炮制法。清代又增加了蒸法(《从新》)。蜜蒸法(《解要》)。现今有炒,蜜炙,蒸等炮制方法。

【炮制方法】

(1) 紫菀　取原药材,除去残茎及杂质,洗净,稍润,切厚片,干燥。

(2) 蜜炙紫菀　取炼蜜,加少量开水稀释后,淋于紫菀片中,拌匀,稍闷,用文火炒至棕褐色,不粘手时,取出放凉。

每 100 公斤紫菀,用炼蜜 25～30 公斤。

【成品性状】　本品为片或细条形小段,片面显紫红色或棕黑色,质滋润柔软,气微香,味甜微苦。蜜炙紫菀片面显紫黑色略带粘性,味甜。

【性味归经】　苦、甘,微温。归肺经。

【功能主治】　化痰止咳。用于咳嗽气逆、痰吐不爽、肺虚久咳、痰中带血。

【炮制作用】　本品生用苦甘而微温,虽然降气化痰之力较强,但能泄肺气,故只适用于肺气闭塞、咳嗽痰多的患者。经甘润滋补的蜂蜜炙后,则润肺止咳作用较强,对肺痨咳嗽、痰中带血或肺燥干咳的患者均可应用。

【贮存】　置阴凉干燥处。防潮、防蛀。炙紫菀应密闭保管。

【备注】　根茎切厚片,细根切小节。

【文献摘要】

《太平惠民和剂局方》:"凡使,先须净洗去土,微炒过,方入药。"

《本经逢原》:"或酒洗,或蜜水炒用。"

《本草求真》:"去头须,蜜水炒用。"

百兜铃

【处方用名】　马兜铃、兜铃、炙兜铃、炙马兜铃。

【来源】　本品为马兜铃科植物北马兜铃或马兜铃的干燥成熟果实。

【历史沿革】　南北朝刘宋时代载有去膈膜令净法(《雷公》)。宋代有炒(《博济方》)。焙(《药证》)。炙(《证类》)等炮制法。清代还有炮法(《法律》)。现今有炒,蜜炙等炮制方法。

【炮制方法】

(1)马兜铃　取原药材,除去杂质,搓碎,拣去果柄,筛去灰屑。

(2)炙马兜铃　取炼蜜,加少量开水稀释后,淋于净碎片内拌匀稍闷,用文火炒至不粘手时,取出放凉。

每100公斤马兜铃,用炼蜜30公斤。

【成品性状】　本品为已破碎的碎片,果皮呈黄绿色、灰绿色或灰褐色,种子扁平而薄,钝三角形,种仁乳白色,有油性,气特异,味苦。炙马兜铃种子多粘附在果皮上,质脆,略有光泽,味苦而微甜。

【性味归经】　苦、微辛,寒。归肺、大肠经。

【功能主治】　清肺化痰,止咳平喘。用于肺热咳嗽、痰多喘促、咯血、痔疮肿痛。

【炮制作用】　生品苦寒,多用于肺热咳喘、痔疮肿痛。但生品味劣,易致恶心呕吐。蜜炙后能缓和苦寒性能,增强润肺止咳的功效,并可矫味,避免呕吐。

【贮存】　置阴凉干燥处。蜜炙马兜铃应密闭贮存。

【文献摘要】

《本草述钩元》:"劈开,取向里子,去革膜微炒入药。"

百部

【处方用名】　百部、百部根、炙百部。

【来源】　本品为百部科植物直立百部、蔓生百部或对叶百部的干燥块根。

【历史沿革】　晋代载有百部汁(《肘后》)。南北朝刘宋时代有酒浸焙干法(《雷公》)。唐代有熬捣取汁(《外台》)等法。宋代有去心(《济生方》)、去芦(《扁鹊》)、炒(《药证》)等炮制法。清代又增加了蒸法(《增广》)。现今有酒泡,炒,蜜炙等炮制方法。

【炮制方法】

(1)百部　取原药材,除去残留根茎及杂质,洗净,润透,切厚片,干燥。

(2)炙百部　取炼蜜,加少量开水稀释后,淋于净百部片内拌匀,稍闷,用文火炒至不粘手时,取出放凉。

每100公斤百部,用炼蜜12.5公斤。

【成品性状】　本品为不规则类圆形片状,片面显黄褐色或黄白色,边缘皱缩,质柔润,味微苦。炙百部色加深,具粘性,偶有粘连成块。味稍甜。

【性味归经】　甘、苦,微温。归肺经。

【功能主治】　润肺止咳,灭虱杀虫。用于新久咳嗽、肺痨咳嗽、百日咳、蛔虫、蛲虫、寸白虫等病;外用治疥癣、头虱。

【炮制作用】　本品味苦有小毒,易伤胃气。蜂蜜甘缓益气,用蜜炙可纠此弊,并能增强润肺止咳的功效。故生用驱虫灭虱,蜜炙止咳平喘。

【贮存】 置通风干燥处。防潮。炙百部密闭保管。

【文献摘要】

《外台秘要》:"捣取汁。"

《重修政和经史证类备用本草》:"雷公云:凡使,采得后,用竹刀劈破,去心皮,花作数十条,于檐下置令风吹,待上干后,却用酒浸一宿,漉出,焙干,细锉用。"

《本草蒙荃》:"用惟取根,劈开去心,酒浸火炒。"

白前

【处方用名】 白前、白前根、炙白前。

【来源】 本品为萝摩科植物柳叶白前或芫花叶白前的干燥根及根茎。

【历史沿革】 南北朝刘宋时代载有生甘草水浸后焙干法(《雷公》),此法沿用至清代。梁代有切法(《集注》)。清代还有饭上蒸后再炒的方法(《增广》)。现今有炒,蜜炙等炮制方法。

【炮制方法】

(1)白前 取原药材,拣净杂质,洗净,润透,切段,干燥。

(2)炙白前 取炼蜜,加少量开水稀释后,淋于净白前段内拌匀,润透,用文火炒至表面黄棕色、不粘手时,取出放凉。

每100公斤白前,用炼蜜25～30公斤。

【成品性状】 本品为圆柱形的小段,表面呈黄白色或黄棕色,茎中空,节质韧,气微,味微甜。炙白前黄棕色,略有粘性,味甜。

【性味归经】 辛、甘、微温。归肺经。

【功能主治】 祛痰止咳,降逆平喘。用于咳嗽痰多、气逆喘促。

【炮制作用】 本品生用,以解表理肺,化痰止咳力专,多用于咳嗽兼见表证者。但生用对胃有一定刺激性,脾胃虚弱者服后可致恶心,呕吐。经蜜炙后可缓和对胃的刺激,增强温润之性,以润肺降气,化痰止咳作用为强,多用于肺虚咳嗽。

【贮存】 置通风干燥处。炙白前密闭保管。

【文献摘要】

《本草经集注》:"三分斩之,凡汤中用完物皆擘破。"

《重修政和经史证类备用本草》:"雷公云:凡使,先用生甘草水浸一伏时后,漉出,去头须了,焙干,任入药中用。"

《增广验方新编》:"饭上蒸一次再炒。"

枇杷叶

【处方用名】 枇杷叶、炙杷叶、炙枇杷叶。

【来源】 本品为蔷薇科植物枇杷的干燥叶。

【历史沿革】 晋代载有去毛炙法(《肘后》),以后历代文献都有类似记载。南北朝刘宋时代有甘草汤洗后酥炙法(《雷公》)。唐代有蜜炙法(《外台》)。宋代还有枣汁炙法(《总录》)、姜炙法(《局方》)。明、清时代基本沿用前法。现今有炒,蜜炙等炮制方法。

【炮制方法】

(1)枇杷叶 取原药材,刷去绒毛,用水喷润,切丝,干燥。

(2)炙枇杷叶 取炼蜜,加入少量开水稀释后,淋于枇杷叶丝内拌匀,闷润,用文火炒至不粘手时,取出放凉。

每 100 公斤枇杷叶,用炼蜜 25~30 公斤。

【成品性状】 本品为丝状,呈灰绿色、黄棕色或红棕色,革质,显脆性,味微苦。炙枇杷叶为棕黄色,质脆,略有粘性,具蜜糖焦香气,味甜。

【性味归经】 苦,平。归肺、胃经。

【功能主治】 化痰止咳,和胃降逆。用于肺热咳嗽、胃热呕哕。

【炮制作用】 本品生用长于清肺止咳,多用于肺热咳嗽。蜜炙能加强润肺止咳作用,多用于肺燥或肺阴不足,咳嗽少痰等。去毛是为了防止刺激咽喉,以免引起呛咳。

【炮制研究】 枇杷叶含皂甙、苦杏仁甙、乌索酸、齐墩果醇酸、苹果酸、鞣质、维生素 B 及 C 等成分。

历代本草书籍均认为枇杷叶必须去毛,若去毛不净,能令人咳。据实验,枇杷叶的绒毛与叶的化学成分基本相同,绒毛中并不含有能致咳或产生其他副作用的特异化学成分,只是叶中皂甙的含量明显高于绒毛中的含量。所以,古代本草书所谓"去毛不净,射入肺令咳不已",主要是由于绒毛从呼吸道直接吸入刺激咽喉粘膜而引起咳嗽。但在煎煮过程中绒毛并不易脱落。在单位体积煎液内未刷毛比刷毛的绒毛只略多一点,用细筛过滤后,二者绒毛皆能完全除净。因此,枇杷叶作为制膏原料可以不刷毛,只需加强过滤。若作细粉原料及配方应用时,仍需刷净绒毛,以免直接刺激咽喉粘膜而引起咳嗽。

【贮存】 置干燥处。炙枇杷叶密闭保管。

【文献摘要】

《本草纲目》:"治胃病以姜汁涂炙,治肺病以蜜水涂炙,乃良。"

《本经逢原》:"刷去毛,蜜炙用。"

《玉楸药解》:"去毛蜜炙止嗽最善。"

款冬花

【处方用名】 款冬花、冬花、炙冬花、炙款冬花。

【来源】 本品为菊科植物款冬的干燥花蕾。

【历史沿革】 南北朝刘宋时代记载有甘草水浸法(《雷公》)。宋代有去枝梗(《总微》)。去萼(《普济方》)、炒法(《博济》)等。明代增加了蜜水炒法(《必读》)。清代基本沿用前法。近代有炒,蜜炙等炮制方法。

【炮制方法】

(1) 款冬花 取原药材,除去杂质及残梗。

(2) 炙款冬花 取炼蜜,加少量开水稀释后,淋于款冬花中拌匀,稍闷,用文火炒至微黄色,不粘手时,取出放凉。

每 100 公斤款冬花,用炼蜜 25 公斤。

【成品性状】 本品为短细棒状花蕾,显紫红色或淡红色,基部灰黄色,苞片见白色絮状毛茸。质软,气微香,味微苦而辛,嚼之呈絮状。炙款冬花表面显棕黄色具光泽,有粘性,味微甜。

【性味归经】 辛,温。归肺经。

【功能主治】 润肺下气,化痰止咳。用于咳逆喘息、喉痹、肺痿。

【炮制作用】 本品生用,以散寒止咳作用为强,多用于内有寒饮所停,外有风寒所客,咳嗽喘促。蜜炙后药性温润,能起协同作用,增加润肺止咳的功效。多用于肺虚咳嗽。

【炮制研究】

(1)生款冬花升高血压,蜜炙后镇咳,生品醚提取物注射时升压作用最强,蜜炙后醚提取物升压作用减弱。醚提取物的毒性大于醇提取物,大剂量时对不同动物均能引起惊厥和死亡。

(2)欧洲民间医学处方用款冬叶的鲜汁或露和蜂蜜配成祛痰剂。许多学者认为款冬花和蜜并用更为有效。认为每日服二杯有蜂蜜的款冬花和花所作成的茶,对神经系统和胃肠道有良好的作用,并可作补剂。

【贮存】　置阴凉干燥处。防潮、防蛀。蜜炙冬花密闭贮存。

【文献摘要】

《博济方》:"去尘炒。"

《本经逢原》:"蜜水拌,微炒。"

《得配本草》:"去蒂梗壳,甘草水浸一宿,日干用,蜜水拌更润。"

旋复花

【处方用名】　旋复花、复花、炙旋复花。

【来源】　本品为菊科植物旋复花的干燥头状花序。

【历史沿革】　南北朝刘宋时代载有蒸法(《雷公》)。宋代有去梗(《总病论》)、去萼(《总录》)、去茎(《产育》)、去根(《普济方》)等修拣操作,并有炒(《总录》)、蒸(《局方》)、焙(《普济方》)等炮制方法。明、清时代还提出绢包煎法(清《得配》)。现今有炒,蜜炙等炮制方法。

【炮制方法】

(1)旋复花　取原药材,除去枝、梗、叶及杂质。

(2)炙旋复花　取炼蜜,加少量开水稀释后,淋于旋复花中拌匀,稍闷,用文火炒至深黄色,不粘手时,取出放凉。

每100公斤旋复花,用炼蜜30公斤。

【成品性状】　本品为扁平球形花序,形似野菊花,花蒂淡绿色,少有破碎。质柔软,手捻易散,味微苦咸。炙旋复花显深黄色,多已破碎,略有粘性,味微甜。

【性味归经】　苦、辛、咸,微温。归肺、胃经。

【功能主治】　消痰行水,降气止呕。用于痰饮咳喘、噫气呕逆、胸痹胁痛。

【炮制作用】　本品生用降气化痰止呕作用较强,多用于水饮内停,胃气上逆,但止咳作用较弱。蜜炙后以润肺祛痰平喘止咳力强,多用于气逆痰喘咳嗽而兼呕恶的患者。

【贮存】　置干燥处。炙旋复花密闭贮存。

【文献摘要】

《圣济总录》:"微炒。"

《本草害利》:"采花去蕊并壳及蒂,蒸晒干用,有细毛恐射肺令人嗽,须用绢包好入煎剂。"

桑白皮

【处方用名】　桑白皮、桑根白皮、炙桑白皮。

【来源】　本品为桑科植物桑除去栓皮的干燥根皮。

【历史沿革】　汉代载有烧灰存性(《金匮》)。南北朝刘宋时代提出要用铜刀剥皮,恶铁和铅(《雷公》)。宋代有炒(《脚气》)、炙(《局方》)、蜜炙(《济生方》)等法。元、明时代还有酒炒(明·《粹言》)、麸炒(明·《奇效》)等法,并提出"利水生用,治咳嗽要蒸或炒"(明·《入门》)。清代在炮制作用方面有进一步说明,如"桑白皮须蜜酒相和,拌令湿透,炙熟用,否则伤肺泻气,大不利人"(《逢原》)等。现今有炒,蜜炙等炮制方法。

【炮制方法】

(1) 桑白皮 取原药材,刮净粗皮,洗净,稍闷,切丝,干燥。

(2) 炙桑白皮 取炼蜜,用少量开水稀释后,淋于桑白皮丝中,拌匀,稍闷,用文火炒至金黄色,不粘手时,取出放凉。

每 100 公斤桑白皮,用炼蜜 25 公斤。

【成品性状】 本品为曲直不平的丝条,表面灰白色,内层淡黄色,韧性强,断面具纤维性。炙桑白皮显深黄色,质滋润,有光泽,味甜微苦。

【性味归经】 甘,寒。归肺经。

【功能主治】 泻肺平喘,行水消肿。用于肺热喘咳、小便不利、水肿腹胀。

【炮制作用】 本品生用性寒,泻肺行水作用较强,多用于水肿、尿少。蜜炙后性寒偏润能缓和寒泻之性,并可增强降气,止咳、平喘作用,多用于肺热咳喘。

【贮存】 置通风干燥处。炙桑白皮密闭贮存。

【文献摘要】

《本草述钩元》:"利水生用,咳嗽蜜炙或炒。"

《本草备要》:"刮去外皮,取白用。如恐其泻气,用蜜炙用。"

《得配本草》:"疏散清热,生用。入补肺药,蜜水拌炒。"

百合

【处方用名】 百合、米百合、炙百合。

【来源】 本品为百合科植物卷丹、百合或细叶百合的干燥肉质鳞片。

【历史沿革】 汉代载有水洗渍法,炙法(《金匮》)。唐代有切法(《外台》)、蒸过和蜜法(《食疗》)。宋代还有炒法(《圣惠方》)、蒸法(《济生方》)、蜜拌蒸法(《证类》)。明代增加了酒拌蒸法(《大法》)。清代尚有蜜蒸百合一味,口含吞津治肺热咳嗽的记载(《握灵》),其服法有独特之处。现今有蜜炙等炮制方法。

【炮制方法】

(1) 百合 取原药材,除去杂质,筛净灰屑。

(2) 炙百合 取净百合,用文火炒至颜色加深时,加入用少许开水稀释过的炼蜜,迅速翻动,拌炒均匀,继续用文火炒至微黄色,不粘手时,取出放凉。

每 100 公斤百合,用炼蜜 6 公斤。

【成品性状】 生百合为乳白色,淡棕黄色或微紫色的鳞片,半透明,质硬脆,折断面角质,味微苦。炙百合多呈黄色,光泽明显,味甘微苦。

【性味归经】 甘,微寒。归心、肺经。

【功能主治】 润肺止咳,清心安神。用于肺虚咳嗽、痰中带血、虚烦失眠。

【炮制作用】 本品生用擅长清心安神,适用于热病后余热未清、神志恍惚及心烦等症。蜜炙能增强润肺止咳的功效,多用于阴虚燥咳之症。

【贮存】 置通风干燥处。防潮、防蛀。炙百合密闭保管。

【文献摘要】

《金匮要略方论》:"水洗百合,渍一宿,当白沫出,去其水。"

《重修政和经史证类本草》:"新百合四两,蜜半盏,和蒸令软。"

《握灵本草》:"肺热咳嗽,新百合四两,蜜和蒸软,时时含一片吞津。"

麻黄

【处方用名】　麻黄、麻黄绒、炙麻黄、炙麻黄绒。

【来源】　本品为麻黄科植物草麻黄、中麻黄或木贼麻黄的干燥草质茎。

【历史沿革】　汉代有"折之,皆先煮数沸,生则令人烦,汗出不可止"的记载(《玉函》)。汉、唐时代提出要去节(汉·《金匮》),亦有去根节者(唐·《理伤》)。此法沿用至清代。宋代还有酒熬成膏(《圣惠方》)、蜜炒(《衍义》)等炮制法。元、明时代增加了炒黄(元·《宝鉴》)、略烧存性(明·《婴童》)等法,为了避免生用太发,还有醋汤浸法(明·《准绳》),由于某些临床需要,亦有不去节者(明·《医学》)。清代除沿用前法外,还有制法(《大成》)。现今有生姜、甘草泡麻黄,蜜炙麻黄,麻黄绒,蜜炙麻黄绒等。

【炮制方法】

(1)麻黄　取原药材,除去木质茎、残根及杂质,抖净灰屑,切段。或洗净后闷润,切段,干燥。

(2)炙麻黄　取炼蜜,加入少量开水稀释后,淋于麻黄段中拌匀,稍闷,用文火炒至不粘手时,取出放凉。

每100公斤麻黄,用炼蜜12.5公斤。

(3)麻黄绒　取麻黄段,碾绒,筛去粉末。

(4)炙麻黄绒　取炼蜜,加少量开水稀释后,淋于麻黄绒中拌匀,稍闷,用文火炒至深黄色、不粘手时,取出放凉。

每100公斤麻黄绒,用炼蜜20～30公斤。

【成品性状】　本品为细短节段,表面显黄绿色,粗糙。质轻,有韧性,断面中心显红黄色,粉性,微有香气,味苦涩。蜜炙麻黄显深黄色,略有光泽,质粘,味甜。麻黄绒为绒团,显黄绿色,体轻。蜜炙麻黄绒显深黄色,带粘性,味微甜。

【性味归经】　辛、苦,温。归肺,膀胱经。

【功能主治】　发汗解表,宣肺平喘,利水。用于外感风寒,咳嗽气喘,风水浮肿,小便不利。

【炮制作用】　生麻黄发汗解表、利水消肿作用甚强,多用于表寒实证和风水浮肿,但过汗有伤阴亡阳之虑,对体虚者不宜。蜜炙后味甘微苦、性温偏润,辛散发汗作用缓和,并与止咳平喘的功效起协同作用,从而增强其宣肺平喘止咳的效力,多用于表症较轻而肺气壅阻咳嗽气喘的患者。麻黄绒较麻黄作用缓和,适用于老人,幼儿及虚人风寒感冒。炙麻黄绒作用更缓和,适用于表症已解而喘咳未愈的体虚患者。

【炮制研究】　本品含麻黄碱、伪麻黄碱等多种生物碱以及挥发油(油中主要成分为L－α－松油醇)。

麻黄碱能松弛支气管平滑肌,有平喘作用。伪麻黄碱有明显的利尿作用,也略有缓解支气管平滑肌痉挛的作用。挥发油能抑制流感病毒,并能兴奋汗腺,有发汗作用。经初步实验,麻黄用蜜炙后,其挥发油含量减少了二分之一,而麻黄碱却减少甚微。因此,蜜炙麻黄发汗作用缓和,止咳平喘作用较佳。

近年来有人对麻黄经炒后生物碱的变化及药理作用进行研究,结果是:"未炒的麻黄比生姜、甘草炮炙,温水浸泡、醋酸浸泡的毒性强,炮炙后总生物碱下降,其中特别是生姜和甘草炮炙的效果最好。

【贮存】 置通风干燥处。防潮,蜜炙麻黄、蜜炙麻黄绒密闭贮存。

【备注】

(1) 麻黄与麻黄根作用不同,麻黄能升高血压,具发汗作用,麻黄根能降血压,具止汗作用。经药理实验证明,麻黄根能使离体心脏收缩力减弱,血压下降,呼吸幅度增大,并能使末梢血管扩张,子宫及肠管等平滑肌收缩,其活性成分为麻黄考宁和麻黄新碱 A、B、C。所以麻黄和根应分别入药。

(2) 麻黄历代多去节用。有研究报道,麻黄节的生物碱含量是节间部的 1/3,而节仅占全草的 3%,为了简化操作,近代炮制麻黄时多不去节。但有研究报道,节、全节和节间三者小鼠毒性试验,以节的毒性大,特别是出现惊厥现象。麻黄碱主要在节间,所以自古以来麻黄去节使用是有根据的。

【文献摘要】

《金匮玉函经》:"折之,皆先煮数沸,生则令人烦,汗出不可止,折节益佳。"

《重刊本草衍义》:"剪去节半两,以蜜一匙同炒良久。"

《证治准绳》:"凡用麻黄去节,先滚醋汤略浸,片时捞起,以备后用,庶免太发。如冬月严寒腠理致密,当生用。"

金樱子

【处方用名】 金樱子、炙金樱子。

【来源】 本品为蔷薇科植物金樱子的干燥成熟果实。

【历史沿革】 明代载有去核酒浸法(《普济方》),还有去核,去毛,炒(《保元》),切,焙(《奇效》),蒸(《景岳》),熬膏(《必读》)等炮制法。清代还有煅法(《增广》)。现今有去核,去毛,炒,蜜炙,盐水拌蒸等炮制方法。

【炮制方法】

(1) 金樱子 将原药筛去灰屑杂质,擦去宿萼及残留毛刺,破开,去毛核,淘净,干燥。

(2) 炙金樱子 取炼蜜,加少量开水稀释后,淋于金樱子片中拌匀,稍闷,用文火炒至老黄色不粘手时,取出放凉。

每 100 公斤金樱子,用炼蜜 10 公斤。

【成品性状】 本品为壶形果实,外表显黄棕色,无毛刺,具多数刺状突出小点,顶端宿萼平展如盘状,切开后内表面有时有残留的淡黄色绒毛。味微甜涩。蜜炙金樱子,表面老黄色,有焦斑。味甜涩。

【性味归经】 酸、甘、涩,平。归肾、大肠、膀胱经。

【功能主治】 益肾固精,缩尿涩肠止泻。用于滑精、遗尿、小便频数、脾虚泻痢、肺虚咳嗽、自汗盗汗、崩漏带下。

【炮制作用】 生金樱子酸涩,功专于固精涩肠,缩尿止泻。蜜炙后增强补肾、益气作用。

【贮存】 置通风干燥处、防蛀。蜜炙金樱子密闭贮存。

【文献摘要】

《普济方》:"去核酒浸。"

《寿世保元》:"金樱子肉:炒。"

《本草从新》:"去刺核研,或熬膏、熬膏则甘,全失涩味。"

9·6　油炙法

将净选或切制后的药物,与一定量食用油脂共同加热处理的方法称为油炙法。油炙法又称酥炙法。

油炙法所用的辅料,包括植物油和动物脂(习称动物油)两类。常用的有:麻油(芝麻油)、羊脂。此外,菜油、酥油亦可采用。

油炙的目的

(1) 增强疗效　如淫羊藿,用羊脂油炙能增强其温肾壮阳作用。

(2) 利于粉碎　如虎骨、豹骨等,经油炸(或涂酥)后,能使其质地酥脆,易于粉碎。

油炙的操作方法

油炙通常有三种操作方法,即油炒、油炸和油脂涂酥烘烤,最常用的是前两种方法。

(1) 油炒　先将羊脂切碎,置锅内加热,炼油去渣,然后取药材与羊脂油拌匀,用文火炒至油被吸尽、药物表面呈油亮时取出,摊开晾凉。

(2) 油炸　取植物油,倒入锅内加热,至沸腾时,倾入药物,用文火炸至一定程度取出,沥去油,碾碎。

(3) 油脂涂酥烘烤　将动物骨类锯成短节,放炉火上烤热,用酥油涂布,加热烘烤,待酥油渗入骨内后,再涂再烤,如此反复操作,直至骨质酥脆,凉后碾碎。

淫羊藿

【处方用名】　淫羊藿、羊藿、仙灵脾、炙淫羊藿。

【来源】　本品为小檗科植物淫羊藿、朝鲜淫羊藿或箭叶淫羊藿除去粗梗的干燥地上部分。

【历史沿革】　南北朝刘宋时代载有羊脂炙法(《雷公》),此法沿用至今。宋代还有酒煮法(《圣惠方》)。明代增加了米泔水浸法(《保元》)。清代基本沿用前法,并提出"无灰酒浸治偏风皮肤不仁"(《辑要》)之说。现今有炒,酒炙,羊脂炙等炮制方法。

【炮制方法】

(1) 淫羊藿　取原药材,摘取叶片,洗净,微润,切丝,干燥。

(2) 炙淫羊藿　先将羊脂油置锅内,加热熔化,然后倒入淫羊藿丝,用文火炒至微黄色,取出放凉。

每 100 公斤淫羊藿,用羊脂油 20 公斤。

【成品性状】　本品为叶丝片状,表面黄绿色,光滑,有网纹的筋脉。具青草气,味苦。炙淫羊藿表面微黄色,有油光亮。微有羊油气。

【性味归经】　辛,温。归肝、肾经。

【功能主治】　补肾壮阳,强筋健骨,祛风除湿,止咳平喘。用于阳痿、早泄、遗精、健忘、腰膝痿弱、痹痛麻木、阳虚咳喘。

【炮制作用】　本品为辛温助阳药,亦可祛风除湿。生用以祛风湿力强,多用于风寒湿痹。羊脂油甘热,能温散寒邪,益肾补阳。淫羊藿经羊脂油炙后,可增强温肾助阳的作用,主要用于阳痿、早泄等肾阳不足之症。

【贮存】　置通风干燥处。

【备注】

(1) 羊脂需先切碎,加热炼制,去渣用油。用量以炼油计算。

(2) 大部分地区淫羊藿皆以叶入药,有个别地区不用叶,而以茎枝入药或以根入药。实验证明,促进精液分泌的作用以叶最强,果实次之,茎枝最弱。

【文献摘要】

《重修政和经史证类备用本草》:"雷公云:凡使,须用夹刀夹去叶,四畔花(枝)尽后,细锉,用羊脂相对拌炒过,待羊脂尽为度。每修事一斤,用羊脂四两。"

《太平圣惠方》:"一斤细锉,以酒七升煮至二升,滤出滓。"

《寿世保元》:"米泔水浸。"

蛤蚧

【处方用名】　蛤蚧、酒蛤蚧、酥蛤蚧。

【来源】　为壁虎科动物蛤蚧除去内脏的干燥体。

【历史沿革】　南北朝刘宋时代载有酒浸焙法,并提出其毒在眼,其效在尾之说(《雷公》)。宋代多数文献记载,蛤蚧须去头足及清洗等操作后再进行其他炮制,如酥炙、醋炙(《圣惠方》)。蜜炙,酒浸酥炙(《总录》)。煅存性(《洪氏》)等炮制方法。明、清时代基本沿用前法,但亦有生用者(明·《普济方》)。现今有蜜炙。酒炙,砂烫,油酥制等炮制方法。

【炮制方法】

(1) 蛤蚧　除去竹片,洗净,去头足及鳞片,(无尾者不用)切成方块,干燥。

(2) 油酥蛤蚧　取蛤蚧涂以麻油,用无烟火烤至稍黄质脆,去头足鳞片。

(3) 酒蛤蚧　取蛤蚧块放锅内,用文火炒热数分钟,边炒边加酒拌,(或先用酒洗润再炒)至酒吸尽,烘干出锅。

每 100 公斤蛤蚧,用黄酒 30 公斤。

【成品性状】　本品为扁片块状,腹块薄,有青黄白色、青灰色相间斑纹。质坚韧,气腥,味微咸,油酥蛤蚧,色稍黄。酒蛤蚧微有酒气。

【性味归经】　咸、温。归肺、肾经。

【功能主治】　补肺益肾、定喘助阳。用于虚劳、肺痿、喘嗽、咯血、阳痿。

【炮制作用】　本品为助阳药,具补肺益肾,纳气定喘作用。酒制能增强补肾作用,并易于粉碎。油酥易于粉碎,利于制剂。

【贮存】　置密闭容器内,放阴凉干燥处。常用花椒拌存,防虫。

【文献摘要】

《重修政和经史证类备用本草》:"雷公云:凡修事服之,去甲上、尾上、并腹上肉毛,毒在眼,如斯修事了,用酒浸,才干,用纸两重于火上缓隔焙纸炙,待两重纸干焦透后,去纸,取蛤蚧于瓷器中盛,于东舍角畔悬一宿取用,力可十倍,勿伤尾,效在尾也。"

《太平圣惠方》:"涂酥炙微黄。""用醋少许涂炙令赤色。"

《重修政和经史证类备用本草》:"合药去头足,洗去鳞鬣内不净,以酥炙用良。"

《圣济总录》:"酒浸酥炙"。"蜜炙"。

10 煅　法

将药物直接放于无烟炉火中或适当的耐火容器内煅烧的一种方法称为煅法。有些煅红后,还要趁炽热时投入规定的液体辅料中"淬"。

煅法始源甚早。《五十二病方》中即有用燔法处理矿物药,动物药和少量植物药。《金匮玉函经》提出:"有须烧炼炮炙、生熟有定。"烧和炼、是不同程度的"燔"。烧炼是温度高低,时间长短的差别。唐时,承袭前人方法,根据当时情况,提出了"煅法"。历经宋、元、明、清沿用至今。举凡传统文献所采用的"燔"、"烧"、"炼"均包含于以后的煅法之中,即程度不同之各种煅法(包括煅淬法)。

煅制目的:药物经高温(300~700℃)煅烧,改变其原有性状,使其质地变得疏松,有利于粉碎和煎熬;同时,改变了药物的理化性质,减少或消除了副作用,从而提高了疗效。

煅法适用于矿物类药,动物骨胳贝壳类药,某些植物药。在煅制操作程序中,注意药物受热要均匀,严格掌握煅至"存性"的质量要求,植物类药特别注意防止灰化,矿物类及其他类药物,均须煅至体松质脆的一般标准。

依据操作方法和要求的不同,煅法分为明煅法,煅淬法,闷煅法(扣锅煅)。

10·1 明煅法

将药物直接放于炉火上或装入适当耐火容器内,进行煅烧的方法称为明煅法。

明煅的目的

(1) 使药物疏松或失去结晶水,便于粉碎及煎煮。如白矾,硼砂,石决明,代赭石等。

(2) 增强药物收敛作用。如牡蛎、赤石脂等。

明煅的操作方法

质坚的矿物药,放于炉火上煅至红透,取出放凉。含结晶水的矿物药、动物的贝壳类及化石类药物需装入耐火容器内煅透,放凉。大量生产采用平炉或反射炉煅。有些在煅烧时爆溅的矿物药可在容器上加盖(但不密闭)或用反射炉。

注意事项

明煅时,药物宜一次煅透,中间不得停火。白矾在煅烧时不能搅拌,否则不易煅透。煅制时,药物宜大小分开,分别进行煅制。混杂煅制,则大的未煅透,小的已过火。有的药物煅制温度不宜过高,时间不宜过长,以免过火而灰化。

白矾(明矾)

【处方用名】　白矾、明矾、枯矾。

【来源】　本品为天然矾石或其它铝矿石经加工提炼制成的硫酸铝钾结晶。

【历史沿革】　汉以前载有"烧","炼"(《五十二病方》、《本经》)的制法。历经汉、晋、唐发展了"于瓦上若铁物中熬令沸,汁尽","烧令汁尽、熬"(晋·《肘后》、梁·《集注》)等法。唐宋以后历代均承袭了煅法,沿用至今。现今大多采用煅枯入药。

【炮制方法】

（1）白矾　取原药材,除去杂质,捣碎。

（2）枯矾　取净白矾置锅内,加热熔化,煅至水分完全蒸发,无气体放出,全部泡松呈白色蜂窝状固体时取出,放凉后收藏。

【成品性状】　本品呈半透明结晶块状物,无色或乳白色,质坚硬而脆,味酸涩。煅后称枯矾呈洁白色,无光泽,蜂窝状块,体轻松,手拈易碎。

【性味归经】　酸、涩,寒。归肺、大肠、肝经。

【功能主治】　收敛止血,涩肠止泻,祛风痰,收湿止痒。用于风痰壅盛、癫痫、喉痹、久泻、便血、外伤出血、湿疹、疥癣疮痒、痔瘘。

【炮制作用】　本品生用有收敛、燥湿、解毒祛痰之功。煅后增强燥湿、收敛的作用,多用于疮疡收肌敛口、疥癣、湿疹及局部创伤出血等。

【炮制研究】　本品为含水硫酸铝钾的复盐,在200℃时失去结晶水。煅后有凝固蛋白、增强吸水、干燥、收敛、防腐及抑菌作用。适用于生肌长肉、止血。对溃疡脓漏以及久痢脱肛等症有效。

【贮存】　置阴凉干燥处,防潮、防尘。

【备注】　煅制枯矾,一次煅透,中间不得停火,不可搅拌,否则不易煅透或生熟不均。

【文献摘要】

《重修政和经史证类备用本草》:雷公云今人但煅干汁用,谓之枯矾,不煅者谓之生矾。"

《本草述钩元》:"研细入罐,火煅半日,色如轻粉者名枯矾,惟化痰生用。"

寒水石

【处方用名】　寒水石。

【来源】　本品为一种天然产的单斜晶系矿石红石膏。

【历史沿革】　宋代载有"火烧透红、好酒内淬五七遍取出"(《博济方》)的制法。又有"火煅埋土中,出火毒"(宋·《总微》)的炮制方法。煅法沿用至近代,现今多以生用或煅后研细入药。

【炮制方法】

（1）寒水石　取原药材,洗净,晒干,砸成碎块。

（2）煅寒水石　取净寒水石置于耐火容器内,用武火煅至红透,取出放凉,碾碎。

【成品性状】　本品呈不规则的块状,半透明,表面粉红色,光泽明显,质坚而脆。煅寒水石呈大小不规则的块状,黄白色,质酥脆,光泽减少,手拈易碎。

【性味归经】　辛、咸,大寒。归肺、胃、肾经。

【功能主治】　清热降火,除烦止渴。用于壮热烦渴、口干舌燥;外用治烧烫伤。

【炮制作用】　本品生用清热泻火,除烦止渴。煅后可缓和其咸寒之性,质变酥松,易于粉碎及煎出有效成分;外用增强收敛作用。

【贮存】　置干燥处。

【文献摘要】

《太平惠民和剂局方》:"火煅醋淬七遍,捣研水飞,令极细,万入药用。"

龙齿

【处方用名】　龙齿、生龙齿、青龙齿、煅龙齿。

【来源】　本品为古代哺乳动物如三趾马、犀类、鹿类、牛类、象类等的牙齿化石。

【历史沿革】 唐代载有煅法(《外台》),一直沿用到明清。明代(《大法》)在煅法的基础上,增加了"研"的方法。现今多采用煅后研细入药。

【炮制方法】

(1) 龙齿   取原药材,除去泥土及杂质,打碎。

(2) 煅龙齿   取净龙齿,置耐火容器内,武火煅至红透,取出放凉,碾碎。

【成品性状】   本品呈青灰色、暗棕色(青龙齿)或黄白色(白龙齿),具棕黄色条纹及斑点,间有珐琅质存在,具光泽,质坚硬,断面粗糙,具吸舌性。煅龙齿呈灰白色或白色,质疏松,无光泽,粘舌性强。

【性味归经】   甘、涩,凉。归心、肝经。

【功能主治】   镇惊安神,除烦热。用于惊痫癫狂、失眠多梦、心悸怔忡、烦热不安。

【炮制作用】   本品生用镇惊安神。煅后增强安神收敛作用,并易于粉碎。

【贮存】   置干燥处。

【备注】   煅的时间不宜过长,以防灰化。

【文献摘要】

《本草通玄》:"煅赤研细水飞。"

《得配本草》:"黑豆蒸晒干。"

《本经逢原》:"煅赤,醋淬七次,水飞。"

龙骨

【处方用名】   龙骨、生龙骨、煅龙骨。

【来源】   本品为古代哺乳动物如三趾马、犀类、鹿类、牛类、象类等的骨胳化石,或象类门齿的化石。

【历史沿革】   宋代有"烧赤","烧过"(《圣惠》)的炮制方法。又发展了"酒煮"焙干(《局方》)的制法。沿用至明代,增加了"煅、醋淬"(明·《普济》)的制法和"烧脆、研细方精,以水飞淘、免着肠胃"(明·《蒙筌》)的论述。煅法沿用至今,现今多以煅后研细入药。

【炮制方法】

(1) 龙骨   取原药材,除去杂质及泥土,打碎。

(2) 煅龙骨   取净龙骨敲成小块,装入耐火容器内,武火煅至红透,取出放凉,碾碎。

【成品性状】   龙骨呈不规则块状,略有光泽,大小不等,表面黄白色或蓝灰色,夹有蓝灰色及红棕色花纹,亦有白至黄白色的,质硬而脆易碎,舐之粘舌。煅龙骨为灰褐色,质酥脆。

【性味归经】   甘、涩,平。归心、肝经。

【功能主治】   镇惊安神,收敛固涩。用于怔忡多梦、遗精、自汗盗汗、妇女赤白带下;外治衄血、脱肛、阴囊湿痒、疮口不敛。

【炮制作用】   本品生用潜阳镇惊,安神。煅后增强收敛涩精、生肌的功能,并便于粉碎,易于煎出有效成分。

【贮存】   置干燥处。

【备注】   煅的时间不宜过长,以防灰化。有些地区亦有煅淬法。

【文献摘要】

《本草纲目》:"煅赤为粉。"

《本草通玄》:"煅赤研细水飞,稍不细则沾肠胃以作热。"

瓦楞子

【处方用名】 瓦楞子、煅瓦楞子。

【来源】 本品为蚶科动物毛蚶、泥蚶或魁蚶的贝壳。

【历史沿革】 元代载有"煅、醋煮一昼夜"(《心法》)的炮制方法。火煅醋淬法历经明、清到现代,仅增有"出火毒研粉"程序(明·《纲目》)。现今多用煅淬法炮制。

【炮制方法】

(1) 瓦楞子 取原药材,洗净,晒干,碾碎或碾粉。

(2) 煅瓦楞子 取净瓦楞子,置耐火容器内,武火煅烧红透,质酥脆,取出放凉,碾碎。

【成品性状】 本品呈不规则白色粒状或碎片状,质坚硬,略有光泽。碾碎呈白色粉末或颗粒状。煅瓦楞子质酥脆,灰白色,光泽消失。

【性味归经】 咸,平。归肺、胃、肝经。

【功能主治】 消痰化瘀,软坚散结。用于痰核、瘿瘤、癥瘕痞块、胃痛泛酸。

【炮制作用】 本品生用化痰,消积。煅后质地酥脆,易于粉碎,增强制酸作用。

【贮存】 置干燥处。

【文献摘要】

《本草述》:"炭火煅赤,米醋淬三度,出火毒研粉。"

石膏

【处方用名】 生石膏、煅石膏。

【来源】 本品为含水硫酸钙的矿石。

【历史沿革】 汉代有"碎"(《玉函》)的方法。又有"黄泥封固"、煅过(唐·《理伤》)的用法。此后历经宋、元、明、清,直至现代,均采用"捣粉"、"细研"、"碾"(宋·《证类》,清·《初科释谜》,清·《温病条辨》)等方法炮制。现今内服均用净选研细后入药;外科及其他用法均煅法炮制。

【炮制方法】

(1) 生石膏 取原药材,洗净,晒干,打碎,拣去夹石,碾粗粉。

(2) 煅石膏 将净石膏置于耐火容器内,放入炉火中,煅至红透,取出放凉,碾碎。

【成品性状】 本品呈白色、灰白色或淡黄色,为半透明、纤维状的结晶聚合体,具绢丝样的光泽,体重,质坚硬,研碎后呈白色粉末。煅石膏呈洁白或粉白色条状或块状,表面松脆,易剥落,光泽消失。

【性味归经】 辛、甘,大寒。归肺、胃经。

【功能主治】 清热泻火,除烦止渴;煅用生肌敛疮。用于壮热烦渴、汗出、烦躁、谵语、肺热喘促、胃火头痛、牙痛;煅用外治疮疡溃而不敛、湿疹、烧烫伤。

【炮制作用】 本品生用清热泻火,生津止渴。煅后有收敛生肌的功能,外用治疮口不敛、湿疹、烫伤等。

【贮存】 置干燥处。

【文献摘要】

《本草纲目》:"古法惟打碎如豆大,绢包入汤煮之,近人因其性寒,火煅过用,或糖拌炒过,则不妨脾胃。"

石决明

【处方用名】 石决明、煅石决明。

【来源】　本品为鲍科动物杂色鲍(九孔鲍)、盘大鲍或羊鲍的贝壳。

【历史沿革】　宋代载用"细研水飞过"(《圣惠》)的制法。以后有"刮削净洗"(《总录》)，"泥裹烧通赤，研"(《苏沈》)，"凡用先以面裹熟煨……捣烂之"(《证类》)，"先捣碎水飞细"，"火煅存性"(明·《普济方》)等炮制方法。现今采用生者碾细，熟者煅透的炮制方法。

【炮制方法】

(1) 石决明　取原药材，洗净，干燥，碾碎或碾粉。

(2) 煅石决明　取净石决明放于炉火上，煅至灰白色取出，冷后研碎。

【成品性状】　本品呈不规则的碎片，外面粗糙呈灰棕色，具有青灰色斑，内面光滑，有珍珠样光彩，质坚硬，近壳顶有突起，研碎后呈灰白色粗粉，显珍珠样光彩。煅石决明灰白色，质疏松，易破碎，光泽消失。

【性味归经】　咸，寒。归肝经。

【功能主治】　平肝潜阳，清肝明目。用于肝阳上亢、头痛眩晕、目赤肿痛、翳膜遮睛、视物昏花。

【炮制作用】　本品煅后质地疏松，便于粉碎及煎出有效成分。

【贮存】　置干燥处。

【备注】　生石决明入汤剂应先煎。

【文献摘要】

《小儿卫生总微论方》："火煅。"

《本草纲目》："用盐并东流水煮一伏时，研末水飞用。"

牡蛎

【处方用名】　牡蛎、煅牡蛎。

【来源】　本品为牡蛎科动物长牡蛎、大连湾牡蛎或近江牡蛎的贝壳。

【历史沿革】　汉以前采用"熬"(汉·《伤寒》)法。唐代更提出"熬令黄色"(唐·《千金》)的炮制要求。宋发展为"捣为粉、黄泥烧令通赤"，"用炭一秤煅通赤，于湿地上用纸衬、出火毒一宿，盐泥固济……煅令火尽冷取"(宋·《证类》)的炮制方法。明清之际与历史大致相似，如清代即有"或生用。或盐水煮，煅成灰用"(清·《求真》)的制法。现今亦分生用，煅用。

【炮制方法】

(1) 牡蛎　取原药材，洗净，晒干，碾碎。

(2) 煅牡蛎　取净牡蛎，置炉火上，煅至红透(煅后呈灰白色)，冷后碾碎或碾粉。

【成品性状】　本品呈不规则片状，灰白色，具光泽，分层次，质坚硬。煅牡蛎呈不规则之块状，大小不一，灰白色或灰黑色，质疏脆。

【性味归经】　咸，微寒。归肝、肾经。

【功能主治】　平肝潜阳，软坚散结，收敛固涩，制酸。用于阴虚阳亢、头晕目眩、耳鸣、心悸失眠、自汗盗汗、遗精崩带、瘰疬痰核、胃痛泛酸。

【炮制作用】　本品煅后增强其固涩敛汗作用，并易于粉碎和煎出有效成分。

【贮存】　置于干燥处。

【备注】　煅烧时间不可过长，过长则变成黑色，已不存性，降低疗效。

【文献摘要】

《本草蒙筌》："火煅微红杵罗细末。"

《炮炙大法》:"火煅醋淬七次,研细如飞面。"

蛤壳

【处方用名】　蛤壳、海蛤壳、煅蛤壳。

【来源】　本品为帘蛤科动物文蛤或青蛤的贝壳。

【历史沿革】　唐代载有"研、炼"(唐·《千金翼》)的制法。煅研的炮制方法,沿用至清代,中间无变化,仅清代提出了"取紫口蛤蜊壳、炭火煅成"(清·《钩元》)的品质要求。现今一般多采用煅法炮制。

【炮制方法】

(1) 蛤壳　取原药材,洗净,晒干,碾细或碾粉。

(2) 煅蛤壳　取净蛤壳,置耐火容器内,煅至红透,取出放凉,碾碎。

【成品性状】　本品呈不规则之碎片,表面灰白色或黄白色,内面乳白色,略带青紫色光泽,质坚硬。煅后呈不规则碎片或粉末,灰白色,光泽消失。

【性味归经】　苦、咸,平。归肺、肾经。

【功能主治】　清热化痰,软坚散结,利水消肿,制酸。用于热痰喘咳、胸胁疼痛、瘰疬痰核、水肿、遗精、带下、胃痛泛酸;外治湿疹。

【炮制作用】　本品煅后增强收敛制酸作用。

【贮存】　置干燥处。

【文献摘要】

《本草品汇精要》:"煅存性研末用。"

花蕊石

【处方用名】　花蕊石、煅花蕊石。

【来源】　本品为蛇纹大理岩的岩石。

【历史沿革】　宋代有用"欲服者,当以大火烧之"(宋《证类》)的制法。此法沿用至明,并有所发展如"火煅通赤研末用"(明·《品汇》)及"煅研粉霜治诸血证神效"(明·《蒙筌》)的论述。现今采用煅透研细入药。

【炮制方法】

(1) 花蕊石　取原药材、洗净,晒干,砸成小块。

(2) 煅花蕊石　取净花蕊石砸碎,置耐火容器内,在炉火中煅至红透,取出放凉。

【成品性状】　本品呈白色或黄白色,有黄色或绿色多少不等的彩晕,对光有闪星状亮光,体重,质坚硬。煅后呈大小不一的碎粒,粉白色间有黄白色,质地酥脆,无光泽。

【性味归经】　酸、涩,平。归肝经。

【功能主治】　止血,化瘀。用于吐血、衄血、外伤出血、产后血晕。

【炮制作用】　本品煅后性缓,不伤脾胃,并易于粉碎,更好地发挥止血作用。

【贮存】　置干燥处。

【文献摘要】

《本草品汇精要》:"火煅通红,研细用。"

《本草汇言》:"以阳城罐,盐泥固济,顶火煅过,摊地上,出火毒,细研如尘,再水飞过,晒干用。"

钟乳石

【处方用名】　钟乳石、煅钟乳石。

【来源】 本品为主含碳酸钙的钟乳状石块。

【历史沿革】 唐代即有"不炼服之、令人淋"(唐·《新修》)的论述。并有"炼研成粉"(《外台》)的制法。沿至宋发展成为"用金银器煮至变色"(宋·《局方》),"药汤煮炼"(明·《蒙筌》)等炮制方法。现今多采用煅透研细入药。

【炮制方法】

(1)钟乳石 取原药材,洗净,晒干,砸成小块。

(2)煅钟乳石 取钟乳石块,置耐火容器内,放炉火中煅至红透,取出放凉。

【成品性状】 本品呈不规则斜面结晶块状,外表白色,灰白色或棕黄色,有光泽,质硬。煅后呈灰白色,质酥脆,光泽消失。

【性味归经】 甘,温。归肺、肾、胃经。

【功能主治】 温肺气,壮肾阳,通乳汁。用于劳热久咳、寒嗽、阳痿、腰膝冷痛无力、乳汁不通。

【炮制作用】 本品煅后增强温肾壮阳作用,并便于粉碎和煎出有效成分。

【贮存】 置干燥处。

【文献摘要】《本经逢原》:"杵粉,入钵研细,水飞澄过。"

阳起石

【处方用名】 阳起石、煅阳起石。

【来源】 本品为单斜晶系含水硅酸钙镁的石棉类矿石。

【历史沿革】 唐以前有"酒渍"(唐·《千金翼》)的制法。沿用至宋增加了"凡使、先以炭火烧通赤,好酒内淬七遍,如只以好酒煮半日亦得,并研细水飞"(宋·《局方》)的炮制方法。明代有"欲试紧慢、绝细研成、铺有祐盆中,照当午日下,盆面湿纸密掩,盆底文火微熏、升起粘纸者力洪,仍在盆底者力劣(明·《蒙筌》)的炮制方法。现今采用火煅酒淬的泡制方法。

【炮制方法】

(1)阳起石 取原药材,洗净,晒干,砸碎。

(2)煅阳起石 取净阳起石,置耐火容器内,在炉火中煅至红透,取出放凉,研碎。

(3)淬阳起石 取阳起石,捣成均匀小块,置耐火容器内,煅至红透,立即投入酒中淬,如此反复煅淬至酥脆,酒尽为度,干燥,研末。

每100公斤阳起石,用黄酒20~30公斤。

【成品性状】 本品呈乳白色,显纤维状,有光泽,体重,味淡。煅淬研细后呈青褐色粉末,无光泽。

【性味归经】 咸,微温。归肾经。

【功能主治】 温肾壮阳。用于下焦虚寒、腰膝痠软、遗精、阳痿、宫冷不孕、崩漏。

【炮制作用】 本品煅后质地酥脆,易于粉碎和煎出有效成分。酒淬后可增强壮阳作用。

【贮存】 置干燥处。

【文献摘要】

《本草纲目》:"凡用火中煅赤,酒淬七次,研细水飞过,日干用。"

金精石

【处方用名】 金精石、金云母、煅金精石。

【来源】 本品为一种片状的云母矿石。

【历史沿革】 明代即有"火煅研细水飞用"(明·《品汇》)的制法,沿用至今,无其他方法产生。现今亦采用煅法。

【炮制方法】

(1)金精石 取原药材,拣去杂质,除尽泥土及灰屑。

(2)煅金精石 取净金精石,置耐火容器内,加热煅至红透为度,取出,放凉。

【成品性状】 本品呈棕褐色或黄棕色,体较轻,片状层叠、略具光泽、无臭。煅后体轻,质疏松,无光泽。

【性味归经】 咸、痰,平。归心、肝、肾经。

【功能主治】 消疳,明目,去翳。用于小儿疳积、目生翳障、视物模糊。

【炮制作用】 煅后质地疏脆,易于粉碎和煎出有效成分。

【贮存】 煅后冷却收贮,放于干燥处。

云母石

【处方用名】 云母石、银精石、煅银精石。

【来源】 本品为单斜晶系白云母矿石。

【历史沿革】 唐代有用"煅"法(唐·《新修》)。密闭煅通赤水飞(宋·《证类》)炮制法。此法后世一直沿用。现今仍用煅法炮制。

【炮制方法】

(1)云母石 取原药材,除去杂质。

(2)煅云母石 取净云母石,置耐火容器内,煅至红透,取出放凉,碾碎。

【成品性状】 本品为不规则块片状、无色、或略带浅黄棕色、浅绿色或浅灰色,具珍珠样或玻璃样光泽,质韧,可层层剥离。煅后灰白色,层叠状,质轻松,易破碎,光泽消失。

【性味归经】 甘,平。归肺、心、肝经。

【功能主治】 明目退翳,敛疮止血。用于眼目昏暗、视物模糊、外障云翳;外用治痈疽、金疮出血。

【炮制作用】 本品煅后质地疏脆,易于粉碎和煎出有效成分。

【贮存】 煅后冷却收贮、放于干燥处,防尘、防潮。

【文献摘要】 《奇效良方》:"火煅"。

10·2 煅淬法

将药物按明煅法煅烧至红透,趁热投入一定量的淬液或冷水中,骤然冷却,使之疏脆的一种方法称为煅淬。

煅淬的目的:改变药物的理化性质,增强疗效,减少副作用,除去不纯成分,并使药物酥脆,易于粉碎,利于有效成分的煎出。如磁石、赭石、自然铜、炉甘石等。

煅淬法多适于质地坚硬,经过高温仍不能酥松的矿物类、介壳类及临床上特殊需要的药物。

注意事项 煅淬要反复进行几次,使液体辅料吸尽,药物酥脆为度。所用的淬液种类和用量由各个药物的性质和目的要求而定。

自然铜

【处方用名】　自然铜、煅自然铜。

【来源】　本品为天然硫化铁矿石。

【历史沿革】　刘宋时代即有"锤碎、甘草水煮一伏时,取出、碾碎,以醋浸一宿,用密闭煅法,煅二伏时,冷后、再研极细,每五两用醋二镒"(《雷公》)的炮制方法。唐代有"火煅醋淬存性"、"煅醋淬七次别研"、"煅存性"(《理伤》)等炮制方法。宋代亦为"凡使用,烧令通赤,以醋淬九遍细研罗过用"(宋·《局方》)的制法。以后一直沿用。现今仍采用煅淬法炮制。

【炮制方法】

(1) 自然铜　取原药材,去净杂质,洗净,干燥,砸碎。

(2) 煅自然铜　取净自然铜,置耐火容器内,于武火中煅至红透,立即倒入醋中淬之,取出,再煅烧醋淬至色变黑褐、外表脆裂、光泽消失、质地酥脆为度,干燥后碾碎。

每 100 公斤自然铜,用醋 25 ~ 30 公斤。

【成品性状】　本品为方块形,大小不一,表面金黄色或黄褐色,有金属光泽,质坚。煅后呈灰黄色或黑褐色,质酥脆,为不规则的碎粒,无金属光泽,带醋气。

【性味归经】　辛,平。归肝经。

【功能主治】　散瘀止痛,续筋接骨。用于跌仆骨折、瘀滞肿痛等症。

【炮制作用】　本品煅淬后,可增强散瘀止痛的作用,并能使质地酥脆,易于粉碎或煎出有效成分。

【贮存】　置干燥处。

【备注】　煅自然铜有毒气产生,应在空气流通的地方操作,采用必要的防护设备。

【文献摘要】

《本草备要》:"火煅醋淬七次,细研,甘草水飞用。"

《本经逢原》:"火煅醋淬七次,置地七日,出火毒水飞用,铜非煅不可入药,新煅者,火毒燥烈,慎勿用之。"

赭石

【处方用名】　赭石、代赭石、生赭石、煅赭石。

【来源】　本品为三方晶系赤铁矿矿石。

【历史沿革】　宋代有"以火烧通赤,淬入醋中,以淬竭为度,捣罗如面"。(宋·《证类》)以及"凡使并用火煅,醋淬七遍,捣研水飞令极细"(宋·《局方》)的制法。后世一直沿用。现今多采用煅淬炮制方法。

【炮制方法】

(1) 赭石　取原药材,除去杂质,砸成小块。

(2) 煅赭石　取净赭石,砸成小块,置耐火容器内,于炉火中煅至红透,立即倒入醋内淬之,取出,如此反复煅淬至酥脆为度,粉碎。

每 100 公斤赭石,用醋 20 ~ 30 公斤。

【成品性状】　本品呈暗棕红色或铁青色,有金属光泽,表面有圆形乳头状突起,质坚硬。煅后呈暗褐色或暗红棕色,光泽消失,呈凹凸不平之块状,质酥脆,带醋气。

【性味归经】　苦,寒。归心、肝经。

【功能主治】　平肝潜阳,降逆止血。用于头痛、眩晕、嗳气、呃逆、呕吐、吐血、衄血。

【炮制作用】　本品生用重镇降逆,凉血止血。煅淬后降低了寒性,增强了平肝止血作用,并使质地酥脆,易于粉碎和煎出有效成分。

【贮存】 置干燥处。

【备注】 大量生产以平炉煅最为适宜。

【文献摘要】

《本草纲目》:"今人惟煅赤,以醋淬三次或七次,研末水飞过用。"

《本草述钩元》:"煅赤醋淬三次或七次、研末水飞,取其相制,并为肝经血分引用也。"

炉甘石

【处方用名】 炉甘石、煅甘石、煅炉甘石。

【来源】 本品为天然三方晶系菱锌矿石。

【历史沿革】 唐宋以来基本上采用的煅淬法宋·《急救》指出"炭火煅通红,钳在药内(黄连等煎汤),不问片大小,皆要令酥,内青色方好,如石不酥,再将前药淬煎汤,以石淬酥方佳,却将瓦盆盖在地上一昼夜收去火毒"的制法,沿用至今,仅淬液之药料有别。现今亦采用煅淬法炮制。

【炮制方法】

(1) 炉甘石 取原药材,除去杂质,砸碎。

(2) 煅炉甘石 取净炉甘石置耐火容器内,于炉火中煅至红透,取出,立即倒入水中浸淬,搅拌,倾取混悬液,残渣烘干后再烧煅,浸淬 3～4 次,合并混悬液,澄清,倾去上层清水,干燥,粉碎。

【成品性状】 本品为不规则块状,表面白色或淡红色,凹凸不平,多孔,似蜂窝状,体轻质松,显粉性。煅淬后为灰白色或红棕色、质轻松的极细粉末。

【性味归经】 甘,平。归肝、心经。

【功能主治】 退翳,解毒,止泪,敛疮。用于目眶红烂、翳膜遮睛、溃疡不敛及急性湿疹等痒性皮肤炎症。

【炮制作用】 本品一般不生用,煅淬后使药物纯洁细腻,便于外用。

【贮存】 置干燥处。

【备注】

(1) 三黄汤制甘石 取黄连、黄芩、黄柏,加水煎汤 2～3 次,至苦味淡薄。煎液过滤,滤液加入锻甘石粉,拌匀,使药汁吸尽,干燥即得。

每 100 公斤炉甘石细粉,用黄连、黄芩、黄柏各 2.5 公斤。

(2) 黄连水拌炉甘石 取黄连加水煎汤,加入煅炉甘石细粉,拌匀并吸尽,烘干即得。

每 100 公斤煅炉甘石粉,用黄连 12.5 公斤。

【文献摘要】

《本草纲目》:"凡用炉甘石,以炭火煅红……。"

《本草通玄》:"虚人糖拌炒,恐妨脾胃。"

磁石

【处方用名】 磁石、灵磁石、煅磁石。

【来源】 本品为磁铁矿的矿石。

【历史沿革】 南北朝刘宋时即有"药汁煮三日夜,研细水飞,晒干"(《雷公》)。唐宋有"研以水浮,去浊汁"(唐·《心鉴》),"烧、醋、(酒)淬七遍,捣碎细研,水飞过"(宋·《圣惠》)等炮制方法,后世一直沿用。现今采用煅淬的炮制方法。

【炮制方法】

(1) 磁石　取原药材,除去杂质,砸碎。

(2) 煅磁石　取净磁石,置耐火容器内,于炉火中用武火煅至红透,立即倒入醋内,淬酥,反复煅淬至酥脆为度。

每 100 公斤磁石,用醋 20～30 公斤。

【成品性状】　本品呈黑色或棕褐色的块状物,具金属光泽,体重,质坚实,致密。煅淬后呈黑色或深灰黑色,质酥脆,有醋气。

【性味归经】　咸,寒。入肝、心、肾经。

【功能主治】　潜阳安神,聪耳明目,纳气平喘。用于心悸失眠、头目眩晕、耳聋耳鸣、癫痫、肾虚作喘。

【炮制作用】　煅淬后质地酥脆,易于粉碎和煎出有效成分。

【贮存】　置干燥处。

【文献摘要】

《本草蒙筌》:"火煅醋淬七次,罗细,水飞数遭,务如灰尘,才可服尔。"

《本草述》:"火煅醋淬九次,研细水飞或炼汁饮之。"

10·3　扣锅煅法(密闭煅法)

药物在高温缺氧条件下煅烧成炭的方法称为扣锅煅。又称密闭煅、闷煅、暗煅。适用于煅制质地疏松,炒炭易于灰化的药物。

扣锅煅的目的　为了改变药物的性能,产生新的疗效,增强止血作用,如血余炭、陈棕炭等。有毒药物经煅炭后可降低毒性,如干漆等。

操作方法　将药物置于锅中,上盖一较小的锅,两锅结合处用盐泥封严,盖锅上压一重物,防止锅内气体膨胀而冲开盖锅,待泥稍干后,加热煅烧至透为度(全部炭化)。亦有在两锅盐泥封闭处留一小孔,用筷子塞住,在炉火上煅烧,时时观察小孔处的烟雾,当有白烟至黄烟转呈青烟减少时,降低火力,煅至基本无烟时,离火,待冷却后,取出药物。

注意事项

(1) 煅烧过程中,由于药物受热炭化,有大量气体及浓烟从锅缝中喷出,应随时用湿泥堵封,以防空气进入,使药物灰化。

(2) 煅透后,应放冷后方能开锅,以免药物遇空气燃烧而灰化。

(3) 煅锅内药料不宜放得过多、过紧,以免煅不透,影响煅炭质量。

(4) 判断是否煅透滴水于盖锅的四周即沸;贴于盖锅上四周的白纸呈焦黄色或盖锅底上放的白米呈焦黄色。

血余炭

【处方用名】　血余炭

【来源】　本品为人头发制成的炭化物。

【历史沿革】　唐代载有"乱发烧","烧,炙之"(唐·《千金翼》)的制法。沿用至宋明,制法变化不大,如"火化存性"(宋·《奇效》),"用皂角水洗净、入罐内烧存性、止血"(明·《入门》)等制法与论述。现今采用密闭煅的炮制方法。

【炮制方法】　取头发,除去杂质,反复用碱水洗去油垢,清水漂净,晒干,装于铁锅内,上扣小铁锅(或装于罐内,上盖小土碗),两锅结合处用盐泥或黄泥封固,待盐泥稍干,扣锅上压一重物,用武火煅透,待冷后,取出擘碎。

【成品性状】　本品呈不规则的小块状,大小不一,色乌黑而光亮,呈蜂窝状,研之清脆有声,质轻松易碎,有不快的臭气,味苦。

【性味归经】　苦,平。归肝、胃经。

【功能主治】　止血消瘀,补阴利尿。用于吐血、衄血、咯血、血淋、便血、崩漏、小便不利。

【炮制作用】　本品不生用,入药必须煅制成炭,煅炭后方具有止血作用。

【炮制研究】　头发含胱胺酸,是角蛋白的一种,此外含有脂类。据研究,煅后能加速血凝作用。其止血作用可能与其中含有钙铁离子有关。若除去,则凝血时间延长。

【贮存】　置干燥处。

【备注】　血余炭的炮制方法还有炒炭。

【文献摘要】

《本草纲目》:"以皂荚水洗净,晒干,入罐固济,锻存性用。"

棕榈

【处方用名】　棕榈炭、陈棕炭、败棕炭。

【来源】　本品为棕榈科植物棕榈的干燥叶片、棕丝。

【历史沿革】　唐代妇科专书《产宝》规定了本品为"棕榈炭"。宋代有用"烧灰"、"棕毛烧存性"(《局方》)的炮制方法。以后提出"存性、勿令白色"的炮制要求(《类方》)。此种炮制方法及要求沿用至今。现今多采用密闭煅法炮制。

【炮制方法】

(1)煅炭　取净棕毛,置锅内,上扣一较小锅,两锅结合处垫数层纸,并用黄泥封固,扣锅上压以重物,用武火加热煅透,冷后取出。

(2)炒炭　取洁净棕毛,切成小块,用武火炒至黑棕色,喷淋少量清水,取出干燥。

【成品性状】　煅棕炭为黑褐色或黑色的毛状或块状物,有光泽,质酥脆,味苦涩。

【性味归经】　苦、涩、平。归肺、肝、大肠经。

【功能主治】　收敛止血。用于吐血、衄血、尿血、便血、崩漏。

【炮制作用】　生棕不入药,经煅后具有止血作用。

【贮存】　置干燥处。

【文献摘要】

《本草通玄》:"炒极黑存性。"

《本草备要》:"烧黑能止血。"

灯心

【处方用名】　灯心、灯芯草、灯心草、灯心炭。

【来源】　本品为灯心草科植物灯心草的干燥茎髓。

【历史沿革】　宋代载有"切"法(宋·《总病论》),以后发展了"烧灰"(宋·《证类》)的制法,后世一直沿用。现今仍分生用和煅炭的炮制法。

【炮制方法】

(1)灯心草　取原药材,拣净杂质,剪成段。

（2）灯心炭　将灯心草置锅内，上扣一较小的锅，两合缝处垫数层纸，再用盐泥或黄泥封固，锅上压一重物，加热煅透，待冷后取出。

【成品性状】　生品呈黄白色。煅炭后呈黑褐色，有光泽，质轻松，易碎。

【性味归经】　甘、淡、微寒。归心、肺、小肠经。

【功能主治】　清热利水。用于小便癃闭、水肿、心烦不寐；煅炭治喉痹、金疮。

【炮制作用】　本品生用清热利水。煅炭后具有凉血止血的作用，用于治喉痹及金疮出血。

【备注】

（1）朱砂拌灯心　取净灯心草用适量清水喷润，把一定量朱砂粉与灯心草拌匀，干燥即可。

每1公斤灯心，用朱砂细粉60克。其目的是清心安神。

（2）青黛拌灯心　方法同上。

每1公斤灯心，用青黛142克。其目的是清肝凉血。

【文献摘要】

《本草述》："灯心最难成炭，一烧即过，要能得炭，必紧扎作一把，令坚实塞入罐内，固济煅之，罐红为度，待冷取出，方有存性黑炭。"

荷叶

【处方用名】　荷叶、荷叶炭。

【来源】　本品为睡莲科植物莲的干燥叶。

【历史沿革】　唐代载有"炙"（《外台》）法。至宋制法则更为明确，如"烧令烟尽，细研"，"干为末"，"熬令香为末"，"入药炙用之"（《证类》）等炮制方法。明代在承袭前法的基础上补充完善了方法的要求，如"烧存性研末"（《纲目》）和"烧烟欲尽，以碗盖灭火研"（《传信》）。现今采用密闭煅法炮制。

【炮制方法】

（1）荷叶　取原药材，拣去杂质，切丝。

（2）荷叶炭　取净荷叶置于锅内，上盖一较小的铁锅，两锅结合处用盐泥或黄泥封严，扣锅上压一重物，用文火烧约4~5小时，至用白纸贴在锅底上显焦黄色时，即为煅透，待冷却后取出。

【成品性状】　本品为片状或丝状，青绿色或黄绿色，质脆易碎，具清香气，味苦涩。制炭后呈焦褐色，苦涩味更浓。

【性味归经】　苦、涩，平。归心、肝、脾经。

【功能主治】　清暑利湿，止血。用于暑湿泄泻、水肿、吐血、衄血、便血、崩漏。

【炮制作用】　本品煅炭后能增强止血作用。

【贮存】　置干燥处。

【文献摘要】

《得配本草》："活血生用，止血炒焦用。"

干漆

【处方用名】　干漆、煅干漆、干漆炭。

【来源】　本品为漆树科植物漆树的分泌物，经加工而制得。

【历史沿革】　晋代载有"熬烟绝"（《肘后》）的炮制方法。此法历经宋、元、明一直沿用，并补充了"凡使干者,须捣碎炒烟出,不尔损人肠胃"的论述。现今使用炒煅法炮制。

【炮制方法】

(1) 煅干漆 取净干漆块置锅内,上扣一较小的锅,两锅结合处用黄泥封闭,文火加热,至用白纸在盖锅底上接触即呈焦黄色,或用水滴于扣锅上即沸为煅透,待凉后取出,碾碎。

(2) 炒干漆 取干漆砸成小块,置锅中炒至枯焦、烟尽,取出放冷。

【成品性状】 本品煅制后为大小不一的粒状,黑色或棕褐色,有光泽,质松脆,具臭气。

【性味归经】 辛、苦,温;有毒。归肝、胃经。

【功能主治】 破癥通经,去瘀,杀虫。用于血瘀经闭、癥瘕积聚、虫积腹痛。

【炮制作用】 本品辛温有毒,伤营血,损脾胃,不宜生用。煅后降低其毒性和刺激性。

【贮存】 置干燥处。

【备注】 本品含漆酚 50～60%,具有强烈的刺激性和毒性。

【文献摘要】

《太平惠民和剂局方》:"须捣碎炒熟入药用,不尔损人肠胃。"

《炮炙大法》:"火煅黑烟起尽存性,研如灰尘。"

露蜂房

【处方用名】 露蜂房、蜂房、蜂窠。

【来源】 本品为胡蜂科昆虫大黄蜂及其他近缘昆虫所建的巢。

【历史沿革】 汉代载有"火熬之良"(《本经》)的制法。以后有"炙"法(汉·《金匮》)和"微炒"、"烧灰末"(《梁·《集注》》)等法。"麸炒令黄"(《宋·《证类》》)。炒煅法以后一直沿用。仅在清代增加了"去虫,将食盐填于孔内,阴阳瓦焙干"(清·《奥旨》)的特殊制法。现今多采用密闭煅法炮制。

【炮制方法】

(1) 露蜂房 刷尽泥灰,除尽杂质,掰成小块。

(2) 煅露蜂房 取净露蜂房,置于耐火容器内,加盖,缝口用盐泥封固,用中火煅烧至透后,停火、冷却后,取出。用时掰碎或研细入药。

【成品性状】 本品煅后呈不规则的块状,大小不一,黑褐色,质轻,无臭。味涩。

【性味归经】 甘,平;有小毒。归肝、胃经。

【功能主治】 祛风攻毒,杀虫止痛。用于龋齿牙痛、疮疡肿毒、崩漏下血;外伤出血。

【炮制作用】 煅后可增强疗效,并降低毒性和利于制剂。

【贮存】 冷后收贮,放于干燥处,防潮。

【文献摘要】

《神农本草经》:"火熬之良。"

《类证活人书》:"炒"。

11 蒸煮燀法

这一类炮制方法既要用水又要用火,有些药物还必须加入其他辅料进行炮制,使药物由生变熟,改变某些性能,以符合药用要求。

11·1 蒸法

将净选后的药物加辅料(酒、醋等)或不加辅料(清蒸)装入蒸制容器内隔水加热至一定程度的方法称蒸法。

蒸的目的

(1) 改变药物性能,扩大用药范围。如地黄、何首乌等。

(2) 减少副作用。如黄精、大黄等。

(3) 保存药效,利于贮存。如黄芩、桑螵蛸等。

(4) 便于切片。如宣木瓜等。

操作方法 将药物洗净润透或拌匀辅料后润透,置笼屉或铜罐等蒸制容器内,加热蒸至所需程度取出。

注意事项

(1) 需用液体辅料拌蒸的药物应待辅料被吸尽后再蒸。

(2) 蒸制过程中一般先用武火,待"圆气"后改为文火,保持锅内有足够的蒸气即可。但在非密闭容器中酒蒸时,要先用文火,防止酒气集中地挥散出来,达不到酒蒸目的。

(3) 蒸制时要注意火候、时间,若时间太短则达不到炮制目的;若蒸得过久,则影响药效,有的药物可能"上水"难于干燥。

何首乌

【处方用名】 何首乌、首乌、生首乌、制首乌。

【来源】 本品为蓼科植物首乌的干燥块根。

【历史沿革】 唐代载有黑豆蒸,黑豆黄酒煮,醋煮(《理伤》)等炮制方法。宋代有用米泔水浸泡后九蒸九曝(《圣惠方》),炒去黑皮,炮去黑皮,酒炒(《总录》)等炮制方法。明、清以后又增加了乳拌蒸法(明《景岳》)。现今有酒润,酒蒸,黑豆蒸,黑豆煮,熟地汁煮等炮制方法。

【炮制方法】

(1) 首乌 取原药材,除去杂质,洗净,稍浸,润透后切厚片或切成方块,干燥。

(2) 制首乌 取生首乌片或块于一盛器内,用黑豆汁拌匀,润湿,置非铁质的适宜容器内,密闭,蒸或炖至汁液吸尽并呈棕褐色时取出,干燥。

每100公斤首乌片,用黑豆10公斤。

黑豆汁的制法 取黑豆10公斤,加水适量,约煮4小时,熬汁约15公斤;黑豆渣再加水煮3小时,熬汁约10公斤,合并的黑豆汁约25公斤。

【成品性状】 本品为不规则圆形片,表面显淡红棕色或棕黄色,中心显黄白色。外侧皮部散列云锦状花纹(异型维管束),质坚实,粉性,味稍苦涩。制首乌为棕褐色厚片或小方块,质坚硬,有光泽,味微甜。

【性味归经】 甘、苦、涩,微温。归肝、心、肾经。

【功能主治】 生首乌性兼发散,具生津润燥,解毒,消肿。用于肠燥便秘、疮痈、瘰疬。制首乌补肝肾,益精心。用于肝肾两虚、失眠健忘、心悸怔忡、须发早白、腰膝痠软、梦遗滑精等症。

【炮制作用】 首乌为补阴药。生用性兼发散,通络走窜力强,能解毒散结、滑肠致泻。经黑豆拌蒸之后,味甘而厚则入阴,增强滋阴补肾、养肝益血、乌须发的功能。

【炮制研究】 首乌中含卵磷脂(约3.7%)、蒽醌衍生物、脂肪、淀粉等。其中所含卵磷脂具有重要的生理功能,为构成神经组织,特别是脑脊髓的主要成分,也是血球及其他细胞膜的必须原料,并能促进血液细胞的新生及发育。蒽醌衍生物能促进肠管蠕动而通便,故生首乌可治便秘。据研究,生首乌经炮制后,具泻下作用的结合性蒽醌衍生物水解成无泻下作用的游离蒽醌衍生物。同时还原糖含量亦随之增加。故制首乌无通便作用,而滋补力则更加显著。

动物试验结果

(1) 泻下作用 生首乌的50%醇浸物对小白鼠有泻下作用,但同一批生首乌经蒸制后,制成50%的醇浸出物,其泻下作用随蒸的时间加长而逐渐减弱,当蒸至50小时以后即看不到泻下作用。

(2) 肝糖元积累 制首乌温水浸液口服0.35克/只,能使切除肾上腺饥饿小鼠的肝糖元积累升高6倍,生首乌则无此作用。

(3) 毒性 制首乌醇冷浸液对小鼠腹腔注射的毒性比生首乌醇冷浸液小54.5倍以上,制首乌醇渗出液对小鼠腹腔注射的毒性比生首乌醇渗出液小62.7倍,而制首乌醇渗出液对小鼠口服毒性比生首乌醇渗出液小20倍以上。

(4) 在同样条件下 生首乌比制首乌易于发霉。

【贮存】 置干燥处。防霉、防虫蛀。

【备注】 首乌的炮制方法还有清蒸首乌、酒蒸首乌、黑豆与酒或与生姜或与甘草制首乌、熟地黄汁制首乌等。

【文献摘要】

《本草纲目》:"用首乌赤白各一斤,竹刀刮去粗皮。米泔浸一夜,切片,用黑豆三斗,每次用三升三合三勺,以水泡过,砂锅内铺豆一层,首乌一层,重重铺尽,蒸之豆熟,取出去豆,将何首乌晒干,再以豆蒸,如此九蒸九晒,乃用。"

《本草述钩元》:"临用留皮,以竹刀切,米泔浸经宿,同黑豆九蒸九晒,木杵臼捣之。按盖晒乃用以补益者,至于散气血结壅等证,似当生用……"

黄芩

【处方用名】 黄芩、枯芩、淡黄芩、炒黄芩、酒黄芩、黄芩炭。

【来源】 本品为唇形科植物黄芩的干燥根。

【历史沿革】 唐代载有切法(《外台》)。宋代有酒炒,炒焦(《妇人》),姜汁作饼(《三因》),煅炭(《洪氏》)等制法。元、明时代增加了猪胆汁炒,土炒,醋炒法(明·《保元》)。清代还有吴茱萸制(《本草述》),米泔水浸(《金鉴》)等炮制方法。现今有蒸切,煮切,炒,炒焦,炒炭,酒炙,蜜炙等炮制方法。

【炮制方法】

(1) 黄芩　取原药材,除去杂质,洗净泥屑,分开大小条,经沸水中稍煮 10 分钟,闷约 8 ~ 12 小时,至内外湿度一致时,切薄片,干燥。或将净黄芩置蒸制容器里隔水加热,蒸至透气后半小时,候质地软化,取出,趁热切薄片,干燥。

(2) 酒黄芩　取黄芩片,喷淋黄酒,拌匀,闷润,待辅料全被吸尽后,置锅中用文火加热,炒至药物表面微干,深黄色,嗅到药物与辅料的固有香气,取出晾凉。

每 100 公斤黄芩,用黄酒 10 公斤。

(3) 黄芩炭　取黄芩片,置锅中,用武火加热炒至药物外面呈焦褐色,里面呈深黄色,存性,喷水灭尽火星,取出摊凉。

【成品性状】　本品为类圆形片,片面深黄色,边缘粗糙,中间显浅黄色筋脉,排列成车轮状,中心部多枯朽状的棕色圆心,质坚脆,味苦。酒黄芩片显黄色,略带焦斑,并有酒香气,质脆味苦。黄芩炭表面焦褐色,黑里泛黄,质脆味苦。

【性味归经】　苦,寒。归肺、胆、胃、大肠经。

【功能主治】　清热燥湿,泻火解毒,止血,安胎。用于湿热泻痢、肺热咳嗽、热病烦渴、黄疸、目赤肿痛、积热吐血、胎动不安、痈肿疮疖。

【炮制作用】　黄芩沸水煮或蒸制,使药材软化,便于切片。生黄芩性味苦寒,以清热泻火力强,多用于风热湿症和痈疽疔疖。酒制入血分,并可借黄酒升腾之力,治疗目赤肿痛,瘀血壅盛,上部积血失血,上焦肺热及四肢肤表之湿热;同时,因酒性大热,可缓和黄芩苦寒之性,以免伤害脾阳,导致腹痛。黄芩炒后可去寒性,以清热燥湿,和胃安胎力胜,多用于痢疾、湿温和胎动不安。炒炭后清热止血,多用于吐血、衄血。

【炮制研究】

(1) 黄芩中含有多种黄酮类成分,其含量与根的新老及不同炮制方法有一定关系。如子芩的黄芩甙,汉黄芩甙比枯芩高;蒸黄芩、煮黄芩及生黄芩的总黄酮含量最多,烫黄芩次之,冷浸黄芩最少;冷浸黄芩的黄芩甙、汉黄芩甙含量仅为经热处理黄芩的一半,而黄芩素、汉黄芩素增多,其中黄芩素增多三倍。

实验证明,黄芩遇冷水就要变绿,这是由于黄芩中所含的酶在一定温度和湿度下,可酶解黄芩中的黄芩甙和汉黄芩甙,产生葡萄糖醛酸和二种甙元,即黄芩甙元及汉黄芩素。其中黄芩甙元是一种邻位三羟基黄酮,本身不稳定,容易被氧化而变绿。故黄芩变绿说明黄芩甙已被水解。黄芩甙的水解又与酶的活性有关,以冷水浸酶的活性最大,而"蒸"和"煮"就可破坏酶,使活性消失,有利于黄芩甙的保存。经抑菌试验证明,生黄芩(原生药)、冷水浸黄芩对白喉杆菌、绿脓杆菌、溶血性链球菌、大肠杆菌等的抑制作用比"蒸"或"煮"过的黄芩弱。

又经实验初步证实,酒炒黄芩煎剂对痢疾杆菌、炭疽杆菌、白色念珠菌等的抑制作用较生黄芩煎剂为佳。且通过黄芩素含量测定,酒黄芩含量比生黄芩饮片含量有偏高的现象,这可能是一种物理的脱吸附作用。

综上所述,黄芩经过"蒸"或微"煮"既可软化切片,又可破坏酶。酒炒后有利于有效成分的溶出。

(2) 利用蒸气处理抑酶和软化的条件认为,药材置真空加热润药机内,通蒸气 2 ~ 3 分钟后,温度达到 100℃时算起,处理 30 分钟,薄层板上没有斑点消失,也没有新的斑点产生,说明酶已破坏,不再水解,基本上能达到抑酶效果。

【贮存】 置通风干燥处。防潮。

【备注】 黄芩的炮制方法还有清炒黄芩、蜜炙黄芩、姜炙黄芩等。

【文献摘要】

《汤液本草》:"病在头面及手梢皮肤者,须用酒炒之,借酒力以上腾也;咽之下,脐之上,须用酒洗之;在下生用。大凡生升熟降。"

《本草述钩元》:"寻常生用,或水炒去寒性亦可。上行酒浸切炒;下行便浸炒;除肝胆火,猪胆汁拌炒。更有用吴萸制芩者,欲其入肝散滞火也。"

女贞子

【处方用名】 女贞子、冬青子、熟女贞。

【来源】 本品为木犀科植物女贞的干燥成熟果实。

【历史沿革】 宋代载有蒸法(《疮疡》)。明代有酒浸蒸晒(《通玄》),酒拌黑豆蒸九次(《大法》)。清代又增加了蜜酒拌蒸(《集解》)。盐水拌炒(《得配》)等法。现今有蒸,酒蒸等炮制方法。

【炮制方法】

(1) 女贞子 取原药材,除去梗叶杂质,洗净,干燥。用时捣碎。

(2) 酒女贞子 取净女贞子,用黄酒拌匀,稍闷后,置蒸罐内或其他蒸药容器内密封,隔水炖或直接通入蒸气蒸至酒被吸尽、色泽黑润时,取出干燥。用时捣碎。

每 100 公斤女贞子,用黄酒 20 公斤。

【成品性状】 本品为椭圆形或倒卵形,表面显紫黑色,皱缩不平,味甘而苦。酒女贞子显黑褐色,表面有白色粉霜微有酒气。

【性味归经】 苦、甘,平。归肝、肾经。

【功能主治】 补肝肾,强腰膝。用于肝肾阴虚、腰膝酸软、头昏、目花、耳鸣、须发早白。

【炮制作用】 本品药性平和,生用滋阴润燥。多用于肝热目眩、大便秘结。制后增强补肝肾作用。多用于头晕、耳鸣、视物不清、须发早白。

【贮存】 置通风干燥处。防潮、防霉。

【备注】 女贞子的炮制方法还有醋女贞子、盐女贞子、清蒸女贞子等。酒蒸女贞子表面有白色粉霜,系女贞子的内含物随酒外溢附于表面所致,不要误认为霉斑。

【文献摘要】

《疮疡经验全书》:"饭上蒸"。

《炮炙大法》:"去粗皮内更有细皮,实白色,酒拌黑豆,同蒸九次"。

《本草求真》:"酒浸蒸润,晒干用。"

桑螵蛸

【处方用名】 桑螵蛸。

【来源】 本品为螳螂科昆虫大刀螂、小刀螂或巨斧螳螂的干燥具卵卵鞘。

【历史沿革】 汉代载有蒸法(《本经》)。唐代还有炙,"不尔令人泻"(《千金翼》),炒(《外台》)等法。宋代增加了麸炒(《总录》),酒浸炒(《局方》),米泔水煮(《总微》)法。明、清又增加了蜜炙,盐水炒(明·《普济方》),烧存性(清·《增广》)等炮制法。现今有烘,炒,蒸,盐水炒等炮制方法。

【炮制方法】 取原药材,除去杂质,用清水洗净泥屑,置蒸制容器内用武火蒸约 1 小时,取出晒干或烘干。用时剪碎。

【成品性状】 本品为卵圆形,表面黄棕色,上面半圆形隆起,底面平坦或有凹沟,体质轻泡,气微腥,味淡。蒸后色较深。

【性味归经】 甘、咸、涩、平。归肝、肾经。

【功能主治】 补肾助阳,固精缩尿。用于阳痿、遗精、遗尿、小便频数、妇女带下。

【炮制作用】 本品为益肾固精药,生用令人泄泻,蒸制后可消除其致泻的副作用,同时经过蒸制,又可将其虫卵杀死,便于贮存。

【贮存】 置通风干燥处。防虫蛀。

【备注】

(1) 蒸好后立即烘晒干燥,防止霉烂。

(2) 桑螵蛸的炮制方法还有清炒桑螵蛸、盐制桑螵蛸、酒制桑螵蛸等。

【文献摘要】

《神农本草经》:"蒸之。"

《千金翼方》:"三月采,蒸之,当火炙,不尔令人泻。"

《本草述钩元》:"热水浸淘七次,焙干,炙令黄,免致作泻或略蒸过用亦好。"

地黄

【处方用名】 地黄、鲜生地、生地、生地黄、干地黄、熟地、生地炭、熟地炭。

【来源】 本品为玄参科植物地黄的新鲜或干燥块根。

【历史沿革】 汉代有蒸制后绞汁法(《金匮》)。南北朝刘宋时代有酒拌蒸法(《雷公》)。唐代还有蜜煎(《食疗》)、反复蒸制(《千金翼》)等制法。宋代增加了炒炭(《圣惠方》) 生地黄生姜同炒法(《传信》)。在酒制熟地黄的质量上提出了"光黑如漆,味甘如饴糖"(《证类》)的要求。明、清又增加了酒拌炒(明·《普济方》)、砂仁、酒拌蒸(明·《纲目》)等法。鲜地黄虽名出自清代《植物名实图考》,但认为古代"捣绞取汁","捣饮之"(如唐《千金翼方》中生地黄汁)所用的地黄应为鲜地黄。地黄制品见于文献至少有 16 种之多,现今有蒸,酒蒸,酒炒,砂仁、黄酒蒸,炒炭等炮制方法。

【炮制方法】

(1) 鲜生地 取鲜药材洗净泥土,除去杂质,用时切厚片或绞汁。

(2) 生地黄 取干药材,除去杂质,用水稍泡,洗净,闷润。切厚片,干燥。

(3) 熟地黄

① 取洗净的生地黄,加入黄酒拌匀,置罐内或适当的容器内,密闭,隔水炖至酒吸尽,显乌黑色光泽,味转甜,取出干燥,剩余的药汁再拌入制品中晒至八成干,切厚片,晒干。

每 100 公斤生地黄,用黄酒 30 公斤。

② 取洗净的生地,装入容器内,隔水蒸至黑润,取出,晒至八成干,切厚片,再晒至干。

(4) 生地炭 取生地片,用武火炒至焦黑色,发泡,鼓起时,喷洒清水,灭尽火星,取出放凉。或用闷煅法煅炭。

(5) 熟地炭 取熟地片,用武火炒至外面焦黑色为度,喷洒清水灭尽火星,取出放凉。或用闷煅法煅炭。

【成品性状】 鲜生地为纺锤形或圆柱形,表面浅黄色,具有弯曲的皱纹及横长皮孔,多有不规则疤痕,质脆易折断,断面肉质,淡黄白色,味微甜微苦。生地黄外表灰黑色,片面灰黑色或棕黑色,间有黄心,味微甜。熟地黄片面乌黑发亮,质地滋润而柔软,捏之易相粘连,味甜。生地炭体泡,显焦黑色,味微苦。熟地炭焦黑色,质脆,味甜微苦。

【性味归经】 生地黄甘、苦,寒。熟地黄甘,微温。归心、肝、肾经。

【功能主治】 鲜地黄清热,凉血,生津,用于热病热盛、烦躁口渴、发斑、吐血、衄血、尿血、咽喉肿痛。生地黄滋阴清热,凉血止血,用于热病烦躁、发斑、消渴、阴虚低热、吐血、衄血、尿血、崩漏。熟地黄滋阴,补血,用于阴虚血少、目昏耳鸣、腰膝酸软、消渴、遗精、崩漏、须发早白。炭药滋阴止血。

【炮制作用】 生地性寒,为清热凉血之品。蒸制后可使药性由寒(凉)转温,味由苦转甜,功能由清转补。熟地质厚味浓,滋腻碍脾,酒制后则性转温主补阴血,且可借酒力行散,起到行药势,通血脉,更有利于补血,使地黄滋补而不腻。生地炭入血分凉血止血。熟地炭补血止血,治崩漏等血虚出血症。

【贮存】 鲜生地放在阴凉干燥处或埋在砂中。其他制品置干燥容器内,防霉。

【备注】

(1) "恒济熟地":系福州恒济药铺炮制,因它质地柔软,味甘,色泽光黑油润,性滋胜而不凝,补而不腻,疗效胜过一般熟地。其制法是:选择大只(每斤 8 只)圆粒原生地,水浸 1～2 小时至外皮柔软,洗净泥沙,滤干,置阳光充足处晒至足干。然后蒸 24 小时(用连续武火),使其体质膨大胀透。此时,迅速取出,趁热加入上等黄酒摇荡均匀,盖密,每隔 1 小时左右将酒洒在生地上面,经过一宿,俟生地吸尽酒汁,次日置太阳下晒足干,再照上法蒸透,酒浸一宿,再晒干。如此反复九蒸九晒,使其色泽光黑油润如漆,味甘如饴,切片内心呈有菊花心而又似针刺孔状为度。和砂仁末(2%)拌匀密封瓷缸内。

注意:①用酒量:第一次 40%,以后各次按七折顺折。②蒸要蒸透(肥胖胀透),晒要晒足干,这样才能把每次加入的蒸酒吸尽,而达精制目的。③九蒸九晒,不折不扣,保质保量。④在加工过程中,要注意天气变化,若遇阴雨天,应将加工品密盖,俟大晴天再继续进行蒸晒。

(2) 关于熟地炮制工艺和辅料问题,近年来作了一些研究,取得了一定实验结果。但由于地区相传沿用的经验不同,对实验的结果尚有各自看法。有认为能说明熟地蒸制品与酒制品两者之间在某些化学成分,药理和临床疗效等未见显著差异。但亦有认为现有的实验和临床的结果所用的指标,从中医传统用药理论来说尚未能完善的加以阐明,因此,对地黄炮制尚有进一步比较全面研究的必要。

【文献摘要】

《重修政和经史证类备用本草》:"雷公云:采生地黄,去白皮,瓷锅上柳木甑蒸之,摊令气歇,拌酒再蒸,又出令干。"

《本草纲目》:"拣取沉水肥大者,以好酒入缩砂仁末在内,拌匀,柳木甑于瓦锅内蒸令气透,晾干。再以砂仁酒拌蒸晾。如此九蒸九晾乃止。盖地黄性泥,得砂仁之香而窜,合和五脏冲和之气,归宿丹田之故。"

《本经逢原》:"生地黄与干地黄,功用不同,岂可混论,按徐之才别录云,生地黄乃新掘之鲜者,为散血之专药。观本经主治,皆指鲜者而言,只缘诸家本草,从未明言,而产处辽远,药肆仅有干者,鲜者绝不可得,是不能混用之失。"

黄精

【处方用名】 黄精、制黄精、酒黄精。

【来源】 本品为百合科植物滇黄精、黄精或多花黄精的干燥根茎。

【历史沿革】 唐代有重蒸法,蒸至"食如蜜,可停"的记载(《千金翼》),也有"九蒸九曝"法,并说"若生则刺入咽喉"(《食疗》)。宋代还有生黄精取汁加黄酒熬法(《圣惠方》)。明代还有黑豆煮黄精(《禁方》)。清代常有九蒸九晒用的记载(《从新》)。现今有酒蒸,蜜蒸,熟地汁制,黑豆制等炮制方法。

【炮制方法】

(1) 黄精　取原药材,除去杂质,洗净,略润至软硬适度,切厚片,干燥。

(2) 蒸黄精　取黄精,洗净,反复蒸至内外呈滋润黑色,切厚片,干燥。

(3) 酒黄精　取黄精,洗净,加黄酒拌匀,装入罐内或其他适宜的容器内,密闭,置水浴中,隔水炖,中途翻动一次,直至酒被吸尽,色泽黑润,口尝无麻味为度,取出,切片,干燥。

每 100 公斤黄精,用黄酒 20 公斤。

【成品性状】　本品为不规则的厚片,表面黄棕色半透明,质稍硬而韧,有粘性,味微苦麻。蒸黄精,酒黄精外表黑色,有光泽,中心深褐色,质地柔软,味微甜。

【性味归经】　甘,平。归肾、肺经。

【功能主治】　润肺,滋阴,补脾。用于阴虚肺燥、干咳无痰、腰膝痠软、脾虚食少。

【炮制作用】　生黄精刺入咽喉,蒸后能增强补脾润肺益肾作用,并可除去麻味,以免刺激咽喉。又因本品体柔质润,多服久服会妨碍消化,酒制能助药势,使其滋而不腻,更好地发挥补益作用。

【贮存】　置通风干燥处。防霉、防蛀。

【备注】　黄精的炮制方法还有黑豆制黄精、熟地制黄精、蜂蜜制黄精等。

【文献摘要】

《食疗本草》:"可取瓮子,去底,釜上安置,令得所盛黄精,令满,密盖,蒸之,令汽溜,即曝之第一遍,蒸之亦如此,九蒸九曝。蒸之,若生则刺人咽喉,曝使干,不尔朽坏。"

《重修政和经史证类备用本草》:"雷公云:凡采得,以溪水洗净后蒸,从已至子,刀薄切,曝干用。"

《太平圣惠方》:"三斤,净洗,于木臼中捣烂绞取汁,旋更入酒三升,于银锅中以慢火熬成煎。"

肉苁蓉

【处方用名】　肉苁蓉、淡苁蓉、大芸、淡大芸、酒大芸、酒苁蓉。

【来源】　本品为列当科植物肉苁蓉的干燥带鳞片的肉质茎。

【历史沿革】　南北朝刘宋时代载有酒蒸法(《雷公》)。历代多用酒浸(宋《圣惠方》)。酒洗(明·《醒斋》)。酒浸后煮(明·《普济方》)。清代还有"泡淡"法(《条辨》)。现今有盐苁蓉泡淡,蒸,酒蒸等炮制方法。

【炮制方法】

(1) 肉苁蓉　取原药材,除去杂质,分开大小个,洗净,浸泡,润透后切厚片,干燥。有盐质者,先将盐分漂净后再切厚片。

(2) 酒苁蓉　取肉苁蓉片,加黄酒拌匀,置密闭容器内,隔水炖至酒被吸尽表面显黑色或灰黄色,取出,晾干。

每 100 公斤肉苁蓉,用黄酒 30 公斤。

【成品性状】　本品为不规则类圆形片,表面显黄棕色,中间有花白点状的导管,周边灰黑色有鳞片,质滋润,气微,微甜微咸;盐苁蓉经漂洗后,卷缩干韧,纤维显著。酒苁蓉色稍深,质柔润,味微甜。

【性味归经】　甘、咸,温。归肾、大肠经。

【功能主治】　补肾益精,润肠通便。用于阳痿、遗精、尿频、腰膝痠痛、女子不孕、肠燥便秘。

【炮制作用】 本品为平补剂,温而不热,补而不峻,暖而不燥,滑而不泄,既能补肾阳,又能润肠燥;本品生用以补肾止浊,润肠通便力强;多用于便秘、白浊。酒制可增强补肾助阳的作用;多用于阳痿、腰痛、不孕等证。

【贮存】 放在密闭容器内,防受潮后起霜。防霉,防蛀。

【文献摘要】

《太平惠民和剂局方》:"先须以温汤洗,刮去上粗鳞皮。切碎,以酒浸一日夜,滤出,焙干使。"

《本草新编》:"专补肾中之水火,余无他用,若多用之能滑大肠,古人所以治虚人大便结者,用苁蓉一两,水洗出盐味,别用净水煮,即下大便,正取其补虚而滑肠也。"

山茱萸

【处方用名】 山茱萸、萸肉、枣皮、山萸肉、制山萸肉。

【来源】 本品为山茱萸科植物山茱萸的干燥成熟果肉。

【历史沿革】 汉代载有"不㕮咀"(《玉函》)。南北朝刘宋时代提出"须去内核……核能滑精"之说(《雷公》)。唐代多打碎用(《千金》)。宋代有酒浸,麸炒(《总录》),炒(《苏沈》),炮(《百问》)等炮制方法。元、明时代发展了酒润(元·《活幼》)。酒蒸(明·《保元》等制法。清代又增加了盐炒(《本草述》)。蒸(《增广》)等炮制方法。现今有蒸,酒蒸,酒炖,醋蒸,蜜蒸等炮制方法。

【炮制方法】

(1) 山萸肉 取原药材,洗净,除去杂质和果核。

(2) 酒山茱萸 取山茱萸肉,用黄酒拌匀,置适宜容器内,密封,隔水加热,炖至酒吸尽,色变黑润,取出干燥。

每100公斤山萸肉,用黄酒20公斤。

【成品性状】 本品为不规则片状或囊状,多破裂而皱缩。表面显枣红色,微有光泽,质柔润,具有香气,味酸涩微苦。酒山茱萸肉,表面显紫黑色,质滋润柔软,微有酒气。

【性味归经】 甘、酸,温。归肝、肾经。

【功能主治】 补益肝肾,收敛固涩。用于腰膝痠软、阳痿、遗精、盗汗、小便频数。

【炮制作用】 山茱萸核能滑精,去核免滑精。本品生用以敛阴止汗力胜,多用于自汗、盗汗。蒸制以补肾涩精,固精缩尿力专,多用于头目眩晕、阳痿早泄、尿频遗尿。酒性温通,能助药力,酒蒸可增加温补肝肾作用,并能降低其酸性,多用于腰部痠痛、胁肋疼痛,头昏目眩,耳鸣,遗精等证。

【贮存】 置干燥容器内,防潮、防蛀。

【备注】 山茱萸的炮制方法还有蒸山茱萸、醋山茱萸、盐山茱萸等。

【文献摘要】

《重修政和经史证类备用本草》"雷公云:使山茱萸,须去内核。每修事,去核了,一斤取肉皮用,只称成四两已来,缓火熬之方用,能壮元气,秘精。核能滑精"。

《活幼心书》:"酒浸润,蒸透,去核取皮为用。"

《良朋汇集》:"酒浸一夜,蒸焙干。"

五味子

【处方用名】 五味子、醋五味子、酒五味子。

【来源】 本品为木兰科植物五味子或华中五味子的干燥成熟果实,前者称:"北五味子",后者称"南五味子"。

【历史沿革】　汉代载有打碎法(《玉函》)。唐代以后多沿用此法。宋代有去梗(《总病论》)、炒(《指迷》)、酒浸(《局方》)、蜜蒸(《证类》)等炮制法。元、明时代尚有焙(明·《理例》)、麸炒(明·《济阴》)等法。又有"入补药熟用,入嗽药生用"之说(明·《纲目》)。清代还有蒸(《汇纂》)、蜜酒拌蒸(《四要》)等法。现今有蒸,醋蒸,酒蒸,蜜酒蒸等炮制方法。

【炮制方法】

(1)五味子　除去杂质。用时捣碎。

(2)醋五味子　取净五味子,用醋拌匀,稍闷,置适宜容器内,蒸至醋吸干,表面显紫黑色,取出,干燥。

每100公斤五味子,用醋15公斤。

(3)酒五味子　取净五味子,用黄酒拌匀,稍闷,置适宜容器内,蒸至酒吸干,表面显紫黑色,取出,干燥。

每100公斤五味了,用黄酒20公斤。

【成品性状】　本品为不规则圆形或扁圆形颗粒,呈紫红或红棕色,皱缩油润,果肉柔软。味酸。醋五味子色转紫黑色,微有醋气。酒五味子色显紫黑色,微有酒气。

【性味归经】　酸,温。归肺、肾经。

【功能主治】　敛肺,滋肾,生津,敛汗,涩精。用于肺虚喘咳、久泻、遗精、自汗、盗汗、津亏口渴。

【炮制作用】　本品生用入咳嗽药,用作敛肺止咳。酒制益肾固精,多用于肾虚遗精等。醋制能增强酸涩收敛作用。多用于咳嗽、遗精、泄泻等。

【贮存】　置通风干燥处,防霉。

【文献摘要】

《圣济总录》:"用酒三升浸三日取出焙干。"

《本草述钩元》:"入药不去核,必打碎核,方五味备。去枯者,铜刀劈作两片,用蜜浸蒸,从巳至申或晒或烘或烘炒。入补药熟用,入嗽药生用。"

《得配本草》:"滋补药用熟。治虚火生用。敛肺少用。滋阴多用。止泻捶碎。益肾勿碎。润肺滋水。蜜可拌蒸。"

11·2　煮法

将药物加辅料或不加辅料放入锅中(固体辅料需先捣碎),加适量清水同煮的方法称为煮法。

煮法的目的

(1)消除或降低药物的毒性。如川乌等。

(2)改善药性,增强药效。如远志等。

(3)清洁药物。如珍珠等。

药物煮制过程,是在100℃左右的温度下较长时间加热,使辅料易于渗入药料中,煮制时间的长短,根据各药物的性质而定,一般煮至中心无白色,刚透心为度。水量不宜过多,否则药物已经煮透,遗留的浓汁不能为药物所吸干;水量过少,则不易煮透,会影响质量,煮法的操作方法因药物的性质、辅料来源及炮制要求不同而异。

珍珠

【处方用名】　珍珠、真珠、珠粉。

【来源】　本品为珍珠贝科动物合浦珠母贝、蚌科动物三角帆蚌、褶纹冠蚌或背角无齿蚌等双壳类动物受刺激形成的珍珠。

【历史沿革】　唐代载有研粉法(《千金翼》)。宋代有水飞法、牡蛎煮(《圣惠方》)、煅(《妇人》)等制法。明、清时代增加了人乳浸后煮(明·《纲目》)、豆腐蒸(明·《大法》)等法。现今有水飞,豆腐煮等炮制方法。

【炮制方法】

珍珠粉　取原药材,洗净污垢(垢重者,可先用碱水洗涤,再用清水漂去碱性),用纱布包好,再将豆腐置砂锅或铜锅内,一般十两珍珠用两块半斤重的豆腐,下垫一块,上盖一块,加清水淹没豆腐寸许,煮制 2 小时,至豆腐呈蜂窝状为止。取出,去豆腐,用清水洗净晒干,研细过筛,用冷开水水飞至舌舔无渣感为度,取出放入铺好纸的竹筐内晒干或烘干,再研细。

【成品性状】　本品为大小不等的圆球状,表面平滑,类白色,半透明,具特有的美丽珠光。研细后为白色粉末,无光点,质重,气微腥,味微咸,尝之无渣。

【性味归经】　甘、咸,寒。归肝、心经。

【功能主治】　安神定惊,明目退翳,清热解毒,生肌敛疮。用于惊悸癫痫、烦躁不安;外治目生翳障、口舌溃烂、疮口不敛。

【炮制作用】　珍珠质地坚硬,不溶于水,所以要水飞成极细粉,才能被人体吸收,同时,作过装饰品的珍珠(习称花珠)外有油腻,必须用豆腐煮制,令其洁净,便于服用。

【贮存】　装在玻璃瓶或瓷瓶内,密封保存。

【备注】　珍珠的炮制方法还有豆浆煮法和煅法等。

【文献摘要】

《太平圣惠方》:"研细,水飞过。"

《重修政和经史证类备用本草》:"为药须久研如粉面,方堪服饵。研之不细,伤人藏府。"

藤黄

【处方用名】　藤黄、制藤黄。

【来源】　为藤黄科常绿乔木藤黄的胶状树脂。

【历史沿革】　清代载用山羊血制法(《金鉴》)、水蒸焯(《拾遗》)。现今有荷叶制,豆腐制等炮制方法。

【炮制方法】

(1) 藤黄　将原药材除去杂质,轧成粗粒。

(2) 制藤黄　取大块豆腐,中间挖一长方形槽,放藤黄粗末于槽中,再用豆腐盖严,置锅内加水煮 1 小时后,候藤黄被溶化时,取出放凉,至藤黄凝固,除去豆腐即得。或将适量豆腐块挖槽,把净藤黄粉末放入槽中,上用豆腐覆盖,连盘放于笼屉内蒸 3 小时,至藤黄全部熔化,取出,放凉,除去豆腐,干燥。

每 100 公斤藤黄,用豆腐 300 公斤。

【成品性状】　本品为不规则块、片,外表棕黄色或橙黄色,断面有光泽,无臭,味辛。制藤黄显黄褐色,质轻,表面粗糙,断面显蜡样光泽。

【性味归经】　酸、涩,寒;有剧毒。归胃、大肠经。

【功能主治】 消肿排脓,散瘀解毒,杀虫止痒。用于痈疽肿毒,顽癣,跌打损伤。

【炮制作用】 生藤黄有大毒,不能内服。制后毒性降低,可供内服。

【贮存】 置阴凉干燥处,瓶装密闭保存。按毒剧药管理。

【备注】 荷叶制的藤黄为绿褐色的不规则块状物。

【文献摘要】

《医宗金鉴》:"二两隔汤煮十数次,去浮沫,用山羊血五钱拌晒,如无山羊血以子羊血代之。"

《本草纲目拾遗》:"入药取色嫩纯明者,用水蒸化,滤去渣,盛瓷器内隔水煮之,水少时再添,以三柱香为度,以帛扎瓷器口,埋土中七日,取出,如此七次,晒干用。"

川乌(乌头)

【处方用名】 川乌、生川乌、制川乌。

【来源】 本品为毛茛科植物乌头的干燥主根。

【历史沿革】 汉代载有蜜制法(《金匮》)。从汉到唐主要有炮(晋·《肘后》)、熬(唐·《千金》)、烧(唐·《外台》)、煨(唐·《理伤》)等干热处理法。此外,还有醋渍(晋·《肘后》)、醋煮(唐·《理伤》)等炮制方法。宋代除有泡(《背疽方》)、酒煮(《三因》)、姜汁浸(《扁鹊》)、水浸、米泔水浸(《三因》)、童便浸(《扁鹊》)等水制法外,还有炮。熬。姜汁炒(《扁鹊》)。大豆炒,黑豆煮(《圣惠方》)等炮制方法。明代以后,以黑豆制(明·《普济方》)、醋煮(清·良朋)、黑豆酒煮(清·《金鉴》)、甘草制(清·《逢原》)等辅料制法为主。川乌的炮制方法据文献记载有 70 余种。现今有蒸,煮,黑豆甘草煮,生姜豆腐煮等炮制方法。

【炮制方法】

(1) 生川乌 取原药材拣净杂质,洗净灰屑,晒干。

(2) 制川乌 取净川乌,大小分开,用水浸泡至内无干心,取出,加水煮沸 4~6 小时,或蒸 6~8 小时,至取大个及实心者切开无白心、口尝微有麻舌感时,取出晾至六成干或闷润后切厚片,干燥。

【成品性状】 本品为圆锥形,或稍弯曲,散生有小瘤状侧根,外表灰褐色,质坚实,断面灰白色,显粉质,味辛辣而麻舌。制川乌为不规则片状,外皮黑褐色,切面灰黑色,可见多角形的环纹,味淡而不麻舌或微麻舌。

【性味归经】 辛、苦,热;有大毒。归心、肝、脾经。

【功能主治】 温经止痛,祛风除湿。用于风寒湿痹、肢体疼痛、麻木不仁、心腹冷痛、疝痛、跌仆剧痛。

【炮制作用】 生川乌有毒,多外用。制后毒性降低,可供内服。

【炮制研究】 乌头中含有乌头碱,其毒性极强,口服 0.2 毫克就会令人中毒,3~4 毫克就会将人毒死。单酯型生物碱毒性较弱,为乌头碱的 1/200~1/500,胺醇类生物碱毒性很弱,仅为乌头碱的 1/2000~1/4000。乌头碱性质不稳定,遇水、加热则容易水解成毒性较小的生物碱。所以加热、水处理都能使其毒性降低。

据研究,不同炮制品中生物碱的含量,生川乌为 0.7008%;泡 35 日后为 0.0301%;浸泡 35 日后再用甘草银花煮至内无白心后为 0.0269%。毒性试验:小白鼠按每公斤 4000 毫克的剂量口服各种炮制品,结果是生品组全部死亡;浸泡 35 日组和甘草银花组未见死亡。

其解毒机理是乌头在较长时间的浸泡和煮制过程中,剧毒性的乌头碱被水解成毒性较小乃至很小的苯甲酰乌头胺和乌头胺之故。

生川乌粉 90℃ 干烘或湿烘 10 小时，生川乌个子或润后 90℃烘 3～10 小时，生川乌个 100℃干烘 3～10 小时的总生物碱含量，薄层层析，毒性进行了比较。结果证明：几种加热方法（干烘、湿烘、粉末烘）多能降低乌头的毒性，但时间在 3 小时以内，温度在 90℃以下似对乌头毒性无影响；加热对乌头总生物碱含量影响不大，多数只略有降低，毒性的降低和总生物碱含量无关，而与加热温度高低和时间长短有关。

曾测定豆腐、盐煮、水煮乌头片的总生物碱和半数致死量，豆腐煮乌头的总生物碱含量降低为原来药的 1/14，而半数致死量则增加 25 倍以上，水煮乌头片与盐煮乌头片的生物碱含量同豆腐煮乌头相似而半数致死量分别为原生药的 59 倍和大于 130 倍，从而进一步说明，乌头毒性的降低与其总生物碱含量无关，只决定于毒性强的乌头碱分解程度如何。

通过对甘草、干姜、金银花、明矾、甘草黑豆、豆腐 7 种辅料，观察解毒实验结果认为：除甘草、干姜少数表现有减毒作用外，绝大多数试验样品测定其解毒效果皆不甚明显。另有实验报道，甘草或干姜与熟附片同煮（煮一小时）其毒性大为降低，四逆汤较熟附片煎剂的毒性为小，认为甘草、干姜对附子有解毒作用。

根据水解去毒原理，可将川乌的炮制工艺改革如下：将原药材置高压罐内，以摄氏 110～115 度的温度，每平方厘米 1.5 公斤的气压炮制 40 分钟即可。其炮制品没有乌头碱特有的苦味，也无麻辣感，毒性降为原生药的 1/200。

【贮存】 置通风干燥处。生品防蛀、制品防霉。按毒剧药管理。

【文献摘要】

《金匮要略方论》："五枚，以蜜二升煎取一升，即出乌头。"

《太平圣惠方》："半斤用黑豆三升水二升煮以黑豆烂熟为度，切作片子曝干。"

《本经逢原》："入祛风药，同细辛黑豆煮，入活络药同甘草炮制。"

草乌

【处方用名】 草乌、生草乌、制草乌。

【来源】 本品为毛茛科植物北乌头和华乌头等的干燥块根。

【历史沿革】 唐以前统称乌头。至唐代侯宁极《药谱》单独分出草乌头，唐代载有醋煮，姜汁煮（《理伤》）等炮制方法。但后世也分得不很清楚，历代炮制方法基本和川乌类同。如唐代有醋煮。宋代有米泔水浸，黑豆煮（《三因》）等制法。明代以后有醋煮（明·《普济方》）、豆腐煮（明·《入门》）、姜汁煮（清·《金鉴》）、黑豆煮（清·《治裁》）等约 70 余种炮制方法。现今的炮制方法也和川乌类同。

【炮制方法】

（1）生草乌 取原药材，除去杂质，洗净，干燥。

（2）制草乌 取净草乌，大小分开，用水浸泡至内无干心，取出，加水煮沸 4～6 小时，或蒸 6～8 小时，至取大个及实心者切开内无白心、口尝微有麻舌感时，取出，晾至六成干或闷润后切厚片，干燥。

【成品性状】 本品呈圆锥形，稍弯曲，下端狭尖，表面暗棕色或灰褐色，外皮皱缩，质坚，破碎面为灰白色，粉性。无臭，味辛辣而麻舌。制草乌为不规则的片状，外皮黑色，具弯曲多角环纹的小筋脉点，质坚脆。味较弱或微麻舌。

【性味归经】 辛、苦，热；有大毒。归肝、脾、肺经。

【功能主治】 祛风除湿，散寒止痛，开痰，消肿。用于风湿痹痛、中风瘫痪、麻木拘挛、跌仆疼痛、心腹冷痛、喉痹、痈疽、疔疮、瘰疬。

【炮制作用】 生品有毒,多外用于肿毒及止痛。制后毒性降低,可供内服,多用于风寒湿痹、中风瘫痪、寒邪头痛、心腹冷痛。

【炮制研究】 草乌生品和炮制品(按药典方法炮制)毒性比较:小鼠口服,炮制品较生品半数致死量增大 17 倍以上;小鼠腹腔注射,炮制品较生品半数致死量增大 150 倍以上,实验研究表明,草乌经炮制后,毒性显著降低。草乌的毒性成份及解毒机理,与川乌类同。

草乌的提取物(总生物碱)注射有镇痛、镇静和解毒作用。甘草和蜂蜜对草乌和乌头碱都有解毒作用,甘草的解毒作用较蜂蜜大。

为了保证安全,提高疗效,一些单位,都在探索草乌炮制的新方法。如通过比较生草乌、豆腐制草乌、清水煮草乌的总生物碱含量和毒性,认为清水煮草乌法总生物碱含量有所提高,而毒性却有所下降,节约辅料,降低了生产成本,缩短了生产周期。又如比较了中国药典(1963),生姜豆腐法,110.5℃热压蒸 3 小时,6 小时的各种炮制品,进行了总生物碱含量和纸层析后,认为草乌水润透后,以 110.5℃热压蒸 6 小时者为好,既降低毒性,缩短炮制时间,又可节约辅料。

草乌含有多量淀粉,如果不将药材浸泡润透,则在蒸、煮过程中会出现"夹生"现象,达不到"内无干心"的要求,在药典法(1977)的浸泡过程中虽损失了一部分生物碱。但对镇痛、消炎、镇静等作用无明显影响,且能明显减小毒性,故认为浸泡草乌的水溶液以弃去为宜。

【贮存】 置通风干燥处。生品防蛀,制品防潮、防霉。按剧毒药物管理。

【文献摘要】

《急救仙方》:"六两研为末,用生豆腐二两捣成饼子沸汤煮令浮,再沸取出,煮时最要斟酌,盖煮太过则药力轻,煮不及则药力又过重也。"

《本草纲目》:"草乌头或生用,或炮用,或以乌大豆同煮熟,去其毒用。"

远志

【处方用名】 远志、炙远志、远志肉。

【来源】 本品为远志科植物远志或卵叶远志的干燥根皮。

【历史沿革】 南北朝刘宋时代提出用时须去心,"若不去心,服之令人闷"(《雷公》),此法沿用至今。宋代有炒黄、甘草煮、姜汁炒(《普本》)、酒蒸(《局方》)等法。明代还有米泔浸(《普济方》)、甘草水、黑豆煮去骨后姜汁炒(《入门》)、猪胆汁煮后姜汁制(《回春》)等法。清代增加了炙(《金鉴》)、炒炭(《治裁》)等炮制法。现今有炒,蒸,煮,蜜炙,甘草制等炮制方法。

【炮制方法】

(1) 远志 取原药材,除去杂质及残留木质心,润透、切段、干燥。

(2) 制远志 先取一定比例量的甘草,适当破碎,加水煎煮两次合并煎出液,浓缩至甘草量的 10 倍,再加净远志,用文火煮至汤被吸尽,取出干燥。

每 100 公斤远志,用甘草 6 公斤。

(3) 蜜炙远志 取炼蜜,加入少许开水稀释后,淋于制远志中,稍闷,用文火炒至蜜被吸尽,药色深黄,略带焦斑,疏散不粘手为度,取出放凉。

每 100 公斤远志,用炼蜜 20 公斤。

【成品性状】 本品为小圆筒形结节状小段,外表灰黄色,显较密的深陷的横皱纹。质脆,易折断,断面黄白色,味苦微辛,嚼之有刺喉感。制远志味略甜,嚼之无刺喉感。蜜炙远志显红棕色,稍带焦斑,有粘性,味甜。

【性味归经】 辛、苦,温。归肺、心经。

【功能主治】 宁心安神,祛痰开窍,消痈肿。用于心神不安、惊悸、失眠、健忘、咳嗽多痰、痈疽疮肿。

【炮制作用】 远志味苦,生用戟人咽喉,甘草味甘,以甘缓之,故用甘草之制能减其燥性,缓和药性,协同补脾益气,安神益智的作用,多用于失眠、健忘、心神不安。蜜炙后增强其化痰止咳作用,多用于咳嗽痰多。

【贮存】 置干燥容器内,蜜炙远志密闭贮存。

【备注】 远志的炮制方法还有朱远志、炒远志、焦远志、远志炭等。

【文献摘要】

《得配本草》:"米泔水浸,搥碎,去心用,不去心令人闷绝。再用甘草汤泡一宿,漉出日干,或焙干用。生用则戟人咽喉。"

《本草害利》:"去骨取皮用,否则令人烦闷,甘草汤渍一宿,因苦下行,以甘缓之,使上发也,漉出曝干,制过不可陈久,久则油气戟人咽喉为害。"

白附子

【处方用名】 白附子、禹白附,制白附。

【来源】 本品为天南星科植物独角莲的干燥块茎。

【历史沿革】 宋代载有炮裂法(《圣惠方》)。亦有在"干热灰中炮裂"的记载(《局方》)。此外,还有"煨制"(《普本》)、面包煨(《扁鹊》)、酒浸炒、酒蒸炒、醋拌炒、米泔浸焙(《总录》)、姜汁、甘草浸焙(《朱氏》)等法。明代基本沿用前法。清代又增加了童便酒炒(《金鉴》)、姜汁蒸(《增广》)等炮制方法。现今有石灰、生姜浸,姜、矾、甘草蒸,生姜煮,白矾煮,生姜、皂角、甘草、白矾制等炮制方法。

【炮制方法】

(1)白附子 取原药材,除去杂质,洗净,干燥。

(2)制白附子 取净白附了,大小分档,用水浸泡数日,每日换水 2~3 次,如起泡沫,换水时加白矾少许防腐,再泡一日后换水,泡至内无干心时取出,加搥碎的生姜、白矾和水适量,煮至口尝稍有麻辣感,取出,晾至六成干,切厚片,干燥。

每 100 公斤白附子,用鲜姜 25 公斤、白矾 12.5 公斤。

【成品性状】 本品为椭圆形或卵圆形,表面黄白色,有环纹及根痕,质地坚硬,断面类白色,富粉性,味淡麻舌。制白附子片,外皮灰黄色,片面黄白色,微麻舌。

【性味归经】 辛、甘,大温;有毒。归脾、胃经。

【功能主治】 燥湿化痰,祛风止痉,解毒散结。用于风痰壅盛、口眼歪斜、破伤风、偏头痛、瘰疬痰核、毒蛇咬伤。

【炮制作用】 本品生用以祛风痰,止痉力强,多用于口眼歪斜、抽搐、呕吐。经炮制后,能增强祛风痰的作用,并能降低毒性,消除麻辣味,多用于寒湿头痛和湿痰头痛等证。

【炮制研究】 据实验,白附子有一定的镇静作用,多次实验都表现出制白附(生姜、白矾制)比生白附的镇静作用强。祛痰作用都不甚明显,两种白附子都没有表现出抗惊厥作用。制白附子麻舌感消失或大大降低,但毒性并不降低。

【贮存】 置干燥处。生白附子防蛀,制白附防霉。

【备注】 "关白附"为东北产的"白附子",系毛茛科植物黄花乌头的块根,有毒。内服宜用制品,其炮制方法与乌头类同。

【文献摘要】

《太平圣惠方》:"生捣为末,以生姜汁拌湿,炒干细研。"

《类编朱氏集验医方》:"炮十分裂熟,以姜汁同泡了,甘草叁钱浸贰宿焙,再焙。"

吴茱萸

【处方用名】 吴茱萸、吴萸、淡吴萸、制吴萸。

【来源】 本品为芸香科植物吴茱萸、石虎及疏毛吴茱萸的干燥将近成熟果实。

【历史沿革】 汉代载有洗法(《玉函》)。炒法(《金匮》)。南北朝刘宋时代有用盐水洗,醋煮(《雷公》)等法。唐代还有酒煮服(《食疗》)。宋代增加了炒焦(《圣惠方》)。醋炒(《博济方》)。黑豆汤浸炒(《总录》)。童便浸(《局方》)等炮制方法。明、清时代对炮制目的有所说明,如"水洗去毒"(明·《奇效》),"气虚者,当以甘补药制而用之"(明·《景岳》)。炮制方法上又增加了盐水炒,黄连水炒(明·《入门》)等炮制方法。现今有酒制,醋制,盐制,姜制,黄连水制等炮制方法。

【炮制方法】

(1) 吴茱萸 取原药材,除去杂质,洗净,干燥。

(2) 制吴茱萸 取甘草切片或破碎,加水适量煎汤,去渣,趁热加入净吴茱萸,泡至裂开或煮沸至透,汤液被吸尽,再用文火炒至微干,取出,晒干。

每100公斤吴茱萸,用甘草6.5公斤。

【成品性状】 本品呈扁球形,顶端中凹,有5条小裂缝,外表暗黄绿色或绿黑色,具特殊的浓烈香气,味辛辣微苦。制吴茱萸顶端开裂为五瓣,外表色泽加深,呈黑褐色,气味减弱。

【性味归经】 辛,苦,热;有小毒。归肝、胃、脾、肾经。

【功能主治】 温中止痛,降逆止呕。用于脘腹冷痛、呕吐吞酸、疝痛、虚寒久泻、脚气水肿。

【炮制作用】 生吴茱萸多为外用,以散寒定痛力强,多用于口疮、湿疹瘙痒、牙痛等。经甘草制后能降低毒性和燥性,多用于呕吐、头痛、寒疝、脚气、痛经等。

【贮存】 置密闭容器内,放阴凉干燥处。

【备注】 吴茱萸的炮制方法还有酒制吴茱萸,醋制吴茱萸,盐制吴茱萸,姜制吴茱萸,黄连水制吴茱萸等。据文献记载:酒制治心腹气滞作痛,醋制疏肝镇痛,盐制治疝痛,姜制祛寒镇痛,黄连水制用于止呕。

【文献摘要】

《仁术便览》:"去枝,滚水加盐泡五次,去毒炒用。"

《得配本草》:"闭口者有毒,拣净,并去梗,泡去苦汁,晒干炒用,止呕,以黄连水炒。治疝,盐水炒。治血,醋炒。散寒酒炒。生嚼数粒,擦痘疮口噤。"

硫黄

【处方用名】 硫黄,制硫黄。

【来源】 本品为天然硫黄矿经初步加工而成。

【历史沿革】 南北朝刘宋时代就详细记载了龙尾蒿、紫背天葵汁等制硫黄法(《雷公》)。唐代有研法(《千金翼》)、烧灰、制法(《颅囟》)。宋代还有火炼、烧炼法(《证类》)、与水银同制(《局方》)、与铅同炒、萝卜制(《三因》)等制法。明代增加了猪肠内煮(《普济方》)、豆腐中煮(《医学》)、醋煮(《原始》)、烧后酒淬(《禁方》)等炮制方法。清代基本沿用前法。现今有萝卜煮,豆腐煮,猪肠内煮等炮制方法。

【炮制方法】

(1) 硫黄 拣去杂质,敲成小块。

(2) 制硫黄 取净硫黄块与适量豆腐同煮至豆腐呈黑色或黑绿色为度,取出,漂净,晾干或阴干。

每 100 公斤硫黄,用豆腐 200 公斤。

【成品性状】 本品为不规则块状,黄色、黄灰色或黄绿色,有光泽。有特异臭气,味淡。燃烧易熔融,显蓝色火焰,并有恶臭和刺激性。制硫黄为黄绿色结晶块,大小不一,表面平坦,有麻纹及多数小孔,质重而松脆,断面蜂窝状有光泽。有特异臭气,味淡。燃烧时显蓝色火焰,并有恶臭和刺激性。

【性味归经】 酸,热;有毒。归脾、肾经。

【功能主治】 助阳益火,解毒杀虫。用于阳痿、尿频、虚寒腹痛、腹泻、大便冷秘。外用治疥癣、湿疹、秃疮。

【炮制作用】 本品生用有毒,外治疥癣,湿疹,秃疮。制后可降低毒性,多用于阳痿、尿频、大便冷闭、虚寒腹泻、腹痛。

【文献摘要】

《医方集解》:"石硫黄一斤,猪大肠二尺,将硫黄为末,实猪肠中,烂煮三时,取出去皮。……以其大热有毒,故用猪肠烂煮以解之。"

《本经逢原》:"以莱菔挖空,入硫黄蒸熟;或入豆腐中煮七次或醋煅,或猪脏中制。"

11·3 焯法(水烫)

将药物置沸水中浸煮短暂时间,取出分离种皮的方法称为焯法。

焯法的目的 为了在保存有效成分的前提下,除去非药用部分或剥取有用药物。如杏仁、扁豆等。

操作方法 先将多量水煮沸,再将药物连同具空盛器,一齐投入沸水中,加热烫至种皮由皱缩到膨胀,易于挤脱时,立即取出,浸漂于冷水中,捞起搓开种皮与仁,晒干,簸去或筛取种皮。

苦杏仁

【处方用名】 苦杏仁、杏仁、光杏仁、生杏仁、炒杏仁。

【来源】 本品为蔷薇科植物山杏、西伯利亚杏、辽杏(东北杏)或杏的干燥成熟种子。

【历史沿革】 汉代有去皮尖炒法(《金匮》),此法沿用至近代。汉、唐时代还有熬、熬令黄(晋·《肘后》)、熬黑(汉·《伤寒》)、捣令如膏(《玉函》)、麸炒(唐·《外台》)等法。宋代增加了面炒(《脚气》)、制霜(《总录》)等炮制法。明代又增加了蜜拌炒、蛤蚧粉炒(《普济方》)、童便浸(《禁方》)、酒浸、盐水浸(《通玄》)等炮制方法,并指出"亦有连皮用者,取其发散也"(《纲目》)。清代基本沿用前法。现今有炒,焯去皮,蜜炙,制霜等炮制方法。

【炮制方法】

(1) 生杏仁 取原药材筛去灰屑杂质,拣净残留的核壳及褐色油粒。用时捣碎。

(2) 焯杏仁 取净杏仁置沸水中,加热烫至种皮微膨起即捞出,在凉水中稍泡,捞起,搓开种皮与种仁,干燥,簸去种皮。用时捣碎。

(3) 炒杏仁　取净杏仁,置锅内用文火炒至黄色,略带焦斑,有香气,取出放凉。用时捣碎。

【成品性状】　本品呈扁心脏形,顶端略尖,基部钝圆,左右不对称,有油质,味苦。炒杏仁略带焦斑,有香气。

【性味归经】　苦,微温;有小毒。归肺、大肠经。

【功能主治】　止咳平喘,润肠通便。用于咳嗽气喘、肠燥便秘。

【炮制作用】　燀去皮,除去非药用部分,便于有效物质煎出,提高药效。本品以降气止咳、润肠通便力专,多用于新病咳喘、肠燥便秘。炒杏仁可去小毒,并具有温肺散寒作用,多用于肺寒久咳。

【炮制研究】　苦杏仁中同时存在杏仁甙和杏仁酶,在入汤剂煎煮过程中,有一段时间的温度适宜酶的活动,使杏仁甙迅速酶解成氢氰酸而挥发损失掉,燀制品中的杏仁酶因在炮制时大部分被破坏,故煎剂中苦杏仁甙的含量高于生品。

认为燀制方法应包括:(1) 宜水沸后再投放苦杏仁。(2) 用水量应为苦杏仁量的 10 倍以上。(3) 煮烫时间以 5 分钟为宜,少则不足以杀死苦杏仁酶,长则会造成苦杏仁甙的损失。

曾有实验报道,带皮杏仁和去皮杏仁在同样条件下煎出苦杏仁甙的含量两者相差一半左右,故应去皮,打碎煎煮效果更好。

炒制杏仁的火候、时间,对氢氰酸含量的影响颇大。据研究,用武火炒至“外黑内棕”,其总含量的相对值则降至 44.61%,炒至“内外均黑”则降至 10.82%,而蒸制 10 分钟的相对值是 99.60%,蒸制 60 分钟的相对值还有 92.20%,在实际操作上,蒸制比炒制易于保证质量。所以,少量的杏仁宜用炒制(用文火炒至微黄,略有焦斑,忌炒炭);大量的杏仁宜用蒸制(用武火蒸 5～10 分钟)。

【贮存】　置阴凉干燥处。防虫蛀。

【备注】

(1) 燀去皮的湿杏仁要一次晒干或烘干,不能久搁,否则白仁会泛油变黄。

(2) 苦杏仁的炮制方法还有蜜炙苦杏仁、杏仁霜、杏仁饼等。

【文献摘要】

《圣济总录》:“去皮尖炒令黄黑,捣为末,用纸三两重裹压去油,又换纸,油尽如粉白。”

《炮炙大法》:“以汤浸去皮尖……麸炒研用。治风寒肺病药中,亦有连皮尖用者,取其发散也。”

白扁豆

【处方用名】　白扁豆、扁豆、生扁豆、炒扁豆、扁豆衣。

【来源】　本品为豆科植物扁豆的干燥成熟种子。

【历史沿革】　宋代载有炒法(《博济》),此法沿用至今。此外还有焙(《苏沈》)、炮(《总微》)、蒸(《三因》)、姜汁炒(《局方》)等炮制法。明、清时代主要有姜汁炒(明·《奇效》)、清·《暑疫》)、炒去皮(明·《仁术》)、炒黑(《逢原》)、醋制(清·《得配》),亦有连皮炒研用,或浸去皮生用者(清·《备要》)。现今有燀去皮,炒,土炒,麸炒等炮制方法。

【炮制方法】

(1) 白扁豆　取原药材,除去杂质,用时捣碎。

(2) 扁豆衣　取净扁豆置沸水锅中稍煮至皮软后,在冷水中稍泡,取出,搓开种皮与仁,干燥,簸取种皮(其仁亦供药用)。

(3) 炒扁豆 取净扁豆或仁,置锅中用文火炒至微黄,略有焦斑为度,取出放凉。用时捣碎。

(4) 炒扁豆衣 取净扁豆衣,置锅中用文火炒至表面黄色微见焦点,取出放凉。

【成品性状】 白扁豆呈扁椭圆形或扁卵圆形,表面黄白色,平滑而具光泽,质坚硬,种皮薄,种仁黄白色,嚼之有豆腥气。扁豆衣呈不规则的卷缩状种皮,乳白色,质脆易碎。炒扁豆表面微黄,略具焦斑,有香气。炒扁豆衣表面微黄,略具焦点,有焦香气。

【性味归经】 甘,温。归脾、胃经。

【功能主治】 健脾和中,消暑化湿。用于脾胃虚弱、暑湿内蕴、呕吐泄泻、赤白带下、小儿疳积。

【炮制作用】 燀制是为了分离不同药用部分。扁豆生用清暑,化湿力强,多用于暑湿内阻、呕吐泄泻。炒后性微温,偏于健脾止泻,多用于脾虚不能运化饮食、食少便溏。扁豆衣气味俱弱,健脾作用较弱,偏于祛暑化湿,多用于痢疾、腹泻、脚气浮肿。

【贮存】 置干燥处。防蛀。

【文献摘要】

《本草纲目》:"凡用,取硬壳扁豆子,连皮炒熟,入药。亦有水浸去皮及生用者,从本方。"

《得配本草》:"炒研用,恐气滞同陈皮炒。治吐泻醋制。止湿火吐血,炒炭。"

桃仁

【处方用名】 桃仁、光桃仁、炒桃仁。

【来源】 本品为蔷薇科植物桃或山桃的干燥成熟种子。

【历史沿革】 汉代载有去皮尖法(《玉函》)。此法沿用至近代。汉、唐时代还有"汤柔,挞去皮"(梁·《集注》)、熬(汉《金匮》)、炒熟研如膏(唐·《产宝》)等法。宋代增加了面炒(《博济》)、童便煮,麸炒(《圣惠方》)、炒(《普本》)等炮制法。明代又增加了蛤蚧粉炒(《普济方》)等炮制法。现今有炒,燀去皮,蜜炙,制霜等炮制方法。

【炮制方法】

(1) 生桃仁 取原药材筛去灰屑杂质,拣净残留的壳及泛油的黑褐色种子。用时捣碎。

(2) 燀桃仁 取净桃仁置沸水中,加热烫至种皮微膨起即捞出,在凉水中稍泡,捞起,搓开种皮与种仁,干燥,簸去种皮。用时捣碎。

(3) 炒桃仁 取净桃仁,置锅内用文火炒至黄色,略带焦斑,取出放凉。用时捣碎。

【成品性状】 本品为椭圆形扁平的种子,一端较尖,外皮黄棕色,有较深的纵纹,有油质,味微苦。燀桃仁,无种皮,白色。炒桃仁略带焦斑,有香气。

【性味归经】 辛、苦,平。归肝、肺、大肠经。

【功能主治】 活血祛瘀,润肠通便,止咳平喘。用于血瘀经闭、痛经、跌打损伤、瘀血肿痛、咳嗽气喘、肠燥便秘。

【炮制作用】 燀后去皮,除去非药用部分,有效物质易于煎出,提高药效。生用以行血祛瘀力强,多用于血瘀经闭、产后瘀滞腹痛、跌打损伤。炒后偏于润燥和血,多用于肠燥便秘、经闭等。

【文献摘要】

《本草纲目》:"行血宜连皮尖生用;润燥活血宜汤浸去皮尖炒黄用。或麦麸同炒,或烧存性,各随本方。"

《本草便读》:"欲散连皮尖,欲降去皮尖,均研用。"

12 复 制 法

将净选后的药物加入一种或数种辅料,按规定程序,反复炮炙的方法,称为复制法。

复制法的历史很长,早在唐代某些药物就有了较为完备的复制工艺。如《千金翼方》中的造熟地黄法、造干地黄法等。现今某些药物的复制法,与传统方法比较,其辅料种类、用量及工艺程序,均有所改变。

复制法的目的

(1) 增强疗效 如白附子,用鲜姜、白矾制后,除降低其毒性外,还增强了祛风逐痰的功效。

(2) 改变药性 如天南星,用胆汁制后,其性味由辛温变为苦凉。

(3) 降低或消除药物的毒性 如半夏,用甘草、石灰制后,降低了毒性,增强了疗效。

操作方法

将药物置一定容器内,按工艺程序,或浸或泡或蒸或漂或煮,或数法共用,反复炮制至规定的质量要求为度。

半夏

【处方用名】 半夏、清半夏、姜半夏、法半夏。

【来源】 本品为天南星科植物半夏的干燥块茎。

【历史沿革】 汉以前即有"治半夏"的炮制法(《内经》)。汉、唐时代,主要有汤洗(汉·《玉函》)、姜制(晋·《肘后》)、水煮(梁·《集注》)、微火炮(唐·《千金》)等法。从宋代到清代,有制曲(宋·《药证》)、矾制(宋·《总录》)、姜矾制(宋·《局方》)、姜罗卜制(宋·《传信》)、姜甘草制(宋·《朱氏》)、酒姜制(明·《普济方》)、皂角矾生姜制(明·《婴童》)、法制(明·《纲目》)、姜青盐制(清·《便读》)等炮制方法。现今有清半夏、姜半夏、法半夏等炮制品。

【炮制方法】

(1) 半夏 取原药材,拣净杂质,筛去灰屑。

(2) 清半夏 取半夏大小分开,用清水浸漂7~10日,每日换水2~3次。如起白沫,每100公斤半夏加白矾末2公斤,泡1日再换水,继续浸漂至规定天数,取出置锅内,加入白矾水煮,先武火后文火,不断搅拌,约2~3小时,至内无白心时捞出,晾至六成干,切成薄片后干燥。

每100公斤半夏,用白矾12.5公斤。

(3) 姜半夏 取半夏,按清半夏法浸漂。另取生姜切片煎汤,加入白矾,再与半夏共煮至内无白心,取出晾至半干,切成薄片,干燥。

每100公斤半夏,用生姜25公斤,白矾12.5公斤。

(4) 法半夏 取半夏,按清半夏法浸泡,取出略晾。另取甘草片煎汤,再将生石灰块投入汤中,搅拌,略经沉淀,滤取上清液,将半夏投入其中,浸漂约4~5日,每日搅拌1~3次,至药材颜色变黄、内无白心时捞出,冲洗干净,阴干,用时捣碎。

每 100 公斤半夏,用甘草 16 公斤,生石灰块 20 公斤。

【成品性状】　生半夏为类圆球形或扁圆球形,大小不一,白色或浅黄色,粉质,味辛辣,麻舌并刺喉。清半夏为白色透明片状,质硬而脆,味微辣并涩。姜半夏为淡黄色片状,质硬而脆,味辛辣。法半夏为黄色或淡黄色,较为均匀的颗粒,质疏松,味甘淡。

【性味归经】　辛,温,有毒。归脾、胃、肺经。

【功能主治】　燥湿化痰,止呕。用于痰饮,咳喘,胸脘痞闷,恶心呕吐,眩晕;生用外治痈肿。

【炮制作用】　本品辛温有毒,生用能使人呕吐,咽喉肿痛失音。炮制后减低毒性并缓和药性。清半夏用矾制长于化痰,姜半夏善于止呕,法半夏用甘草和石灰制偏用于寒痰。生半夏一般外用。

【炮制研究】　生半夏的毒性成分,目前尚不清楚,但已证实,半夏的毒性作用主要是对眼、咽喉、胃肠等粘膜的强烈刺激。生半夏用白矾、石灰、甘草等辅料炮制,可降低或消除其毒性作用。辅料生姜则起到增强止呕的作用。

清半夏和法半夏的炮制工艺,通过实验研究和临床验证,获得了如下的改进:

(1) 清半夏　将净半夏用 8% 的白矾水浸泡 2～3 天(冬季 4～5 天),至内外一致,口尝微有麻辣感,捞出用清水洗淋一次,晒干或烘干,制成粗粒或捣碎。100 公斤半夏,用白矾 20 公斤,水 250 公斤。

(2) 法半夏　净半夏水浸一天,泡透为度,捞出。另将生石灰块用 80℃ 以上热水化开,加入甘草汤使成混悬液,再把泡透的半夏投入其中,搅匀,浸泡液 pH 值保持在 12 以上,如下降,可补加适量石灰粉调节,约浸一星期,至大个半夏切面黄色均匀,口尝微有麻辣感为度,捞出用清水冲净药材表面的石灰末,烘干或阴干。每 100 公斤半夏,用甘草 15 公斤,生石灰块 10 公斤。

改进后的工艺,同原工艺相比,有周期短、损耗少、辅料用量少等优点。其炮制品的各项指标基本与原工艺炮制品一致。

【贮存】　避光、防潮。生半夏防蛀。

【备注】　环境温度高时,注意防腐。

【文献摘要】

《圣济总录》:"矾水浸七日,焙干。"

《婴童百问》:"皂荚、白矾、姜汁同煮。"

《本草求真》:"……七日夜用净水淘浸,再用皂荚水浸七日夜,又用石灰水淘浸七日夜,又用白矾水淘浸七日夜,又用生姜水淘浸七日夜,又用甘草水淘浸七日夜,洗净焙干。"

天南星(胆南星)

【处方用名】　天南星、南星、制南星、胆南星、胆星。

【来源】　本品为天南星科植物天南星、异叶天南星或东北天南星的干燥块茎。

【历史沿革】　唐代有姜汁浸、炮(《理伤》)等炮炙方法。宋代增加了水浸、酒煮(《圣惠方》)、牛胆制(《药证》)、酒姜并制、矾制(《总录》)、羊胆制、浆水姜并制(《普本》)、姜甘草并制(《朱氏》)等方法。金元时代主要有九蒸九晒法(元·《宝鉴》)、皂角制法(元·《丹溪》)等。明代又有酸浆水煮(《普济方》)、生姜汁拌黄土煨(《准绳》)、矾炮(《保元》)、造曲(《乘雅》)等法。清代基本沿用前法,但有些方法业已完善。如胆南星制法(《幼幼》)、南星曲制法(《得配》）等。另外还出现了姜矾并制法（《钩元》）。现今有制南星、胆南星等。

【炮制方法】

（1）天南星　取原药材，拣净杂质，洗净，干燥。

（2）制南星　取天南星，大小分开，以清水浸漂，每日换水 2～3 次。如起白沫，每 100 公斤天南星加入白矾 2 公斤，泡一日后换水，继续漂至规定天数，捞出，置容器内，同生姜片、白矾分层均匀铺开，加水浸泡约 3～4 周，再移入锅内，煮至天南星透心内外一致时，捞出，去除生姜片，晾至六至七成干，切薄片，干燥。

每 100 公斤天南星，用白矾 12.5～25 公斤，生姜 25 公斤。

（3）胆南星　取漂好的南星趁湿每 100 公斤加鲜姜、白矾各 15 公斤、水适量，泡至基本无麻味，取出南星，洗去白矾，干燥，研成细粉。

取上述南星粉，每 1 公斤加胆汁 2.5 公斤，混合拌匀，置笼屉内蒸 30 分钟，取出，切成小方块，干燥。

【成品性状】　生南星呈扁圆形，表面类白色或淡棕色，断面呈白色，粉质，味麻辣。制南星为黄白色或淡棕色薄片，质脆易碎，味涩微麻。胆南星呈方块状，表面棕黄色或灰黄色，断面色稍浅，质坚实，具腥气，味苦。

【性味归经】　苦、辛、温，有毒，归肺、肝、脾经。

【功能主治】　祛风定惊，化痰、散结。用于中风、口眼歪斜，半身不遂，癫痫，破伤风；生用外治痈肿。

【炮制作用】　生南星辛温燥烈，有大毒。制后可降低毒性，增强化痰作用。胆汁制后除去其燥烈之性及毒性，性味转为苦凉，尤适用于痰热惊风抽搐等症。

【炮制研究】　据报道，炮制后的天南星水浸剂，能降低士的宁、五甲烯四氮唑和咖啡因的惊厥率，有一定的抗惊厥作用。

【贮存】　置通风干燥处。

【备注】　胆南星制备法系改进后的工艺。传统工艺，甚为繁多。现介绍北京地区的一种胆南星工艺如下：

于农历三月间取生南星粉 100 公斤，兑牛胆汁 150 公斤，放入缸内于日光下直晒，经常搅拌，至八月底封缸，至次年三月打开，兑胆汁 100 公斤；第三年，第四年均于三月兑胆汁 100 公斤；第五年三月兑 50 公斤，经常搅拌至八月底，装入猪膀胱内，挂房檐通风处，阴干。

每 100 公斤生南星粉，用牛胆汁 500 公斤。

【文献摘要】

《本草纲目》："造胆星法，以南星生研末，腊月取黄牯牛胆汁拌合纳入胆中，挂通风处阴干之，年久者弥佳。"

《本草求真》："胆制，味苦性凉，得牛胆则不燥。"

13 发酵、发芽法

发酵与发芽均系借助于酶的作用,使药物通过发酵与发芽过程,改变其原有性能,增强或产生新的功效,扩大用药品种,以适应临床多方面的要求。

13·1 发酵法

药物在一定的温度和湿度条件下,由于霉菌和酶的催化分解作用,使药物发泡、生衣的方法称为发酵法。

发酵的目的 通过发酵使药物改变原有性能,产生新的治疗作用,扩大用药品种。

发酵的方法 根据不同品种,采用不同的方法进行加工处理后,再置温度、湿度适宜的环境中进行发酵。一般温度以 30～37℃,相对湿度 70～80％为宜。经验认为发酵后气味芳香,无霉气,曲块表面布满黄衣,内部生有斑点为佳。

注意事项 温度和湿度对发酵的速度影响很大。温度过低或湿度不足,发酵会慢甚至不能发酵,而温度过高则能杀死霉菌,不能发酵。

六神曲

【处方用名】 六神曲、六曲、神曲、炒六曲、焦神曲。

【来源】 本品为苦杏仁、赤小豆、鲜青蒿、鲜苍耳、鲜辣蓼等药加入面粉混和后经发酵制成。

【历史沿革】 元代以前之"神曲"均系造酒之曲。"隔年陈麦面作曲,炒"(《丹溪》)。至明代以后才有在曲的基础上加入青蒿等药制神曲的方法。"造神曲法,六月六日或三伏上寅日,采蓼草三两,青蒿、苍耳草各六两,俱捣自然汁,杏仁末一两,带麸白面二升,赤小豆一盏,煮软熟去皮研,然后取前汁,共一处拌匀,踏实成曲,一如造酒药法,出白愈久愈好,入药炒令香。"(《入门》)。清代基本沿用此法。现今制曲法基本同上;有炒黄、炒焦、麸炒等炮制方法。

【炮制方法】

(1) 神曲

① 原料:面粉 100 公斤,杏仁、赤小豆各 4 公斤,鲜青蒿、鲜苍耳草、鲜辣蓼各 7 公斤。

②制法:将杏仁和赤小豆碾成粉末(或将杏仁碾成泥状,赤小豆煮烂)与面粉混匀,再将鲜青蒿等用适量水煎汤(占原料量 25～30％),将汤液陆续加入面粉中,揉搓成粗颗粒状,以手握能成团,掷之即散为准。置木制模型中压成扁平方块,再用粗纸(或鲜苘麻叶)包严,放木箱或席篓内,每块间要留有空隙,上面覆盖鲜青蒿或湿麻袋等物保温,一般室温在 30～37℃之间,经 4～6 天即能发酵,待表面生出黄衣时,取出,除去纸或苘麻叶,切成小方块,干燥。

(2) 炒神曲 取麦麸撒匀于热锅内,待起烟,将神曲倒入,迅速翻动拌炒,至神曲表面呈棕黄色时,取出,筛去麦麸、放凉;或用清炒法炒至棕黄色。

(3) 焦神曲 先将锅烧热,投入神曲块,炒至表面焦褐色、有焦香气时取出,放凉。

【成品性状】 神曲为扁平长方块或小方块(约 2.5cm³),表面粗糙,质地较硬,呈灰黄色,有曲香气。炒神曲形状如神曲,表面呈棕黄色,有麸香或香气。焦神曲形状亦如神曲,表面呈焦褐色,具焦香气。

【性味归经】　甘、辛,温。归脾、胃经。

【功能主治】　消食健胃。用于食积不消、脘腹胀满、食少泄泻。

【炮制作用】　利用多种药物,经发酵而产生消食和胃的功能。经麸炒及炒焦后,产生焦香气味,更能增进醒脾和胃的功能。

【贮存】　置通风干燥处。防潮、防虫蛀。

【备注】　制造神曲的面粉,古时使用带麸白面,现在多用40%面粉、60%麦麸代替。青蒿、苍耳草、辣蓼若为干品则用量为鲜品的1/3。

【文献摘要】

《本草纲目》:"昔人用曲,多是造酒之曲。后医乃造神曲,专以供药,力更胜之。五月五日或六月六日或三伏日,用白面百斤,青蒿自然汁三升、赤小豆末、杏仁泥各三升,苍耳自然汁、野蓼自然汁各三升,用汁和面、赤豆、杏仁作饼,麻叶或楮叶包罨,如造酱黄法,待生黄衣晒收之。临用炒令香入药。"

《本草原始》:"凡入药令炒香变黄色方可用。"

《炮炙大法》:"炒黄以助土气。"

半夏曲

【处方用名】　半夏曲、炒半夏曲。

【来源】　本品为法半夏与面粉混合后,经发酵制成。

【历史沿革】　宋代有"汤浸七次,切,焙干。用生姜三钱;同捣成曲,焙干"(《药证》)。"用生姜和半夏末作曲用。""微炒"(《总录》)。"炙"(《普本》)。"剉,炒"(《济生》)。"半夏汤洗七次,研成末,姜汁和,候干再为末,姜汁再和,共七八次。取吃之,不辣为度。""炒"(《百问》)等炮制方法。明代基本沿用"用生姜和半夏末作曲用","炒"(《普济方》)。现今多制成半夏曲后麸炒用。

【炮制方法】

(1) 半夏曲

①原料:法半夏300公斤,面粉100公斤。

②制法:将法半夏研为细粉,陆续加入面粉,加适量清水,揉搓成粗颗粒状,以手握成团,掷之即散为准。置木制模型中压成饼状,外包鲜苘麻叶或粗纸,盖严发酵,使生黄衣,取出,除去苘麻叶或纸,切成小块,干燥。

(2) 麸炒半夏曲　先将锅烧热,将麦麸撒入锅内,待起烟时,随即投入半夏曲,迅速翻动拌炒,至半夏曲表面呈微黄色,取出,筛去麦麸,放凉即得。

每100公斤半夏曲,用麦麸10公斤。

【成品性状】　生半夏曲为类白色方块,味甘微辛。麸炒半夏曲微黄色,有麸香气。

【性味归经】　甘、微辛,温。归脾、胃经。

【功能主治】　燥湿化痰,健脾温胃,止呕。用于痰多咳嗽,胸脘痞满、呕吐反胃。

【炮制作用】　本品以法半夏加面粉为原料,经发酵,可增强健脾温胃、燥湿化痰的功能。麸炒后产生了焦香气,可增强健脾胃的作用。

【贮存】　置通风干燥处。防潮、防虫蛀。

【备注】　制半夏曲有多种方法。有法半夏加六曲,有法半夏加甘草,有半夏加生姜与面粉经发酵后切块晒干等。

【文献摘要】

《本草纲目》:"半夏……或研末以姜汁白矾汤和作饼,楮叶包置篮中,待生黄衣,晒干用,谓之半夏曲。……痰分之病,半夏为主,造而为曲犹佳。"

淡豆豉

【处方用名】　淡豆豉、豆豉。

【来源】　本品为豆科植物大豆的成熟种子经发酵制成。

【历史沿革】　南北朝南齐时有"炒"(《鬼遗》)的记载。到了唐代有"蒸三遍"、"炒令黄"(《千金》)、"蒸炒以酒渍服之至佳"(《新修》)之法。宋代增加了"九蒸九曝"(《圣惠方》),焦炒豉,令烟绝为末(《证类》)等法。明代以后则有制造淡豆豉的详细记载(明·《纲目》、清·《本草汇》)。现今有炒香或炒至微焦的炮制方法。制淡豆豉的方法则有加药与不加药二种。

【炮制方法】　取桑叶、青蒿加水煎汤,过滤,取汤与洗净的大豆拌匀,待汤吸尽后,置笼屉内蒸透,取出,略晾,再置容器内,上盖煎过的桑叶、青蒿药渣,闷至发酵生黄衣为度,取出,除去药渣,洗净,置容器内再闷15~20天,至充分发酵,香气溢出时,取出,略蒸,干燥。

每100公斤大豆,用桑叶、青蒿各7~10公斤。

【成品性状】　本品为椭圆形稍扁,灰黑色,有黄衣,气香,味甘淡。

【性味归经】　苦、辛,凉。归肺、胃经。

【功能主治】　解表、除烦。用于感冒、实热头痛、烦躁胸闷、虚烦不眠。

【炮制作用】　黑大豆性味甘平,既能清热解毒又能补肾,用桑叶、青蒿炮制,其性变凉,发酵后具有香气,能升能散,故具有解表除烦的作用。

【文献摘要】

《本草纲目》:"造淡豉法,用黑大豆二、三斗,六月内淘净,水浸一宿,沥干蒸熟,取出摊席上,俟微温蒿复,每三日一看,待黄衣上遍,不可太过,取晒簸净,以水拌,干湿所得,以汁出指间为准,安瓮中筑实,桑叶盖厚三寸,密泥封,于日中晒七日,取出曝一时,又以水拌入瓮中,如此七次,再蒸过,摊去火气,瓮收筑封即成矣。"

13·2　发　芽　法

将成熟的果实及种子,在一定的温度和湿度条件下,促使萌发幼芽的方法称为发芽法,亦称"蘖法"。

发芽的目的　通过发芽使其具有新的功效。

发芽的方法　选取成熟饱满的麦、稻、粟或大豆,用清水浸泡适度,捞出,置于能排水的容器内,用湿物盖严,每日淋水2~3次,以保持湿润,在18~25℃温度下,约经三日,即能生芽,待芽长约1公分左右时,取出干燥。

注意事项

(1) 在发芽过程中,应勤检查,勤淋水,以免发热霉烂,影响发芽。其浸泡时间,可根据不同气候而有所增减。

(2) 在发芽时,先生须根而后生芽,须待芽生长至合乎要求时取出干燥。

(3) 应取新鲜成熟的果实或种子,要求发芽率在85%以上。

麦芽

【处方用名】 麦芽、大麦芽、炒麦芽、焦麦芽。

【来源】 本品为禾本科植物大麦的成熟果实经人工发芽制成。

【历史沿革】 晋代有"熬令黄香"(《肘后》)的制法。至唐代有"炒"(《千金》),"炒黄"(《外台》)。到元代,有"先杵细炒黄,取面用。"(《汤液》)的炮制方法。明代增加了与巴豆同炒去巴豆用(《普济方》)。清代还有"炒黑用"(《得配》)的炮制法。现今多用炒黄、炒焦等炮制方法。

【炮制方法】

(1) 麦芽 取成熟饱满的净大麦,用水浸泡至6~7成透,捞出,置筐篓或适宜容器内,每日淋水2~3次,以保持湿润,待叶芽长至0.5公分左右时,取出晒干。

(2) 炒麦芽 取净麦芽,置锅内,用文火加热,不断翻动,炒至麦芽呈深黄色,鼓起并有香气时,取出放凉。

(3) 焦麦芽 取净麦芽,置锅内,先用文火后用中火加热,不断翻动,炒至麦芽呈焦黄色,鼓起并有焦香气时,取出放凉。

【成品性状】 生麦芽为黄白色,有芽和须根,内有粉质,味微甜。炒麦芽为深黄色或棕黄色,有香气。焦麦芽为焦黄色或深棕色,有焦香气。

【性味归经】 甘,平。归脾、胃经。

【功能主治】 行气消食,健脾开胃,退乳消胀。用于食积不消。脘腹胀痛、脾虚食少乳汁郁积、乳房胀痛、妇女断奶。

【炮制作用】 本品生用消食,兼能疏肝。炒黄增强开胃消食作用,并能回乳。炒焦后消食化积作用更强。

【贮存】 置通风干燥处。防虫蛀。

【备注】 麦芽发芽率检查的简便方法:可将种子煮沸30分钟,如外皮颜色不变即能发芽,颜色变暗者则不能发芽。

【文献摘要】

《本草纲目》:"麦蘖、谷芽、粟蘖皆能消导米面诸果食积。"

《药品辨义》:"炒香开胃,以除烦闷,生用力猛,主消面食积滞。又能行上焦滞血,若⋯⋯产后无儿饮乳,乳房胀痛,以麦芽二两,炒香研末去皮,分四付立消。

谷芽(稻芽)

【处方用名】 谷芽、稻芽、炒谷芽、焦谷芽。

【来源】 本品为禾本科植物稻的成熟果实经人工发芽制成。

【历史沿革】 宋代载有"微炒"(《总录》)、(《局方》)。元代有"净洗焙干"(《活幼》)的炮制方法。至明代有"水浸胀满,候生芽,晒干,去须,取其中米,炒黄面用"(《汇言》)之法。清沿用炒法(《从新》)。现今多用炒黄、炒焦、麸炒等炮制方法。

【炮制方法】

(1) 谷芽 取成熟而饱满的稻谷,用清水浸泡,捞出,置适宜容器内,每日淋水1~2次,以保持湿润,待发芽,须根长至约1公分时取出,晒干。

(2) 炒谷芽 取净稻芽,置锅内,用文火加热,不断翻动,炒至稻芽呈深黄色并有香气时取出放凉。

(3) 焦谷芽 将锅烧热,投入净稻芽,先用文火后用中火加热,不断翻动,炒至稻芽呈焦黄色并有焦香气时,取出放凉。

【成品性状】　生谷芽为黄色或淡黄色,有短芽,味淡。炒谷芽为深黄色,有裂隙,具香气。焦谷芽为焦黄色,有焦斑,具焦香气。

【性味归经】　甘,平。归脾、胃经。

【功能主治】　消食和中,健脾开胃。用于食积胀满、食欲不振。

【炮制作用】　经炒黄或炒焦后,更增强其健脾消食作用。

【贮存】　置通风干燥处。防蛀。

【备注】

(1) 稻芽亦称稻蘖,南方习称"谷芽"。北方称"谷芽"者系指粟芽而言。

(2) 本品按《药典》要求,发芽的稻粒不得低于85%,故须使用新稻并饱满者,才能达到发芽率。其中稗粒、壳皮、碎屑等有机杂质不得超过2%。

【文献摘要】

《炮制大法》:"凡谷皆可生蘖,有粟黍谷麦豆诸蘖皆水浸胀,候生芽曝干去须,取其中末炒,研面用。"

《本草从新》:"炒用。"

粟芽

【处方用名】　粟芽、炒粟芽。

【来源】　本品为禾木科植物粟的成熟果实经人工发芽制成。

【炮制方法】

(1) 粟芽　取成熟饱满的净粟谷,用清水浸泡2~3小时,捞出,置蒲包或适宜容器内,每日淋水1~2次,以保持湿润,待芽长至0.5公分左右时,取出,干燥。

(2) 炒粟芽　取净粟芽,置锅内,用文火加热,不断翻动,炒至粟芽呈深黄色并有香气时,取出放凉。

(3) 焦粟芽　先将锅烧热,投入净粟芽,先用文火后用中火加热,不断翻动,炒至呈焦黄色并有焦香气时,取出放凉。

【成品性状】　生粟芽为黄白色,有短芽,味淡。炒粟芽为深黄色,有裂隙,具香气。焦粟芽为焦黄色,有焦斑,具焦香气。

【性味归经】　苦,温。归脾、胃经。

【功能主治】　健胃消食,下气除烦。用于宿食不消、胃脘胀闷。

【炮制作用】　本品炒黄或炒焦后,增强了健脾消食的功效。

【贮存】　置通风干燥处。防虫蛀。

大豆黄卷

【处方用名】　大豆黄卷、大豆卷、豆黄卷、豆卷。

【来源】　本品为豆科植物大豆(黑色或黄色)成熟种子经人工发芽制成。

【历史沿革】　大豆黄卷始见于《神农本草经》,但方法不详。唐代有"微炒"(《千金》)。"以大豆为蘖生使干之名为黄卷"(《新修》)的炮制方法。宋代有"炒熟"(《圣惠方》)、"水浸黑豆生芽是也,晒干"(《药证》)、"熬令香为末"(《证类》)、"碎炒"(《局方》)等炮制方法。元代有"煮去沫"(《儒门》)的炮制方法。明代(《品汇》)对造蘖操作有较详细的记述,此种方法经明、清沿用至今。现今尚有用麻黄汤炒,麻黄汤煮,灯心竹叶汤煮等炮制方法。

【炮制方法】

（1）豆卷　取成熟饱满的大豆，簸净，用清水浸泡约 6～8 小时，捞出，置筐篓或容器内，每日淋水 2～3 次，以保持湿润，待芽长至 0.5～1 公分时，取出干燥。

（2）制豆卷　取灯心草、淡竹叶，置锅内加水煎汤，去渣，加入净豆卷，用文火煮至汤被吸尽时，取出干燥。

每 100 公斤豆卷，用灯心草 1 公斤、淡竹叶 2 公斤。

【成品性状】　为带芽的黄豆或黑豆，芽黄色，卷曲。制后表面皱缩。

【性味归经】　甘，平。归胃经。

【功能主治】　清热利湿，发汗解表。用于暑温、湿温、湿痹、胃中积热、水肿胀满、小便不利。

【炮制作用】　本品经发芽而产生生发通利的作用，故能清热利湿，发汗解表。用灯心、竹叶炮制则增强其清热利湿的功能。

【贮存】　置通风干燥处。防虫蛀。

【文献摘要】　《本草正义》："豆黄卷本以黑豆发芽而后干之，其质已松，故善于通达宣利。"

14 其他制法

对某些药物采用烘、焙、煨、制霜、提净、水飞以及干馏等加工炮制方法,列为其他制法。

其目的是,增强药物的疗效,改变或缓和原有的性能,降低或消除药物的毒性或副作用,使药物达到一定的净度,便于粉碎和贮存等。

由于本章各节药物的品种和性质不同,有的工艺比较复杂,有的具有毒性,故须严格掌握操作规程、辅料用量及注意事项,以达到上述炮制目的。

14·1 烘焙法

将药物用文火间接或直接加热,使之充分干燥,称为烘焙法。

对某些昆虫或其他药物,为了便于粉碎和贮存,往往采用烘焙的方法进行加热处理,使之充分干燥。烘,是将药物置于近火处或利用烘箱,干燥室等设备使所含水分徐徐蒸发。焙,是将药物置于金属容器或锅内,用文火较短时间加热,不断翻动,焙至药物颜色加深,质地酥脆为度。

注意,烘焙法不同于炒法,一定要用文火,并要勤加翻动,以免药物焦化。

虻虫

【处方用名】 虻虫、蝱虫。

【来源】 本品为虻科昆虫中华虻、复带虻的雌虫干燥全体。

【历史沿革】 汉代有"熬,去足翅"的记载(《玉函》)。唐(《千金翼》)、宋(《总录》)、金(《儒门》)、明(《普济方》),清(《求真》)等均有"去足翅熬"或"微炒令黄去足翅"的炮制方法。现今仍去足翅焙干入药。

【炮制方法】

(1)虻虫 取原药材,拣净杂质,筛去泥屑,去掉足翅。

(2)焙虻虫 取净虻虫,置锅内,用文火焙至黄褐色或棕黑色、质地酥脆为度,取出放凉。

【成品性状】 本品虫体呈灰黄色,体轻质脆,具腥臭气味。焙后呈黄褐色或棕黑色,无足翅,微有腥臭气味。

【性味归经】 苦,微寒;有小毒。归肝经。

【功能主治】 逐瘀消癥。用于血滞经闭、癥瘕、蓄血、仆损瘀痛等症。

【炮制作用】 本品焙后可降低毒性,便于粉碎。

【贮存】 置通风干燥处。防虫蛀。

【文献摘要】

《本草纲目》:"入丸散,去翅足炒熟用。"

《本草通玄》:"去足翅焙。"

蜈蚣

【处方用名】 蜈蚣、金头蜈蚣。

【来源】   本品为蜈蚣科动物少棘巨蜈蚣的干燥全体。

【历史沿革】   晋代有"烧"的记载(《肘后》)。宋代为"去头足炙"(《总录》),亦有焙干用者(《急救》)。明代有"去足微炒,炙令黄色,酒炙"等法(《普济方》)。沿至清代亦均为"炙黄,去头足"(《本草述》、《备要》)。现今入丸散剂多焙干用。

【炮制方法】

(1) 蜈蚣   取原药材,除去竹片及头足,用时折断或捣碎。

(2) 焙蜈蚣   取净蜈蚣,除去头足,用文火焙至黑褐色质脆为度,放凉。

【成品性状】   本品为扁长形,头部红褐色,背部黑绿色,腹部棕黄色或黄色,质韧,有腥气。焙后呈棕褐色或黑褐色,有焦腥气。

【性味归经】   咸,温;有毒。归肝经。

【功能主治】   息风止痉,解毒散结,通络止痛。用于急慢惊风、破伤风、痉挛抽搐、风湿痹痛、疮疡肿毒。

【炮制作用】   焙后使之干燥,便于粉碎,降低毒性。

【贮存】   置通风干燥处。本品易虫蛀,夏季宜密封贮存。

【文献摘要】

《本草纲目》:"以火炙去头足用。"

壁钱幕(蟢子窝)

【处方用名】   壁钱幕、壁钱、壁茧、蟢子窝。

【来源】   本品为壁钱科动物壁钱虫的卵囊。

【炮制方法】   焙壁钱幕取净壁钱幕,用文火焙至质脆时,取出放凉。

【成品性状】   本品呈扁圆形,状似铜钱,膜质,白色或灰白色,有绢丝样光泽,质轻。焙后呈深灰色,质轻脆。

【性味归经】   咸、苦,寒。

【功能主治】   清热解毒,消肿止血。用于喉痹肿痛、口腔及牙龈溃疡、鼻衄及外伤出血等。

【炮制作用】   焙后质脆,易于研粉。

【贮存】   置瓷瓶内。

【备注】   有的地区置瓦罐内,用焖煅法,煅透存性用。

14·2   煨法

将药物用湿面或湿纸包裹,置于加热的滑石粉中;或将药物直接置于加热的麦麸中;或将药物层层隔纸加热炮制的方法称为煨法。本法在古代广泛应用,系将药物用湿面或湿纸包裹,埋于热火灰中煨之使熟。亦即相当于古代的炮法。

煨法的目的是,除去药物中的部分挥发性及刺激性成分,以降低副作用,缓和药性,增强疗效。

现今的滑石粉煨、麦麸煨系改变辅料的炮制方法。它与滑石粉炒(烫)、麦麸炒法不同。两者在辅料用量、受热程度与时间长短等方面均有所区别。

肉豆蔻

【处方用名】　肉豆蔻、肉果、玉果、煨肉蔻、煨肉果。

【来源】　本品为肉豆蔻科植物肉豆蔻的干燥种仁。

【历史沿革】　南北朝刘宋时有"糯米作粉搜裹豆蔻,于糖灰中炮……"的记载(《雷公》)。沿至宋代又有"以醋面裹,煨令面熟为度"的炮制方法(《圣惠》、《证类》)。但又出现用"粟米炒,以黄为度"的方法(《洪氏》)。到了明代则见有"麸炒,煨熟"法(《普济方》)。明(《纲目》)、清(《从新》、《求真》、《得配》)等文献均有糯米粉裹煨熟或面裹煨熟的记载。《本草便读》中有"煨熟又能实大肠、止泻痢"的论述。现今多煨熟入药。苏州、上海、宁夏、辽宁等地均采用麦麸煨法。

【炮制方法】

(1)麦麸煨　将麦麸和肉豆蔻同置锅内,用文火加热,适当翻动,至麦麸呈焦黄色,肉豆蔻呈深棕色时取出,筛去麦麸,放凉。用时捣碎。

每100公斤肉豆蔻,用麦麸40公斤。

(2)滑石粉煨　取滑石粉置锅内,加热炒至呈灵活状态时,投入肉豆蔻,适当翻动,至肉豆蔻呈深棕色时取出,筛去滑石粉,放凉。用时捣碎。

每100公斤肉豆蔻,用滑石粉50公斤。

(3)面裹煨　取面粉加适量水做成团块,再压成薄片,将肉豆蔻逐个包裹,或将肉豆蔻表面用水湿润,如水泛丸法包裹面粉,再湿润再包裹至3～4层。晒至半干,投入已炒热的滑石粉锅内,适当翻动,至面皮呈焦黄色时取出,筛去滑石粉,放凉,剥去面皮。用时捣碎。

每100公斤肉豆蔻,用面粉50公斤。

【成品性状】　本品为卵圆形或椭圆形,表面灰黄色,有网状沟纹,具强烈芳香气。煨后表面呈棕黄色或深棕色,显油润,香气更浓,味辛辣。

【性味归经】　辛,温。归脾、胃、大肠经。

【功能主治】　收敛止泻,温中行气。用于久泻不止、脾胃虚寒、气滞、脘腹胀痛、食少呕吐。

【炮制作用】　本品含大量油质,有滑肠之弊,并具刺激性。制后降低了油质,免于滑肠,减少刺激性,从而增强了固肠止泻的功能。

【炮制研究】　本品含脂肪油25～40%,挥发油8～15%,内含有毒物质肉豆蔻醚约4%,服用过量可致中毒,产生昏迷、瞳孔散大及惊厥等现象。炮制后可除去部分油质,并且挥发油的颜色变深,折光率增大,说明理化性质有所改变,而且对家兔离体肠管的蠕动有显著的抑制作用。

【贮存】　置通风干燥处。夏季宜置石灰缸中埋藏,以防虫蛀。

【备注】　煨肉豆蔻时火力不宜过大,以便使油质徐徐渗入辅料内。

【文献摘要】

《太平惠民和剂局方》:"凡使,先以面裹,于糖灰中炮,以面熟为度,去面剉焙干用。"

《得配本草》:"面裹煨熟,去油。"

诃子

【处方用名】　诃子、诃子肉、煨诃子、炒诃子。

【来源】　本品为使君子科植物诃子及绒毛诃子的干燥成熟果实。

【历史沿革】　南北朝刘宋时有"先于酒内浸,然后蒸一伏时,……细剉焙干用之"的记载(《雷公》)。唐代有"炮半熟去核"的方法(《颅囟》),亦有"去核煨"法(《外台》和蒸法(《产宝》)。宋代大多采用面裹煨或湿纸煨后去核入药(《圣惠》、《苏沈》、《史载》、《证类》、《总录》)。沿至明代则出现"麸炒黑色,去核用皮"或"连核生用"的记载(《普济方》)。清代有"生用清金止嗽,煨熟固脾止泻"(《逢原》)或"生清肺行气,熟温胃固肠"(《求真》)的论述。现今大多去核用肉,煨用或炒用,亦有砂烫或炒炭用者。

【炮制方法】

(1) 诃子肉　取原药材,拣净杂质,洗净略泡,闷润至软,轧开去核,干燥。

(2) 炒诃子肉　取净诃子肉,用文火炒至深棕色时,取出放凉。

(3) 煨诃子

① 麦麸煨:取净诃子与麦麸同置锅内,用文火加热,缓缓翻动,煨至麦麸呈焦黄色、诃子呈深棕色时,取出,筛去麦麸,轧开去核。

每100公斤诃子,用麦麸30公斤。

② 面裹煨:取净诃子用面粉加水以泛丸法包裹,晒至半干,用砂烫法烫煨,并不断翻动,至面皮焦黑时取出,筛去砂子,剥去面皮,轧开去核。

每100公斤诃子,用面粉50公斤。

【成品性状】　本品呈长圆形或卵圆形。表面黄棕色或暗棕色,略具光泽,有5~6条纵棱线及不规则的皱纹。质坚实。果肉黄棕色或黄褐色。果核纺锤形,浅黄色,坚硬。果肉味酸而涩。煨后呈深棕色,味略酸涩。

【性味归经】　苦、酸、涩,平。归肺、大肠经。

【功能主治】　涩肠止泻,敛肺利咽。用于久泻、久痢、脱肛、肺虚喘咳、久咳失音。

【炮制作用】　本品生用能清肺行气,善治久咳失音。煨用增加涩性,善于固肠止泻,治久泻久痢及脱肛等症。

【贮存】　置通风干燥处。

【文献摘要】

《本草衍义》:"缓缓煨熟。"

《普济方》:"麸炒,去核。"

《本草蒙筌》:"火煨去核才煎。"

《本草备要》:"生用清金行气,煨熟温胃固肠。"

木香

【处方用名】　木香、广木香、煨木香。

【来源】　本品为菊科植物木香的干燥根。

【历史沿革】　宋代有"炙微赤剉"(《圣惠》)、"捣碎"(《药证》)和"不见火"(《局方》)等。亦有"面裹煨熟"(《苏沈》)、"湿纸裹微炮"(《传信》)的方法。沿至明清则有"凡入理气药只生用,不见火,若实大肠,宜面煨熟用"(《纲目》)和"生用理气,煨熟止泻"(《逢原》)的论述。现今有生用者,有煨用者。

【炮制方法】

(1) 木香　取原药材,除去杂质,洗净,闷润,切片,晾干。

(2) 煨木香　取净木香片,平铺于吸油纸上,一层木香片一层纸,如此间隔平铺数层或多层,上下用平坦木板夹住,以绳捆扎结实,使木香片与吸油纸紧密接触,放烘干室或温度较高处,俟木香所含油质渗在纸上,取出木香,放凉。

【成品性状】 生品断面棕黄色至灰褐色。可见紫褐色油点,具浓烈香气,味微苦。煨后色泽变深,香气较弱。

【性味归经】 辛、苦,温。归脾、胃、大肠、胆经。

【功能主治】 行气止痛。用于消化不良、腹滞胀痛、肠鸣泄泻、下痢腹痛、里急后重。

【炮制作用】 本品温中行气多生用。煨后增强实肠止泻的功能。

【炮制研究】 据报道,生木香对肠蠕动有抑制作用,使肠蠕动减少而松弛,最后可停止蠕动,而煨木香较生木香作用更明显。

【贮存】 置阴凉干燥处,防潮。

【备注】 本品有用面裹煨、清炒或麦麸拌炒者,其目的均为除去部分油质,增强止泻痢的功能。

【文献摘要】

《本草征要》:"生用理气,煨熟止泻。"

葛根

【处方用名】 葛根、粉葛根、煨葛根。

【来源】 本品为豆科植物野葛或甘葛藤的干燥根。

【历史沿革】 唐代有切片用法(《外台》)。宋代有"剉"法(《圣惠》)。至明代则有"锉,干煮,焙,捣,筛粉去皮,微炒"等炮制方法(《普济方》)。清《本草便读》谓"治泻则煨熟用之,……可以厚肠止泻耳"。现今有生用者,有煨用者,有单炒或麦麸炒者。

【炮制方法】

(1)葛根 取原药材,除去杂质,洗净,稍泡,捞出闷润,切片,晒干。

(2)煨葛根

① 湿纸煨:取葛根片或块,用三层湿纸包好,埋于无烟热火灰中,煨至纸呈黑色,药材微黄色为度,取出,去纸,放凉。

② 麦麸煨:先以少量麸皮撒入热锅内,待冒烟后,将葛根片倒入,上面覆盖剩下的麸皮,煨至下层麸皮呈焦黄色时,随即用铁铲将葛根与麸皮不断翻动,至葛根片呈焦黄色时取出,筛去麸皮,放凉。

每100公斤葛根,用麦麸25公斤。

【成品性状】 本品为纵切的长方片或立方块,类白色,具纤维而富粉性,味略甜。煨后呈深黄色,气微香。

【性味归经】 甘、辛,凉。归脾、胃经。

【功能主治】 发表解肌,升阳透疹,解热生津。用于外感发热头痛、项强、热病烦渴、湿热泻痢、疹出不透。

【炮制作用】 本品生用善于解肌退热。煨后减轻发汗,增强止泻的功能。

【贮存】 置通风干燥处。防蛀。

【备注】 本品切制时,不宜长时间浸泡,否则损失粉性,洗后稍泡润软即可切片。

【文献摘要】

《本经逢原》:"入阳明表药生用,胃热烦渴煨熟用。"

14·3　制霜法

药物经过去油制成松散粉末或析出细小结晶的方法称为制霜法。

制霜的目的　是为了降低毒性,缓和药性,消除副作用,增强疗效。

制霜的方法　主要有去油成霜(如巴豆霜),析出结晶成霜(如西瓜霜)等。

巴豆

【处方用名】　巴豆、江子、巴豆霜。

【来源】　本品为大戟科植物巴豆的干燥成熟种子。

【历史沿革】　汉代有"别捣令如膏"、"去皮心,复熬变色"和"熬研如脂"的记载(《玉函》、《金匮》)。梁代为"先熬黄黑,别捣令如膏"(《集注》)。唐代有"去皮心膜,熬令紫色"的方法(《千金》)。宋代则为"面炒微黄"(《圣惠》)。同时出现"取霜"用法(《药证》)。还有"去皮以纸出油尽为度"的记述(《博济方》)。《局方》的制霜方法为"先去壳并心膜,捣烂,以纸裹压去油,取霜入药用"。明代对巴豆的用法和炮制方法更趋多样。清代至现今内服均制霜入药。

【炮制方法】

(1) 生巴豆　取原药材,拣净杂质,曝晒或烘干后,搓去种皮,取仁。

(2) 巴豆霜　取净巴豆仁,碾如泥状,里层用纸、外层用布包严,蒸热,用压榨器榨去油,如此反复几次,至药物松散成粉,不再粘结成饼为度。少量者,可将巴豆仁碾后用数层粗纸包裹,放热炉台上,受热后,反复压榨换纸,达到上述要求为度。或取净巴豆仁研细,照含量测定的方法,测定脂肪油含量,加适量淀粉混匀,使含油量为 18～20%。

【成品性状】　本品种子呈椭圆形,略扁。表面棕色或灰棕色,有隆起的种脊,外种皮薄而脆,内种皮呈白色薄膜,种仁黄白色,富油质,味辛辣。巴豆霜为暗黄色粉末,性滞腻微显油性,味辛辣。

【性味归经】　辛,热;有大毒。归胃、大肠、肺经。

【功能主治】　泻下寒积,逐水退肿。用于里寒冷积便秘、腹满胀痛、水肿、喉痹;外治疮疡、疥癣。

【炮制作用】　本品有大毒,泻下猛烈,去油制霜后以降低毒性,缓和泻下作用。

【炮制研究】　巴豆是剧烈的泻下药,含脂肪油 40～60%。其油口服半滴至一滴即能产生严重口腔刺激症状及胃肠炎。有服用巴豆油 20 滴而死亡者。此外,巴豆毒素能溶解红血球,使局部细胞坏死,但遇热则会丧失毒性。为了用药安全,巴豆向来以加热除去大部分油质制霜入药。但霜内含油量多少,均凭经验观察,各地结果不一,差距很大,而且损失大量油。为保证药品质量的稳定及有效成分的充分利用,根据巴豆及巴豆霜所含脂肪油的测定,结合传统经验,对巴豆霜的制法进行了研究,并对工艺进行了改进。实验证明,改进后的巴豆霜,既能使质量达到稳定(含脂肪油 18～20%左右),又可节省原料。

制备方法:取巴豆仁 100 克(测定脂肪油为 55%),然后加淀粉 160 克,拌匀进行研磨,再过 18 目筛即得。

【贮存】　置阴凉干燥处。巴豆霜须装瓶或坛内贮存。

【备注】

(1) 本品有剧毒,制霜过程中,往往由于接触巴豆种仁、油、蒸气而引起皮炎,局部出现红斑或红肿,有灼热感或瘙痒,眼鼻部亦有灼热感等。操作时应加以注意,并应戴手套及口罩。工作结束时,可用冷水洗涤裸露部分,用热水则增加灼热疼痛。如发生皮炎等症状时,可用解毒药或大豆煎汤内服。据《外科证治全书》载:"中巴豆毒,绿豆煮汤冷服,或甘草、黄连煎汁冷饮。"

(2) 在压榨时,药物经加热才易于出油。如用纸包压时应勤换纸,以使油质充分渗于纸上。

(3) 所用的布或纸,用完应烧毁,以免误用。

【文献摘要】

《洪氏集验方》:"纸裹压去油。"

《本草纲目》:"巴豆有用仁者,用壳者,用油者,有生用者,麸炒者,醋煮者,烧存性者,有研烂以纸包去油者,谓之巴豆霜。"

千金子

【处方用名】 千金子、续随子、千金子霜。

【来源】 本品为大戟科植物续随子的干燥成熟种子。

【历史沿革】 宋代有去皮(《圣惠》)和"去壳研,以纸裹,用物压去油,重研末(《证类》)的炮制方法。明代亦有"用须取仁纸裹,压以重石去油,复研成霜,方可入药"的记述(《蒙筌》)。其他文献如(《普济方》、《纲目》以及清代的《备要》、《求真》等,均有"去壳研,去油取霜用"的记载。现今亦皆去油用霜。

【炮制方法】

(1) 千金子 取原药材,除去杂质,曝晒后,搓去皮,取仁。

(2) 千金子霜 取净千金子仁,碾如泥状,用纸和布包严,蒸热,压榨去油,如此反复操作,至药物松散不再粘结成饼为度。少量者,碾碎用粗纸数层包裹,加热,反复压榨换纸,以纸上不显油痕即可。

【成品性状】 本品种子呈椭圆形或卵圆形。表面灰褐色,有网状皱纹。种皮薄而脆。种仁黄白色,富油性。味辛辣。千金子霜为淡黄色粉末,微显油性,味辛辣。

【性味归经】 辛,温。有毒。归肝、肾、大肠经。

【功能主治】 逐水退肿,破血消癥。用于水肿、二便不利、瘀血癥瘕、血瘀经闭。

【炮制作用】 本品泻下作用峻烈,并有毒性,去油制霜,可缓和泻下作用,并降低毒性。

【贮存】 置阴凉干燥处。千金子霜须装瓶或坛内贮存。

【备注】 本品含脂肪油 40~50%,并含有毒成分。对胃肠有刺激,可产生峻泻,作用强度为蓖麻油的三倍。

【文献摘要】

《本草纲目》:"去壳,取色白者,以纸包压,去油取霜用。"

柏子仁

【处方用名】 柏子仁、柏仁霜。

【来源】 本品为柏科植物侧柏的干燥成熟种仁。

【历史沿革】 唐代有"熬"法(《外台》)。宋代有"研,用纸裹压去油"的方法(《博济方》、《总录》)。明代亦为"去壳取仁,微炒去油"用(《医学》)。清代亦有去油取霜用者(《说约》、《逢原》、《求真》)。现今有生用者,有炒用者,有制霜用者。

【炮制方法】

(1) 柏子仁 取原药材,除去杂质及残留的果壳和种皮。

(2) 柏仁霜 取净柏子仁,碾成泥状,用布(少量可用数层吸油纸)包严,蒸热,压榨去油,如此反复操作,至药物不再粘结成饼为度,再碾细。

【成品性状】　本品呈长卵形或长椭圆形。表面黄白色或淡黄棕色。质软油润,断面黄白色,富油性,气微香,味淡。柏仁霜为黄棕色粉末,微显油润,具有柏子仁的香气,味微甘。

【性味归经】　甘,平。归心、肾、大肠经。

【功能主治】　养心安神,润肠通便。用于血不养心、惊悸怔忡、虚烦不眠、肠燥便秘。

【炮制作用】　本品含大量脂肪油。去油制霜可免滑肠致泻,用于便溏而心神不安患者。

【备注】　本品应使用新鲜者。陈久泛油者服后易发生胃不舒适及呕吐的副作用。

【文献摘要】

《重修政和经史证类备用本草》:"入药微炒用。"

《本草汇》:"蒸曝,粗纸印去油。"

　　西瓜霜

【处方用名】　西瓜霜。

【来源】　本品为葫芦科植物西瓜与芒硝经加工而析出的结晶物。

【历史沿革】　清代有制西瓜霜者(《疡医》)。其法沿用至今。

【炮制方法】　取新鲜西瓜切碎,放入不带釉的瓦罐内,一层西瓜一层芒硝,将口封严,悬挂于阴凉通风处,数日后即自瓦罐外面析出白色结晶物,随析随收集,至无晶析出为止。

　　每 100 公斤西瓜,用芒硝 15 公斤。

【成品性状】　本品为白色结晶性粉末,味微咸,有清凉感。

【性味归经】　咸,寒。归心、胃、大肠经。

【功能主治】　清热泻火,消肿止涌。治咽喉肿痛、喉痹、口疮。

【炮制作用】　西瓜能清热解暑,芒硝能清热泻火,经加工而析出的结晶物,可起到协同作用,增强清热泻火的功能。

【贮存】　装瓶置阴凉处。防潮、防热。

【备注】

(1) 本品宜在秋凉季节进行制作,容易析出结晶。

(2) 目前各地制作方法尚不一致,有的地区取新鲜外皮无损伤的西瓜,在近果柄处挖约二寸见方的小口,掏出种子及大部分内瓤,装入芒硝,将挖下的瓜皮原样盖好,以绳缚住,悬挂于阴凉通风处,俟瓜皮外面析出结晶物,随即收集,至无结晶物析出为止。

(3) 有的地区制作西瓜霜时,除加入芒硝外,还加入火硝及冰片等。

14·4　提净法

某些矿物药,经过溶解、过滤、重结晶处理除去杂质的方法称为提净法。

提净的目的　使药物纯净,提高疗效,缓和药性及降低毒性。

提净的方法　根据不同品种而采取适当方法进行操作。有的药物与辅料加水共煮后,滤去杂质,将滤液置阴凉处,使之冷却重新结晶,如芒硝。或将结晶物置空气中,使之风化失去结晶水,如风化硝。有的药物,先适当破碎,加适量水加热溶化后,滤去杂质,将滤液置于搪瓷盆中,加入定量米醋,再将容器隔水加热,使液面析出结晶物,随析随捞取,至析尽为止;或将原药与醋共煮后,滤去杂质,将滤液加热蒸发至一定浓度后再使之自然干燥,如硇砂。

　　芒硝(附:风化硝)

【处方用名】　芒硝。

【来源】　本品为天然硫酸钠经加工精制而成的结晶体。

【历史沿革】　汉代有"炼"的记载(《本经》)。晋代有"熬令汁尽"的方法(《肘后》)。南北朝刘宋时谓"芒硝是朴硝中炼出,形似麦芒者,号曰芒硝(《雷公》)。唐代《新修本草》载"以朴硝作芒硝者,但以暖汤淋朴硝取汁,清澄煮之减半,出着木盆中,经宿即成,状如白石英。"宋代亦沿用此法(《总录》、《证类》)。沿至元明则出现以芒硝制成玄明粉和风化硝。《蒙筌》以芒硝制作玄明粉,则加萝卜、冬瓜和豆腐共煮,以去其咸,故曰阴中有阳之药。制风化硝方法是,以芒硝只加萝卜共煮,滤过风干,"则成霜粉,是为风化硝"(《医宗粹言》)。有的文献提出提净朴硝的目的,谓"凡使朴硝,多恐不洁,再同莱菔煎炼一二次"(《乘雅》)。清代至现今提净芒硝法,均以朴硝与萝卜共煮后,去滓重结晶入药。

【炮制方法】　取定量鲜萝卜,洗净,切成片,置锅中,加适量水煮透,投入朴硝共煮,至全部溶化,取出过滤,滤液置容器中,在阴凉处静置,至大部分结晶,即可取出,放避风处适当干燥即得。其未结晶的溶液及容器底部的沉淀物可再重复煮提,至无结晶为止(本品在温度10～15℃时为结晶盛产期)。

每100公斤朴硝,用萝卜10公斤。

【成品性状】　本品为无色、透明或半透明棱柱状、长方形或不规则的颗粒状结晶,大小不一。露置空气中则表面渐风化而覆盖一层白色粉末。质脆易碎,断面显玻璃样光泽。味咸微苦。

【性味归经】　苦、咸,大寒。归胃、大肠经。

【功能主治】　软坚通便,清热泻火。用于实热积滞、大便燥结、腹满胀痛、目赤肿痛、皮肤疮肿。

【炮制作用】　本药粗制品称"朴硝"或"皮硝",经提净后以使之纯净。萝卜性味甘温,与之共煮以缓和芒硝的咸寒之性,并取其消导降气之功,即所谓阴中有阳也。

【贮存】　置缸或坛内密闭,置阴凉处。防潮。

【备注】　本品宜在秋末冬初季节进行提取,因气温较低容易结晶,温度在10～15℃时较为适宜。

【文献摘要】

《外科正宗》:"汤煮提净。"

【附】　风化硝

【处方用名】　风化硝。

【来源】　本品为芒硝经风化干燥而成。

【历史沿革】　元代有芒硝风化的记载(《丹溪》)。明代《纲目》载"芒硝于风日中消尽水气,自成轻飘白粉也。"清代至现今均沿用此法。

【炮制方法】　取提净的芒硝,打碎,装布袋或用纸包严,悬挂于阴凉通风处,使之自然风化,成为白色粉末。

【成品性状】　本品为结晶性细粉末,白色,质轻,味微咸。

【性味归经】　苦、咸,寒。归胃、大肠经。

【功能主治】　软坚通便,清热泻火。用于实热积滞、大便燥结、腹满胀痛、咽肿口疮。

【炮制作用】　本品经风化失去结晶水而成为无水硫酸钠,其性较芒硝缓和,且可外用,如配吹喉散及点眼等。

【贮存】　置缸或坛内,防潮。

【备注】

(1) 近代习惯上称风化硝为"玄明粉"。而明代各家本草所载的"玄明粉"则为芒硝再加甘草煅制而成(《本草蒙筌》还加冬瓜、豆腐)。但亦有不加甘草只加萝卜者。如《寿世保元》载:"玄明粉,用朴硝以萝卜制过者是"。

(2) 本品在自然风化时,气温不宜超过 32℃,否则易液化。自然风化需时较长,常因风化不完全而残留部分水分。比较迅速而彻底的方法是,将芒硝放在搪瓷盆中,再将盆置于水锅内加热,结晶开始溶化,然后水分逐渐蒸发,成为白色粉末。每 100 公斤芒硝,理论上可制风化硝 44 公斤。若产率较高则水分尚未除尽,或所用原料芒硝已经部分风化所致。

【文献摘要】

《本草纲目》:"风化硝甘缓轻浮,故治上焦心肺痰热,而不泄利。"

《本草必用》:"以芒硝于风日中,消尽水气,自成轻飘白粉。主用相同,功力稍缓。"

硇砂

【处方用名】　硇砂、紫硇砂。

【来源】　本品为紫色石盐(紫硇砂)或氯化铵矿石(白硇砂)。

【历史沿革】　宋代有"以好醋一盏浸一宿,去砂石,以温水飞过,熬成霜"的方法(《博济方》)。还有"用之须水飞过,入瓷器中,于重汤煮其器,使自干,杀其毒"的论述(《衍义》)。明代《本草纲目》谓"今时人,多用水飞净,醋煮干如霜,刮下用之"。沿至清代亦均沿用此法(《逢原》、《备要》、《求真》)。现今多用提净法进行炮制。

【炮制方法】

(1) 将原药砸碎,置沸水中溶化,沉淀后,除去沉渣(或过滤),将清液倒入搪瓷盆中,再加入定量米醋,将盆放在水锅内,加热蒸发,液面析出结晶时,随即捞取,至无结晶为止,干燥即得。

(2) 将上法滤过的清液置锅中,加入定量米醋,加热蒸发至干,取出。

每 100 公斤硇砂,用米醋 50 公斤。

【成品性状】　本品为灰白色或微带黄色的结晶性粉末,味咸、苦,刺舌。

【性味归经】　咸、苦、辛,温;有毒。归肺、胃经。

【功能主治】　消坚化瘀,攻毒蚀疮,化痰利咽。用于噎膈反胃、癥瘕积块、咳嗽痰稠、目翳胬肉、咽痛喉痹。

【炮制作用】　本品制后使之纯净,并降低毒性。

【贮存】　装缸或坛内,置阴凉干燥处,防潮。

【备注】　根据古今的炮制方法,以第二种方法较为适宜。

【文献摘要】

《圣济总录》:"醋化尽去杂石,炼霜。"

《本草求真》:"用水飞过,醋煮干如霜,刮下用之。"

14·5　水飞法

某些不溶于水的矿物药,利用粗细粉末在水中悬浮性不同而分离倾取细粉的方法,称为水飞法。

水飞的目的　使药物更加细腻和纯净,便于内服和外用,并防止药物在研磨时飞扬。

水飞的方法　将药物置乳钵内,加入适量清水,研磨成糊状,再加多量水搅拌,粗粉即下沉,即时倾出混悬液。下沉的粗粒再行研磨,如此反复操作,直至研细为止。最后将不能混悬的杂质弃去。将前后倾出的混悬液合并静置,待沉淀后,倾去上面的清水,将干燥沉淀物研磨成极细粉末。

朱砂

【处方用名】　朱砂、辰砂、丹砂。

【来源】　本品为天然的硫化汞矿石。

【历史沿革】　南齐(《鬼遗》)和唐代(《千金》)均为研法。至宋代则发展为"水飞"法(《圣惠》、《普本》)。沿至元、明、清各家文献,亦均沿用"研细水飞过"的方法。现今大多采用此法。

【炮制方法】　朱砂粉:取朱砂,用磁铁吸尽铁屑,置乳钵内,加适量清水研磨成糊状,然后加多量清水搅拌,稍停,倾出混悬液,下沉的粗粉继续研磨,如此反复多次,直至手捻细腻、天亮星为止,弃去杂质,将前后倾出的混悬液静置后,倾去上面的清水,干燥,再研细即可。

【成品性状】　本品为朱红色之极细粉末,味淡。

【性味归经】　甘,寒。归心经。

【功能主治】　清心,镇惊,安神,解毒。用于心神不安、胸中烦热,惊悸不眠;外治疮疡肿毒。

【炮制作用】　使药粉达到极细和纯净,便于制剂及冲服。

【贮存】　装瓶置干燥处。

【文献摘要】

《本草纲目》:"今法惟取好砂研末,以清水飞三次用,其末砂多杂石末铁屑,不堪入药。"

雄黄

【处方用名】　雄黄、明雄黄。

【来源】　本品为单斜晶系硫化砷矿石。

【历史沿革】　汉代有"炼"法(《本经》)和"研"法(《金匮》)。至宋代则有"打碎研细水飞过"的方法(《局方》)。元代亦用水飞法(《宝鉴》)。明清以至现代均研为细粉或水飞入药。

【炮制方法】　水飞法同朱砂。或用球磨机研成极细粉,少量可用乳钵研细即可。

【成品性状】　本品为深黄色或橙黄色细粉末,有特殊臭气。

【性味归经】　辛,温;有毒。归肝、大肠经。

【功能主治】　解毒杀虫。用于疮疖疔毒、疥癣、蛇虫咬伤、疟疾。

【炮制作用】　使药粉达到极细和纯净,便于制剂。

【贮存】　置干燥处,密闭贮存。

【备注】　本品古代文献有炼法;有火烧飞法;有醋煮或酒熬法;还有用醋和萝卜汁煮干用者。但大部分文献皆载有研细水飞用。明代《普济方》则主张生用。清代《本草便读》更强调"忌火煅"。近代中药界有"雄黄见火毒如砒"之说,故皆生用。

【文献摘要】

《炮炙大法》:"研如飞尘,水飞数次。"

《普济方》:"为极细末,重罗,生用。"

《本草便读》:"忌火煅。"

滑石

【处方用名】 滑石、滑石粉。

【来源】 本品为单斜晶系滑石的矿石。

【历史沿革】 汉代有"碎"的记载(《玉函》、《伤寒》)。唐代有"研"法(《千金翼》、《产宝》)。至宋代则发展为"水飞"法(《局方》)。沿至元代以至清代各文献皆载有"研细水飞"的方法。现今皆研成极细粉末或水飞入药。

【炮制方法】 取整滑石,洗净,浸泡后,用水飞法研成细粉,或轧碎后用球磨机或粉碎机研成细粉(现各地多使用由产地制成的滑石粉)。

【成品性状】 本品为白色极细粉末,手捻有滑腻感。

【性味归经】 甘、寒。归胃、膀胱经。

【功能主治】 利水通淋,清解暑热。用于暑热烦渴、水泻热痢、小便淋痛;外治湿疹、痱子。

【炮制作用】 使药物达到极细和纯净,便于内服及外用。

【贮存】 装缸或桶,置干燥处,防尘。

【文献摘要】

《本草蒙筌》:"研细以水飞净,服下方得滑通。"

14·6 干馏法

药物置容器内用火烤灼(不加水)使产生液汁的方法称为干馏法。其目的是为制备适合临床需要的药物。

干馏法温度较高,一般在120～450℃进行,但由于原料不同,各物裂解温度也不一样,如蛋黄油在280℃左右,竹沥油在350～400℃为好,豆类一般在400～450℃制成。

制备方法可用砂浴加热,在干馏器上部收集冷凝的液状物或在容器周围加热,在下口收集液状物。药料由于加热产生了一系列复杂的质的变化,形成了新的化合物。以鲜竹、米糠干馏所得的化合物是以不含氮的酸性物质为主要成分,如己酸、庚酸、辛酸、壬酸、癸酸等;含蛋白质类动、植物药(鸡蛋黄、大豆、黑豆)干馏所得的化合物是以含氮碱性物质为主要的活性成分,如海尔满和吡啶类、咔啉类的衍生物。它们都有抗过敏、抗真菌的作用。还从含有蛋白的动、植物的干馏油中分离出镇痉的成分。

竹沥

【处方用名】 竹沥、竹沥油。

【来源】 本品为禾本科植物淡竹(嫩竹)的茎用火烤灼而流出的液汁。

【历史沿革】 梁代即有"竹沥"的记载(《集注》)。唐代有具体制法为"取新伐青淡竹断之,除两头节,留中央一节作片,……烧中央,两头汁出,以器承之"(《外台》)。宋代与上法相似,即"淡竹二尺长,截两头,以砖阁起,中间火烧,两头即竹沥滴处,以碗盛之"(《总病论》)。明清亦沿用此法。近代有所改进。

【炮制方法】 取鲜嫩竹茎,剁成约0.5公尺的段,劈开,洗净,装入坛内,装满后坛口向下,架起,坛的上面及周围用锯末和劈柴围严,用火燃烧,坛口下面置一罐,竹茎受热后即有汁液流于罐内,至竹中汁液流尽为止。

【成品性状】 本品为较稠的液体,黑褐色,具烟熏气,味苦微甜。

【性味归经】 甘、苦,寒。归心、胃经。

【功能主治】 清热滑痰,镇惊利窍。用于中风痰迷、肺热痰壅、惊风、壮热烦渴。

【贮存】 装瓶内置阴凉处。

【备注】 本品加白矾水混合后,即为竹沥水(每竹沥油1公斤加白矾15~20克,开水3~5公斤)。

【文献摘要】 《本经逢原》:"以青竹断二尺许,劈开,火炙,两头盛取用之。如欲多取,以坛埋土中,湿泥糊好,量坛口大小,用篾箍二道竖入坛口,多著炭火于顶上炙之。"

蛋黄油

【处方用名】 蛋黄油、卵黄油。

【来源】 本品为雉科动物家鸡的蛋黄经熬炼而得。

【历史沿革】 唐代有"炒取油,和粉敷头疮"的记载(《日华子》)。宋代亦有"煮熟鸡子黄,炒令油出"的方法(《急救》)。沿至近代仍采用此法。

【炮制方法】 将鸡蛋煮熟,去壳取蛋黄,置锅内,以文火加热,待水分蒸发后再用武火,即熬出蛋黄油,过滤装瓶。

【成品性状】 本品为油状液体,具青黄色荧光。

【性味归经】 甘,平。归心、肾经。

【功能主治】 清热解毒。用于烧伤、皮肤溃疡、湿疹、头疮等症。

【贮存】 置阴凉处。

【文献摘要】

《幼幼集成》:"熬油听用。"

黑豆馏油

【处方用名】 黑豆馏油。

【来源】 本品为豆科植物黑大豆经干馏而得。

【历史沿革】 清代有用细黑豆装入罐内,罐口以铜丝罩格定,使豆不能倒出,罐口向下,以火燃烧罐底,罐内豆自焦有油滴出的记述(《纲目拾遗》)。现今制法有所革新。

【炮制方法】 取净黑大豆,轧成颗粒,装入砂制药壶中2/3处,盖好,用粘土泥密封壶盖与壶口周围(粘土泥内可加入少量碎毛发或炉灰渣,以防烧裂),放在火炉上进行干馏。另在壶嘴上接一薄铁制成的冷凝器及接受瓶(连接处亦用粘土泥密封),可得黑色粘稠状液体,即粗制黑豆馏油。将粗制品放在分液漏斗内静置20~30分钟后,上层是馏油,下层是水和水溶性混合物,分离后弃去。取上层黑豆馏油放在蒸馏瓶内,置水浴上蒸馏,温度保持80~100℃,30分钟,蒸出来的是淡黄色透明液,为干馏油中的挥发性物质,临床证明无效,烧瓶中的残液为黑色具有光泽的浓稠液体,可供临床应用。

【成品性状】 为黑色、有光泽的浓稠液体。

【功能主治】 消炎,抗菌,收敛。用于各型湿疹、神经性皮炎、干癣等症。

【炮制作用】 黑大豆经干馏法制成馏油,而产生了新的疗效。

【贮存】 装瓶置于阴凉处。

【备注】 据西安医学院报道,用黑豆馏油治疗婴儿湿疹,有效率达97%,有明显的止痒、消炎及抑制渗出的作用。

【附】　本书引用资料

唐以前

《本经》:《神农本草经》(公元前200~公元200年)　魏·吴普等述　清·孙星衍、孙星翼辑　商务印书馆(1955年)

《玉函》:《金匮玉函经》　汉·张仲景(公元219年)　人民卫生出版社影印(康熙间刻本·1955年)

《金匮》:《金匮要略方论》　汉·张仲景(公元219年)　人民卫生出版社影印(明赵开美刻本,1955年)

《伤寒》:《注解伤寒论》　汉·张仲景(公元219年)　人民卫生出版社影印(明赵开美刻本仲景全书本)

《肘后》:《肘后备急方》　晋·葛洪(公元281~341年)　人民卫生出版社影印(明刘自化刻本,1956年)

《鬼遗》:《刘涓子鬼遗方》　南齐·龚庆宣(公元495~499)　人民卫生出版社影印(徐万昌摹宋刻本,1956年)

《集注》:《本草经集注》　梁·陶宏景(公元502~536年)　群联出版社影印(敦煌石室藏六朝写本,1955年)

唐代

《千金》:《备急千金要方》　唐·孙思邈(公元659年)　人民卫生出版社影印(北京刻本,1955年)

《新修》:《新修本草》　唐·苏敬等(公元659年)　群联出版社(据汤溪范氏所藏傅氏纂喜庐丛书影刻,1955年)

《千金翼》:《千金翼方》　唐·孙思邈(公元682年)　人民卫生出版社影印(文政十二年依元大德重刊,1955年)

《食疗》:《食疗本草》　唐·孟诜(公元713~739年)　大东书局(敦煌石室古本草,食疗本草残卷,1934年)

《外台》:《外台秘要》　唐·王焘(公元752年)　人民卫生出版社影印(歙西槐塘经余居藏版,1955年)

《产宝》:《经效产宝》　唐·昝殷(公元847年)　人民卫生出版社影印(光绪十四年重校刊本,1955年)

《心鉴》:《食医心鉴》　唐·昝殷(公元847年)　东方学会排印本

《颅囟》:《颅囟经》　唐·佚名(公元907年)　人民卫生出版社影印(明永乐大典中辑出,1956年)

《理伤》:《仙授理伤续断秘方》　唐·蔺道人(公元946年?)　人民卫生出版社(据明洪武刻本并核对道藏本勘后排印)

宋代

《雷公》:《雷公炮炙论》　刘宋·雷敩(公元?年)(辑自《证类本草》)　人民卫生出版社影印(据张氏原刻晦明轩本,1957年)

《圣惠方》:《太平圣惠方》　宋·王怀隐等(公元992年)　人民卫生出版社(1958年)

《博济》:《博济方》　宋·王衮(公元1047年)　商务印书馆铅印本(据墨海金壶本,参四库全书本排印,1959年)

《苏沈》:《苏沈良方》　宋·苏轼、沈括(公元1075年)　人民卫生出版社影印(1956年)

《旅舍》:《旅舍备要方》　宋·董汲(公元1086年)　木刻单行本

《史载》:《史载之方》　宋·史堪(公元1085年?)　商务印书馆重印本(1956年)

《脚气》:《脚气治法总要》　宋·董汲(公元1093年)　商务印书馆影印(文渊阁藏本)

《总病论》:《伤寒总病论》　宋·宠安时(公元1100年)　千顷堂石印本(道光癸未仲春)

《药证》:《小儿药证直诀》　宋·钱乙(公元1114年)　人民卫生出版社影印(1955年)

《活人书》:《类证活人书》　宋·朱肱(公元1108年)　商务印书馆铅印(1955年)

《证类》:《重修政和经史证类备用本草》　宋·唐慎微(公元1116年)　人民卫生出版社影印(据扬州季范董氏藏金泰和存晦明轩本,1957年)

《衍义》:《本草衍义》　宋·寇宗奭(公元1116年)　大东书局铅印本(1936年)

《总录》:《圣济总录》 宋·太医院编(公元 1117 年) 人民卫生出版社(据现存善本与残存元刻珍本进行互相增补加句排印,1962 年)

《指迷》:《全生指迷方》 宋·王贶(公元 1125 年?) 商务印书馆重印本(1956 年)

《产育》:《产育宝庆集》 宋·李师圣、郭稽中(公元 1131 年) 湖北崇文书局刻本(清同治十年辛未)

《普本》:《普济本事方》 宋·许叔微(公元 1132 年?) 上海科学技术出版社(1959 年)

《鸡峰》:《鸡峰普济方》 宋·张锐(公元 1133 年) 清道光八年戊子(1828 年)汪士钟复南宋刻本 艺芸书舍藏板道光戊子仲夏重刊

《局方》:《太平惠民和剂局方》 宋·陈师文等(公元 1151 年) 人民卫生出版社(据元建安宗文书堂郑天泽刊本排印)

《总微》:《小儿卫生总微方论》 宋·撰人未详(公元 1156 年) 上海科学技术出版社(据黄波萧氏重校本排印)

《卫济》:《卫济宝书》 宋·东轩居士(公元 1170 年) 人民卫生出版社影印(1956 年)

《洪氏》:《洪氏集验方》 宋·洪遵辑(公元 1170 年) 商务印书馆(1955~1956)重印本

《三因》:《三因极一病证方论》 宋·陈言(无择)(公元 1174 年) 人民卫生出版社(据宋刊配补元麻覆刻本排印,1957 年)

《传信》:《传信适用方》 宋·吴彦夔(公元 1180 年) 人民卫生出版社影印(1956 年)

《宝产》:《卫生家宝产科备要》 宋·朱瑞章(公元 1184 年) 十万卷楼丛书本、连史纸印

《背疽方》:《校正集验背疽方》 宋·李迅(公元 1196 年) 上海国医书局铅印国医小丛书单行本(1930 年)

《妇人》:《校注妇人良方》 宋·陈自明(公元 1237 年) 人民卫生出版社(1956 年)

《济生》:《济生方》 宋·严用和(公元 1253 年) 人民卫生出版社影印(1956~1957 年)

《痘疹方》:《陈氏小儿痘疹方论》 宋·陈文中(公元 1254 年?) 商务印书馆铅印(1958 年)

《病源方》:《陈氏小儿病源方论》 宋·陈文中(公元 1254 年?) 商务印书馆铅印(1958 年)

《精要》:《外科精要》 宋·陈自明(公元 1263 年) 日本津轻氏藏本

《朱氏》:《类编朱氏集验医方》 宋·朱佐(公元 1265 年) 商务印书馆选印委别藏的单行本

《急救》:《急救仙方》 宋·不著撰人(公元 1278 年?) 清道光 8 年戊子(1828 年)鲍氏校医书四种单行本

《产宝》:《产宝杂录》 宋·齐仲甫(公元 1279? 年) 抄本

《百问》:《女科百问》 宋·齐仲甫(公元 1279 年) 疑是慎贻堂藏版

《扁鹊》:《扁鹊心书》 宋·窦材重集 光绪 22 年上海图书集成印书局林指月本

《履巉岩》:《履巉岩本草》(三卷) 宋·琅琊默庵 明抄影绘本

金元时代

《保命》:《素问病机气宜保命集》 金·刘完素(公元 1186 年) 人民卫生出版社(1959 年)

《儒门》:《儒门事亲》 金·张子和(公元 1228 年?) 上海卫生出版社(1958 年,原大东版)

《脾胃论》:《脾胃论》 元·李杲(公元 1249 年) 由《李东垣医书十种》摘出,上海受古书店、中一书局印行

《活幼》:《活幼心书》 元·曾世荣(公元 1294 年) 清宣统二年(1910 年)武昌医馆据艺风堂藏至元刻本重校刊

《汤液》:《汤液本草》 元·王好古(公元 1298 年) 人民卫生出版社影印(1956 年)

《珍珠囊》:《珍珠囊》 金·张元素(公元 1315 年) 1938 年涵芬楼影元刻本元杜思敬辑《济生拔粹》第五卷

《瑞竹》:《瑞竹堂经验方》 元·沙图穆苏(公元 1326 年) 上海科学技术出版社(据当归草堂本校印,1959 年)

《精义》:《外科精义》　元·齐德之(公元 1335 年)　　人民卫生出版社影印(1956 年)

《宝鉴》:《卫生宝鉴》　元·罗天益(公元 1343 年)　　商务印书馆排印(1959 年)

《丹溪》:《丹溪心法》　元·朱震享(公元 1347 年)　　上海科学技术出版社(据医统正脉本重校印,1959 年)

《十药》:《十药神书》　元·葛可久(公元 1348 年)　　人民卫生出版社影印(1956 年)

《原机》:《原机启微》　元·倪维德(公元 1370 年)　　上海卫生出版社(根据薛氏医案本校印,1958 年)

《疮疡》:《疮疡经验全书》　宋·窦汉卿辑　其裔孙窦梦麟续增(公元 1569 年?)　　清康熙五十六年(1717 年)浩然楼依王桂堂本重镌

明代

《发挥》:《本草发挥》　明·徐彦纯(公元 1368 年)　　据 1922 年上海大成书局《薛氏医案》石印本辑录

《普济方》:《普济方》　明·朱橚等(公元 1406 年)　　人民卫生出版社(据四库抄本印,1959 年)

《要诀》:《秘传证治要诀及类方》　明·戴元礼(公元 1443 年)　　商务印书馆(1955 年)

《奇效》:《奇效良方》　明·方贤著(公元 1449 年?)　　商务印书馆(依明成化六年原刊本黑口版印,1959 年)

《滇南》:《滇南本草》　明·兰茂著(公元 1476 年)　　云南卫生厅整理,云南人民出版社(1959 年)

《品汇》:《本草品汇精要》　明·刘文泰等纂(公元 1505 年)　　人民卫生出版社(1964 年)

《理例》:《外科理例》　明·汪机(公元 1519 年)　　人民卫生出版社　(按商务印书馆 1957 年初版原型重版本,据明嘉靖辛卯年刊本)

《蒙筌》:《本草蒙筌》　明·陈嘉谟(公元 1525 年)　　文茂堂藏版

《婴童》:《婴童百问》　明·鲁伯嗣(公元 1526 年?)　　人民卫生出版(1961 年)

《撮要》:《女科撮要》　明·薛己(公元 1548 年)　　据 1922 年上海大成书局《薛氏医案》石印本辑录

《明医》:《明医杂录》　明·王节斋集,薛己注(公元 1549 年)　　据 1922 年上海大成书局《薛氏医案》石印本辑录

《万氏》:《万氏女科》　明·万全(公元 1549 年)　　康熙甲午西昌裘琅玉声氏重刊木刻本

《保婴》:《保婴撮要》　明·薛铠集,薛己增补(公元 1555 年)　　据 1932 年上海大成书局《薛氏医案》石印本辑录

《医学》:《医学纲目》　明·楼英(公元 1565 年)　　世界书局铅印本(1937 年)

《入门》:《医学入门》　明·李梴(公元 1575 年)　　锦章书局石印本(1941 年)

《纲目》:《本草纲目》　明·李时珍(公元 1578 年)　　人民卫生出版社影印本(据张刻本,1957 年)

《仁术》:《仁术便览》(卷四:炮制药法)　明·张浩(公元 1585 年)　　商务印书馆铅印本(1957 年)

《回春》:《增补万病回春》(卷上:药性歌 240 味)　明·龚廷贤(公元 1587 年)　　上海扫叶山房石印本

《原始》:《本草原始》　明·李中立(公元 1593 年)　　清乾隆安雅堂藏本

《禁方》:《鲁府禁方》　明·龚廷贤(公元 1594 年)　　世界书局印行

《准绳》:《证治准绳》　明·王肯堂(公元 1602 年)　　上海科技出版社影印(1959 年)

《启玄》:《外科启玄》　明·申斗垣(公元 1604 年)　　人民卫生出版社(按明版本缩印,1955 年)

《宋氏》:《宋氏女科秘书》　明·宋林皋(公元 1612 年)　　上海中医书局铅印本(1954 年)

《粹言》:《医宗粹言》(卷四:药性论)　明·罗周彦(公元 1612 年)　　明万历四十年壬子(1612 年)常群何敬塘梓本

《保元》:《寿世保元》(卷一:药性歌 400 味)　明·龚廷贤(公元 1615 年)　　上海科技出版社(1959 年)

《景岳》:《景岳全书》　明·张景岳(公元 1624 年)　　上海科技出版社(据岳峙楼本影印,1959 年)

《正宗》:《外科正宗》　明·陈实功(公元 1617 年)　　人民卫生出版社(据明崇祯四年本影印,1956 年)

《济阴》:《济阴纲目》　明·武之望(公元 1620 年)　　科技卫生出版社校印(康熙四年蜩寄刊本,1958 年)

《大法》:《炮炙大法》　明·缪希雍(公元 1622 年)　　人民卫生出版社影印(1956 年)

《醒斋》:《先醒斋广笔记》(附炮炙大法一卷) 明·缪希雍(公元 1622 年) 清道光辛卯年武林涵古堂木刻本

《本草正》:《本草正》 明·张景岳(公元 1624 年) 清光绪 33 年(丁未 1907 年)刊景岳全书单行本

《必读》:《医宗必读》 明·李中梓(公元 1637 年) 上海卫生出版社

《通玄》:《本草通玄》 明·李中梓(公元 1637 年?) 清康熙十七年戊午(1678 年)吴三桂称帝时刊于云南

《征要》:《本草征要》 明·李中梓(公元 1637 年) 1917 年铅印本

《瑶函》:《审视瑶函》 明·傅仁宇(公元 1644 年) 上海科学技术出版社

《一草亭》:《一草亭目科全书》(与异授眼科) 明·邓苑(公元 1644 年?) 上海科技出版社)(1959 年)

《乘雅》:《本草乘雅半偈》 明·卢之颐(公元 1647 年) 清初卢氏月枢阁刊本

清代

《握灵》:《握灵本草》 清·王翃(公元 1638 年) 清康熙二十二年序,乾隆五年(1740 年)朱钟勋补刻本

《本草汇》:《本草汇》 清·郭佩兰(公元 1655 年) 清梅花屿刊本(1666 年)

《法律》:《医门法律》 清·喻嘉言(公元 1658 年) 上海卫生出版社(1957 年)

《崇原》:《本草崇原》 清·张志聪(公元 1663 年) 医林指月单行本

《说约》:《医宗说约》 (卷首:药性炮炙歌) 清·蒋仲芳(公元 1663 年) 清木刻本

《大成》:《外科大成》 清·祁坤(公元 1665 年) 科技卫生出版社(1958 年)

《本草述》:《本草述》 清·刘若金(公元 1666 年) 清肖兰陵堂刊本

《钩元》:《本草述钩元》 清·杨时泰(公元 1666 年?) 上海科学技术出版社(1958 年)

《玉衡》:《痧胀玉衡》 清·郭志邃(公元 1675 年) 上海卫生出版社(1957 年)

《暑疫》:《温热暑疫全书》 清·周扬俊(公元 1679 年) 科技卫生出版社(1959 年)

《集解》:《医方集解》 清·汪讱庵(公元 1682 年) 科技卫生出版社(1957 年)

《新编》:《本草新编》 清·陈士铎(公元 1687 年) 日本宽政元年(1789 年)东园松田义厚翻刻本(卷一:刻本,卷二、三、四、五均抄本)

《备要》:《本草备要》 清·汪昂(公元 1694 年) 商务印书馆铅印(1954 年)

《辨义》:《药品辨义》(明·贾所学撰) 清·尤乘增辑(公元 1691 年) 清康熙三十年林屋绣梓本

《食物》:《食物本草会纂》 清·沈季龙(公元 1691 年) 清镌本(乾隆癸卯金阁书业堂版)

《奥旨》:《洞天奥旨》 清·陈士铎(公元 1694 年) 上海扫叶山房石印本

《逢原》:《本经逢原》 清·张璐(公元 1695 年) 上海科学技术出版社(1959 年)

《尊生》:《嵩崖尊生全书》 清·景冬阳(公元 1696 年) 扫叶山房木版刊本

《指南》:《修事指南》 清·张仲岩(公元 1704 年) 杭州抱经堂书局印行

《良朋》:《良朋汇集》 清·孙望林(公元 1711 年) 善成堂木刻本

《必用》:《本草必用》(顾松园医镜六种) 清·顾靖远(公元 1722 年?) 河南人民出版社(1961 年)

《解要》:《本草经解要》 清·叶天士(公元 1724 年) 卫生堂刊本(1781 年)

《全生集》:《外科证治全生集》 清·王维德(公元 1740 年) 人民卫生出版社影印(乾隆五年刻本,1965 年)

《金鉴》:《医宗金鉴》 清·吴谦等(公元 1742 年) 人民卫生出版社影印(1957 年)

《幼幼》:《幼幼集成》 清·陈复正(公元 1750 年) 上海卫生出版社(1956 年)

《长沙》:《长沙药解》(黄氏医书八种) 清·黄元御(公元 1753 年) 宣统六年 上海江左书林石印

《玉楸》:《玉楸药解》(黄氏医书八种) 清·黄元御(公元 1754 年) 宣统六年 江左书林石印

《从新》:《本草从新》 清·吴仪洛(公元 1757 年) 上海科学技术出版社(1958 年)

《串雅内》:《串雅内编》 清·赵学敏(公元 1759 年) 人民卫生出版社影印(1956 年)

《串雅外》:《串雅外编》　清·赵学敏(公元 1759 年)　人民卫生出版社(1960 年)

《串雅补》:《串雅补》　清·鲁照(公元 1759 年?)　扫叶山房印行

《得配》:《得配本草》　清·严西亭等(公元 1761 年)　上海卫生出版社(1957 年)

《切用》:《成方切用》　清·吴仪洛(公元 1761 年)　上海科技出版社(1963 年)

《笺正》:《沈氏女科辑要笺正》　清·沈尧封辑,张山雷笺正(公元 1764 年?)　上海卫生出版社(1959 年)

《拾遗》:《本草纲目拾遗》　清·赵学敏(公元 1765 年)　人民卫生出版社影印(1957 年)

《求真》:《本草求真》　清·黄宫锈(公元 1769 年)　广益书局石印本

《释谜》:《幼科释谜》　清·沈金鳌(公元 1773 年)　上海科学技术出版社(1959 年)

《玉尺》:《妇科玉尺》　清·沈金鳌(公元 1773 年)　上海卫生出版社(1958 年)

《大全》:《叶天士秘方大全》　清·叶天士(公元 1775 年?)　上海中央书店铅印(1954 年)

《医案》:《吴鞠通医案》　清·吴鞠通(公元 1789 年)　人民卫生出版社(1960 年)

《辑要》:《本草辑要》　清·林玉友(公元 1790 年)　道光辛卯年刊本,寸耕堂藏版

《条辨》:《温病条辨》　清·吴鞠通(公元 1798 年)　人民卫生出版社(1955 年)

《时方》:《时方妙用》《时方歌括》　清·陈修园(公元 1803 年)　人民卫生出版社影印(1956 年)

《要旨》:《女科要旨》　清·陈修园(公元 1820 年)　人民卫生出版社(1959 年)

《从众录》:《医学从众录》　清·陈修园(公元 1820 年)　上海科学技术出版社(1958 年)

《傅青主》:《傅青主女科》　清·傅山(公元 1826 年)　上海卫生出版社(1958 年)

《正义》:《本草正义》　清·张德裕(公元 1828 年)　清道光八年戊子(1828 年)刊本

《治全》:《外科证治全书》　清·许克昌、毕法(公元 1831 年)　人民卫生出版社(1961 年)

《霍乱》:《霍乱论》　清·王士雄(公元 1838 年)　上海科技卫生出版社(1958 年)

《重楼》:《重楼玉钥》　清·郑梅涧(公元 1838 年)　人民卫生出版社影印(1956 年)

《治裁》:《类证治裁》　清·林佩琴(公元 1839 年)　上海科学技术出版社(据光绪重刊本校印)

《分经》:《本草分经》　清·姚澜(1840 年)　成都昌福公司铅印本

《增广》:《增广验方新编》　清·鲍相璈(公元 1846 年)　上海锦章书局石印(1940 年)

《经纬》:《温热经纬》　清·王孟英(公元 1852 年)　人民卫生出版社影印(1956 年)

《害利》:《本草害利》　清·凌晓五著(公元 1862 年)　手稿本

《医醇》:《校注医醇賸义》　清·费伯雄(公元 1863 年)　上海科学技术出版社(1963 年)

《汇纂》:《本草汇纂》　清·屠道和(公元 1863 年)　王宗喆校刊国医砥柱社印版(1936 年)

《笔花》:《笔花医镜》　清·江笔花(公元 1871 年)　上海科学技术出版社(据同治十年扬州文富堂刊本重校排,1963 年)

《时病》:《时病论》　清·雷丰(公元 1882 年)　人民卫生出版社　(根据光绪甲申雷慎修堂本校譬排印,1964 年)

《四要》:《医家四要》　清·程曦、江诚、雷大震同纂(公元 1884 年)　上海卫生出版社(1957 年)

《丛话》:《医方丛话》　清·徐士銮(公元 1886 年)　清光绪十五年己丑(1889 年)律门徐氏蜨园雕版

《便读》:《本草便读》　清·张秉成(公元 1887 年)　上海科技卫生出版社(1957 年)

《问答》:《本草问答》　清·唐宗海(公元 1893 年)　清光绪间善成裕记刊本